SCHLANK IM SCHLAF

DAS BASISBUCH

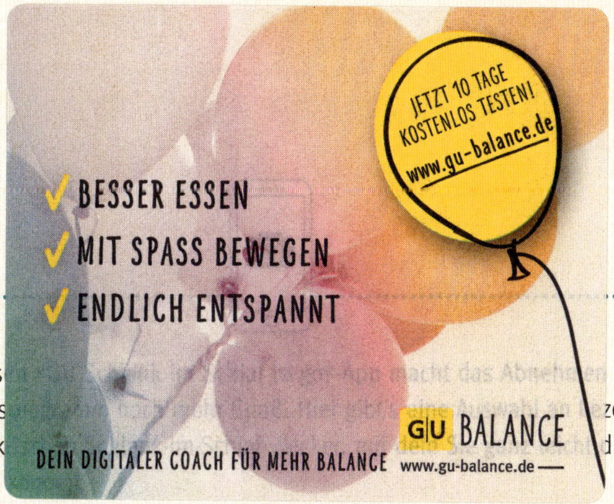

Mit der kostenlos[...] nach dem
bewährten Erfolgs[...]zepten und
als Clou den prak[...]die Essens-
pausen einhalten

Und so einfach geht's:

Laden Sie die kostenlose »GU Schlank im Schlaf to go«-App im Apple Store oder im Google Play Store auf Ihr Smartphone. Starten Sie die App und wählen Sie im Display die Funktion Ihrer Wahl aus. Am besten aktivieren Sie gleich Ihren Schlank-im-Schlaf-Wecker: Einfach die Frühstückszeit einstellen, und die App erinnert Sie an die nächsten Mahlzeiten.

INHALT

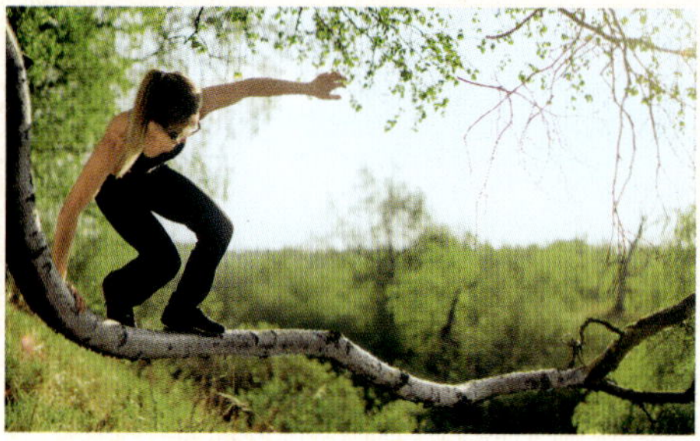

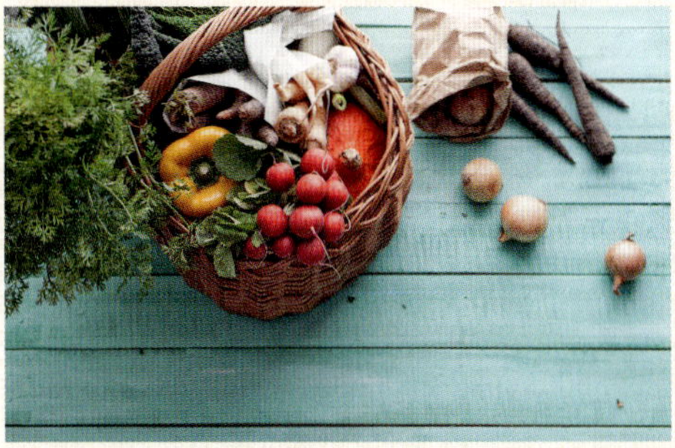

Themen-Specials sind mit einem farbigen Kreis gekennzeichnet.

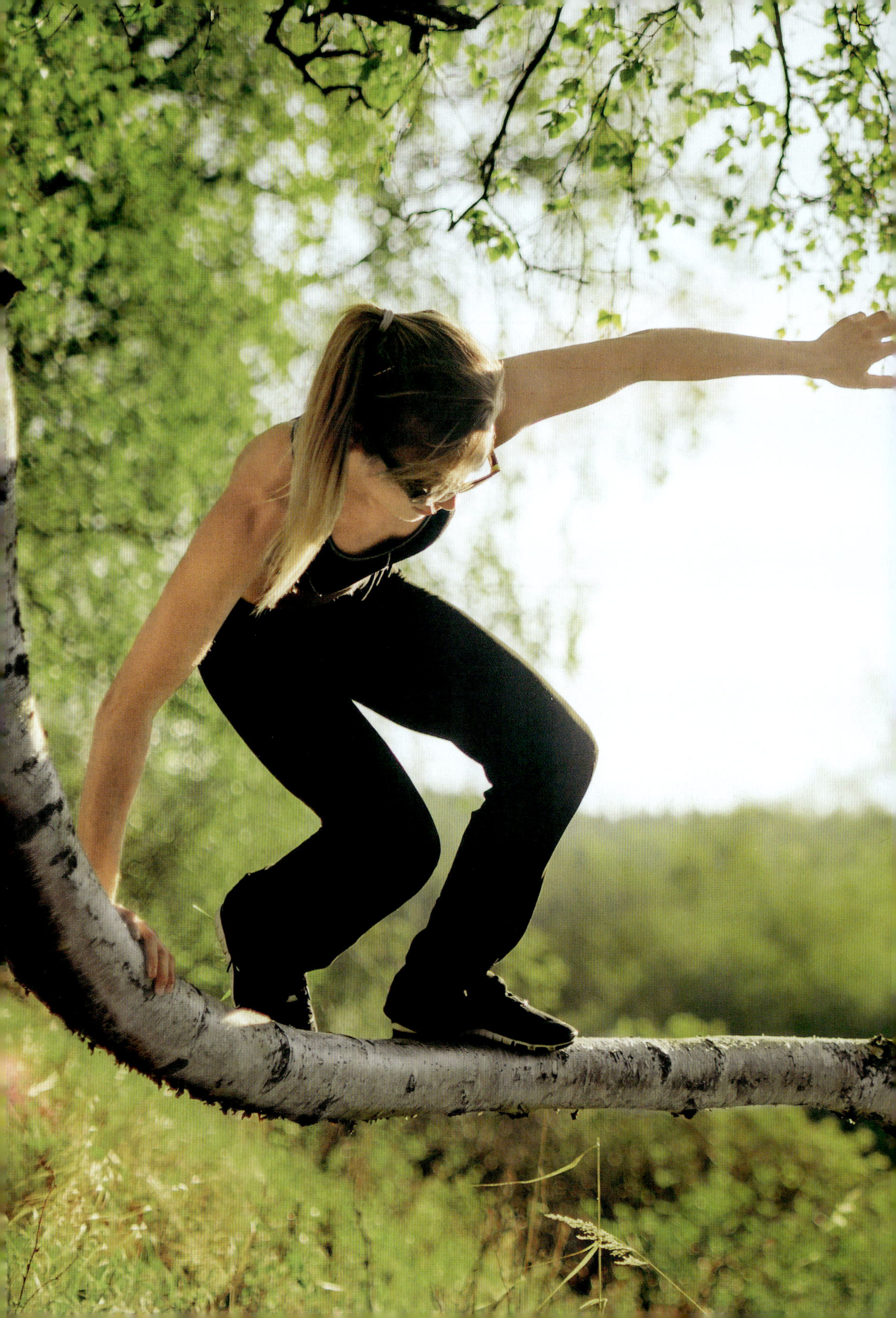

UNSER BIOLOGISCHES PROGRAMM

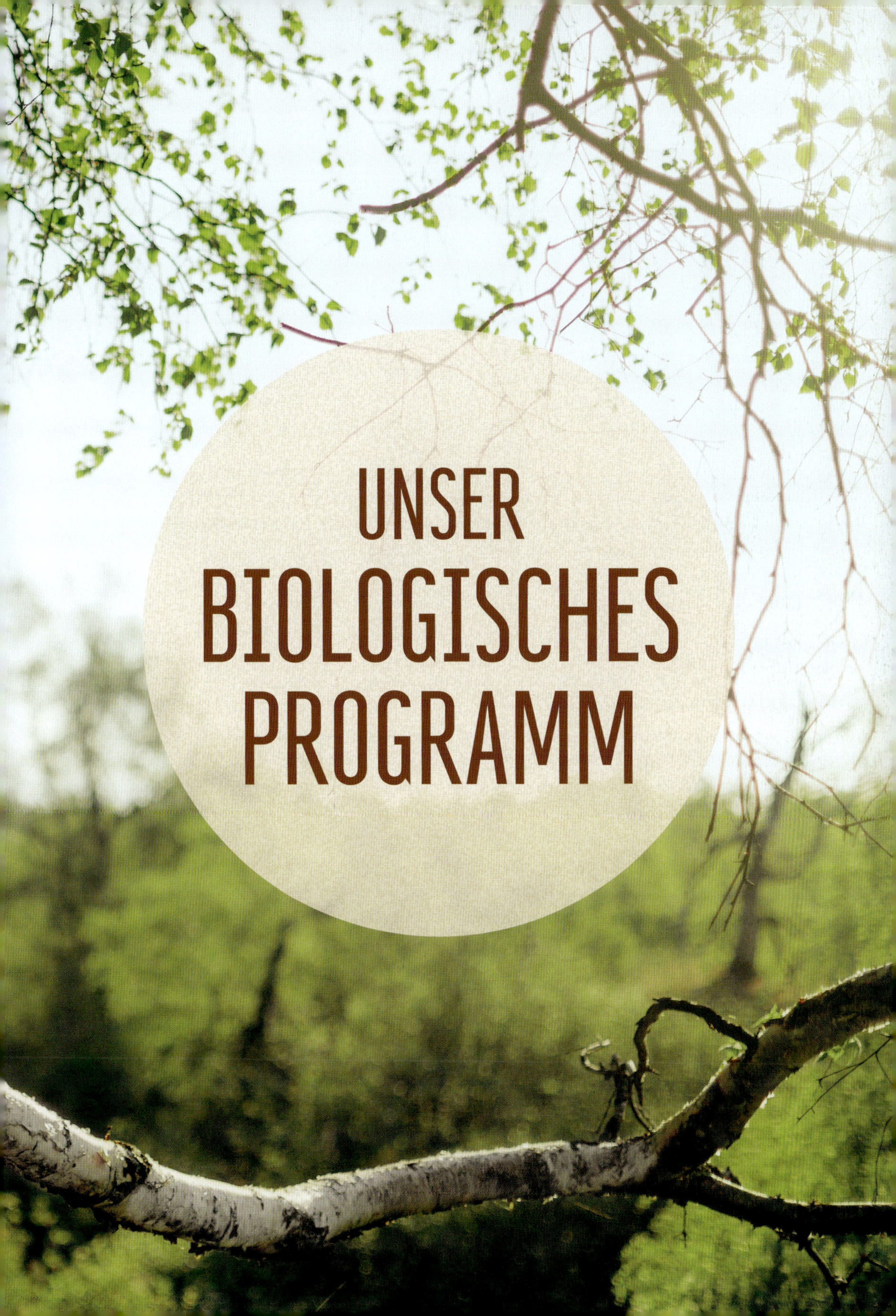

DIRIGENTEN IM STOFFWECHSEL

So viele Pfunde oder Kilos loswerden, wie man es sich immer schon gewünscht hat und das Wunschgewicht dann auch noch halten …
Erfahrene Diät-Profis schütteln bei einem solchen Statement allenfalls den Kopf. Denn jeder von ihnen weiß, dass nur eines hilft: Disziplin und noch einmal Disziplin, Kalorien sparen und niemals mit der Diät aufhören, da man sonst unweigerlich dicker wird als zuvor.

Die Lösung aus diesem Dilemma bietet die erfolgreiche Schlank-im-Schlaf-Insulin-Trennkost, die auf Genuss und Essen statt auf Askese und Zähne zusammenbeißen setzt. Tausende von Menschen haben mit dieser Ernährungsweise Zehntausende von Kilogramm abgenommen – und das in einem gesunden Tempo und vor allem nachhaltig. Viele von ihnen sind gesünder als zuvor, da sich ernährungsbedingte Beschwerdesymptome aufgrund der Gewichtsabnahme auf natürliche Weise und ohne Medikamente wieder reguliert haben. Zum Einstieg in die kulinarische Wohlfühlwelt von Schlank im Schlaf machen wir Sie bekannt mit Ihrem Stoffwechsel und vor allem Ihren Hormonen. Denn diese sind die unsichtbaren Dirigenten in Ihrem Leben, die darüber entscheiden, ob Sie zunehmen, abnehmen oder schlank bleiben.

HORMONE ALS STEUEREINHEITEN DES LEBENS

Und auch wenn wir unseren Hormonen nicht gänzlich ausgeliefert sind, so ist es dennoch sinnvoll zu wissen, wann sie aktiv werden und auf welche Signale im Körper sie reagieren. Dann können Sie diese Botenstoffe auch sinnvoll nutzen, zum Beispiel um endlich effektiv abzunehmen. Ohne Hormone kämen in Nullkommanichts alle Organfunktionen zum Erliegen. Ein menschliches Leben mit all seinen Entwicklungs- und Reifephasen wäre ohne diese Mini-Kommunikatoren nicht denkbar. In Zusammenarbeit mit dem Nervensystem steuern diese Substanzen jeden Stoffwechsel- und Entwicklungsvorgang. Nicht zuletzt steuern Hormone unsere Gefühlswelt.

Überwiegend dienen Hormone als Botenstoffe. Winzige Mengen – Millionstel Gramm – genügen schon, um eine Wirkung zu erzielen. Ihr Ziel: möglichst umgehend auf dem Weg durch die Blutbahn an einer passenden Zelle anzudocken, an den sogenannten Hormonrezeptoren. Dort erteilen die Steuereinheiten ihre Kommandos bzw. geben ihre Botschaften weiter. Dann passiert es: Zwei Menschen verlieben sich, ein Fötus entwickelt sich, ein Kind wächst im Schlaf. Oder die Botschaft lautet ganz unromantisch: Es gibt Stress, wir haben Hunger oder – ganz im Gegenteil – sind appetitlos, wir kommen ins Schwitzen, können nicht mehr durchschlafen – oder nehmen aus heiterem Himmel zu.

DAS GEHIRN ALS HUNGER- UND DURST-ZENTRALE

Unser Gehirn als oberste Steuerungsinstanz ist verantwortlich für die Hormon- und Stoffwechselkreisläufe im Körper und letztendlich auch dafür, ob wir dick sind oder normalgewichtig. Hier spielt sich alles ab, was den Körper in Gang hält. Informationen über Nährstoffbedarf, Durst, Hunger und Sättigung werden hier verarbeitet, Signale an andere Körperregionen geschickt und Impulse für verschiedene Prozesse im Körper und für Verhaltensweisen ausgelöst.

Das Stammhirn

Entwicklungsgeschichtlich ist das Stammhirn das älteste im gesamten Gehirn. Zum Stammhirn gehören das verlängerte Rückenmark und der Hypothalamus als Schaltstelle zwischen dem Körper und dem Großhirn. Der Hypothalamus ist winzig und etwa so groß wie ein Fünf-Cent-Stück, leistet aber mehr als jeder Hochleistungschip in Hightech-Rechnern. Er ist zuständig für die Regelung aller biologischen Bedürfnisse des Körpers. Und nur wenn diese ausreichend erfüllt werden (dazu gehören z. B. die Nahrungs- und Flüssigkeitsaufnahme), kann der Mensch überleben.

Das heißt, dass der kleine Hypothalamus über 70 Billionen Körperzellen und die darin ablaufenden Stoffwechselprozesse steuert und damit das Zentrum für unser Überleben ist.

Versorgungszentrale der Zellen

Jede einzelne unsere Körperzellen muss rund um die Uhr versorgt werden. Das gelingt aber nur unter entsprechenden Rahmenbedingungen. So muss die Körpertemperatur stimmen, ein genau definiertes Verhältnis von Säuren und Basen muss im Körper vorherrschen. Außerdem benötigen alle Zellen Energieträger und Baustoffe, um ihre Aufgaben erfüllen zu können. Diese bekommen Sie vor allem aus Nahrung. Aus diesem Grund übernimmt das Überlebenszentrum die wichtigste Aufgabe bei Hunger und Sättigung.

Dabei spielen eine Vielzahl von Hunger- und Sättigungshormonen eine Rolle sowie andere Signalgeber. Manche wirken kurz-, andere langfristig. Einige lösen ein allgemeines Hungergefühl aus, andere nur eines auf bestimmte Nahrungsmittel wie etwa Schokolade.

Gesteuert wird das Hormonsystem durch den Hypothalamus. Hier fließen alle Informationen über die Hormonsituation im Körper zusammen. Jede winzige Schwankung wird genauestens wahrgenommen und umgehend darauf reagiert, indem neue Boten zur Hirnanhangsdrüse (Hypophyse) ausgeschickt werden. Diese nur kirschkerngroße Steuerungseinheit gibt dann ihrerseits die Kommandos an die hormonproduzierenden Drüsen (z. B. Nebennieren, Schilddrüse, Eierstöcke oder Hoden) weiter.

Die Kommunikation in diesem komplexen System funktioniert übrigens perfekt: Zum einen hat jede Zelle im Körper ihre speziellen Schlösser (Hormonrezeptoren), zu denen nur bestimmte Schlüssel (Hormone) passen. Denn viele Zellen haben mehrere oder sogar zahlreiche Rezeptoren für Adrenalin, Insulin, Östrogen, Testosteron, IGF1, TSH (Schilddrüse) usw. Zum anderen wandern die fertigen Hormone über die Blutbahn zurück ins Gehirn, um der Hypophyse zu signalisieren, dass der Auftrag ausgeführt und die Produktion erst einmal gestoppt werden kann (Rückkoppelung).

Warum Hunger nicht gleich Hunger ist

Eine Art von Hunger nennt man Bedarfshunger. Dabei hungert man nach ganz bestimmten Nährstoffen, etwa Kohlenhydraten, Eiweiß oder Fetten oder einem Mix daraus. Das geschieht immer dann, wenn die Zellen einen speziellen Bedarf an die Steuerzentrale im Kopf geschickt haben. Das Schlank-im-Schlaf-Prinzip folgt jedoch tageszeitlichen Hormon-Rhythmen.

Der Takt der Bio-Uhr

Eine sehr wichtige Funktion für den Abnehmprozess ist das Umschalten des Überlebenszentrums zwischen Tag- und Nachtmodus. Dabei kommt ihm die Zirbeldrüse zur Hilfe. Sie schüttet tagsüber und unter Lichteinfluss das sogenannte Wohlfühlhormon Serotonin aus und am Abend mit zunehmender Dunkelheit das Schlafhormon Melatonin. Über diese beiden Steuereinheiten wird das Überlebenszentrum 24 Stunden lang über die Tageszeit informiert und variiert dementsprechend seine Befehle für weitere Hormonproduktionen und die Abläufe in den Zellen.

Das limbische System

Das Emotionszentrum ist für alle Gefühle wie Wut, Trauer, Freude und Glück zuständig, die unsere Sinneswahrnehmungen und unser Handeln begleiten. Was wir mithilfe unserer Sinnesorgane sehen, riechen, hören, schmecken und fühlen, geht als Information an das limbische System, wird dort emotional bewertet und umgehend an das Überlebenszentrum weitergeleitet. Erst danach gehen die gesamten Informationen an das Großhirn, wo sie einer verstandesmäßigen Beurteilung unterzogen werden. Zu dem Zeitpunkt, zu dem uns also etwas bewusst wird, hat das Überlebenszentrum schon seine Schlüsse gezogen und Urteile gefällt. Diese im Sinne des Überlebens nützliche Einrichtung der Natur kann uns im Alltag und insbesondere beim Essen mitunter gewaltige Problem bereiten. Wenn wir beim Anblick von Süßem den unwiderstehlichen Drang verspüren zuzugreifen, obwohl wir eigentlich satt sind, steht das limbische System dahinter. Wir erinnern uns bereits beim bloßen Anblick an die Glücksgefühle, die die eine Packung Gummibärchen schon früher in uns ausgelöst haben. Und dagegen kommt kein Verstand an.

Das Großhirn

Das Großhirn dient dazu, unsere Umwelt bewusst zu begreifen und zu gestalten. Es steht dabei ständig mit den anderen Arealen in Kontakt. Unablässig werden in diesem Rechenzentrum im Kopf Veränderungen und Körperfunktionen abgeglichen. Erhält das Großhirn die Nachricht, dass Bedarf an bestimmten Nährstoffen oder Flüssigkeit besteht, werden wir durch Hunger oder Durst dazu gebracht, für Nachschub zu sorgen. Wenn wir dies ausreichend getan haben, signalisieren Hormone dem Überlebenszentrum, dass alles in Ordnung ist, und es stellt sich ein Sättigungsgefühl ein.

Zünglein an der Waage: das Belohnungszentrum

Die Natur hat das Abklingen von Hunger und Durst mit einem positiven Gefühl verstärkt, quasi als Motivation, um ja nicht darauf zu verzichten. Zuständig dafür ist das Belohnungszentrum im limbischen System. Es bewirkt, dass wir uns nach dem Essen angenehm satt fühlen. Essen macht glücklich. Hormone wie Serotonin oder Dopamin lösen diese Gefühle aus. Das Belohnungszentrum speichert ein ganzes Leben lang positive Essenserfahrungen wie einen besonders feinen Geschmack. Darum läuft uns schon das Wasser im Mund zusammen, wenn wir ein Stück Kuchen in der Auslage beim Bäcker nur sehen. Besonders ausgeprägt sind diese Gefühle übrigens bei Lebensmitteln, die den Grundbaustein für das Glückshormon Serotonin liefern – etwa Schokolade oder Banane. Sinkt andererseits der Serotoninspiegel im Blut stark ab, kommt es zu wahren Heißhungerattacken auf Süßes und regelrechten Essanfällen. Dem lässt sich nur gegensteuern, indem der Körper mit den entsprechenden Nährstoffen ständig gut versorgt ist, aber nicht überfüttert, wie etwa bei der Insulin-Trennkost.

HIRNANHANGSDRÜSE

Das vor allem im Nachtschlaf produzierte Wachstumshormon (HGH) kurbelt die Zellregeneration und die Fettverbrennung an.

ZIRBELDRÜSE

Das den Tag-und-Nacht-Rhythmus steuernde Hormon Melatonin ist verantwortlich für die Schlafqualiät und damit auch für die Fettverbrennung.

BAUCHSPEICHELDRÜSE

Glukagon und Insulin haben Einfluss auf den Blutzucker und das Gewicht und steuern auch den Fettaufbau.

SCHILDDRÜSE

Die jodhaltigen Hormone Thyroxin und Trijodthyronin regen den Stoffwechsel an und beeinflussen so auch das Gewicht.

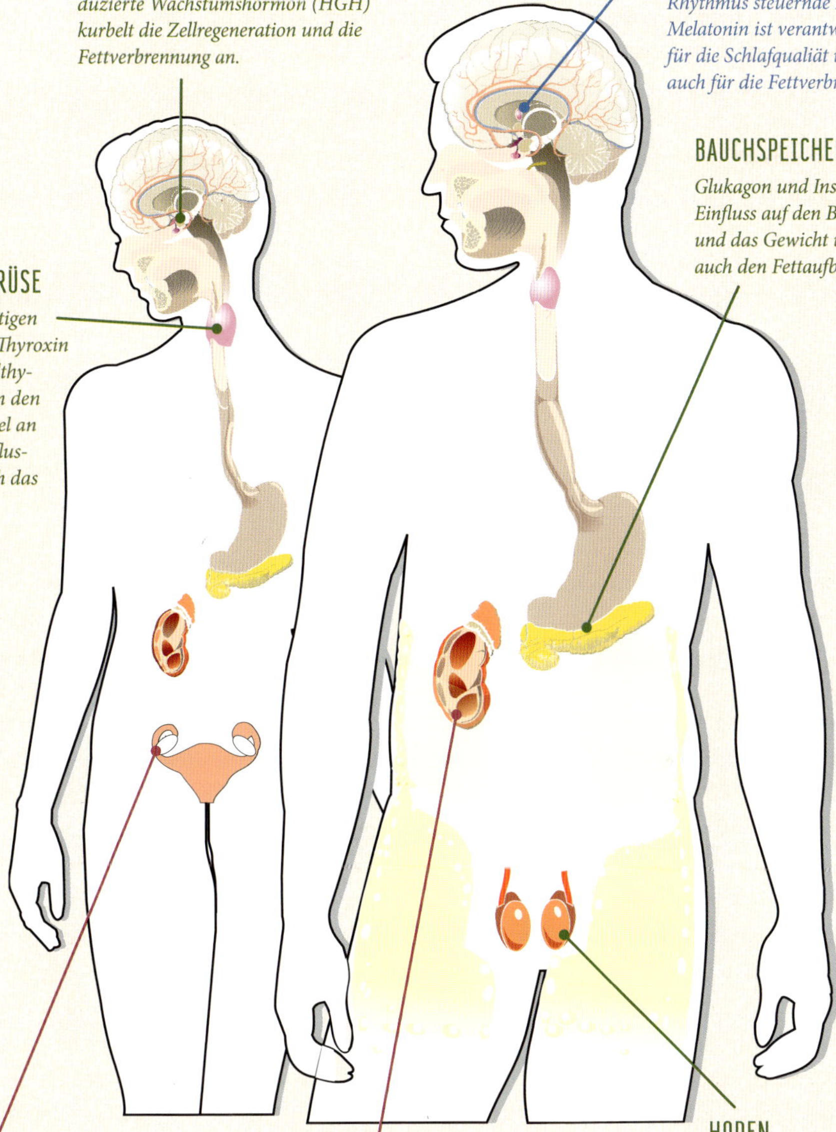

HODEN

Das Männlichkeitshormon Testosteron beeinflusst auch die Bauchfettbildung.

NEBENNIERE

Die Hormone Adrenalin und Cortisol sind zuständig für den Stressstoffwechsel. Ein Cortisolüberschuss trägt zur Bauchfettbildung bei und kann Heißhungerattacken provozieren.

EIERSTOCK

Östrogene, Gestagene und in geringen Konzentrationen auch Testosteron steuern nicht nur Fruchtbarkeit und Körperbau, sondern beeinflussen auch den Appetit.

- *beeinflusst den Schlaf*
- *beeinflusst den Hunger*
- *beeinflusst den Stoffwechsel*

BOTSCHAFTER IM BIO-TAKT

Hormone erreichen über die Blutbahn ihre Zielorte – Organe oder bestimmte Zellen. An den Zellen docken die Botenstoffe an und übermitteln ihr Signal an die Zelle nach dem Prinzip eines Schlüssels, der nur in ein bestimmtes Schlüsselloch passt. Wie viele Hormone ausgeschüttet werden, bestimmt eine Vielzahl von stimulierenden oder hemmenden Steuerungshormonen. Die Hormonausschüttung erfolgt so lange, bis das Hormonsignal erfolgreich war. Das kann zum Beispiel der Fall sein, wenn der Körper bestimmte Nährstoffe benötigt.

Großhirn, Hunger- und Sättigungszentrum sowie der Darm und verschiedene Körpergewebe sind in ständigem Austausch darüber, wo welche Stoffe benötigt werden. Mithilfe von Nervensignalen, Hormonen und Botenstoffen wird dann ein Bedarf signalisiert, dem anschließend die Nahrungsaufnahme folgt. Der Vorgang ist dann abgeschlossen, wenn die angeforderten Nährstoffe an Ort und Stelle, in den Zellen, angekommen sind.

Immer im Dienst

Das Überlebenszentrum gibt rund um die Uhr Signale an die hormonbildenden Drüsen. Morgens wird beispielsweise verstärkt Cortisol ausgeschüttet, damit wir nach dem Nachtschlaf wieder fit für den Tag sind. Abends wird verstärkt Wachstumshormon produziert, um während des Schlafs Regenerations- und Reparaturprozesse in die Wege zu leiten. Weil hierbei – bei entsprechender Ernährung und auch ausreichend Muskelaktivität im Alltag – zur Energieversorgung auf die Fettdepots zugegriffen wird, ist das Schlank-im-Schlaf-Prinzip überhaupt erst möglich. Alle Hormone – Stresshormone, Wohlfühlhormone, Geschlechtshormone, Hunger- und Sättigungshormone und noch viel mehr – werden so in einem fein ausbalancierten Tag- und Nachtrhythmus im Dienste unserer Gesundheit produziert. Das vegetative Nervensystem sorgt gleichzeitig dafür, dass Stoffwechsel- und Organfunktionen reguliert sind und ein Gleichgewicht zwischen Aktivität und Ruhe eingehalten wird. Diese Grundprinzipien wurden im Lauf von Millionen von Jahren entwickelt und betreffen alle lebenserhaltenden Vorgänge, u. a. das Suchen und Finden von Nahrung, Essen und Trinken in bestimmten tageszeitlichen Rhythmen. Die Ernährungsweise nach Schlank im Schlaf ist genau an die mensch-

info

APPETITZÜGLER LEPTIN

Das Hormon Leptin wurde erst 1994 entdeckt. Es wird hauptsächlich von Fettzellen abgegeben, in geringen Mengen auch in der Hirnanhangsdrüse und im Hypothalamus. Leptin ist ein natürlicher Appetitzügler. Mit seiner Hilfe melden die Fettzellen dem Gehirn, dass sie voll sind. So wird das Auftreten von Hunger gehemmt. Das funktioniert allerdings nur bei Normalgewichtigen. Wer ständig zu fett isst, gewöhnt sein Hungerzentrum an die Leptinflut. Der Appetit hält länger an durch die sogenannte Leptinresistenz. Das Sättigungszentrum reagiert verspätet. Für Frauen ist das besonders tragisch: So zeigte eine 2008 in Wiesbaden auf dem Kongress der Deutschen Gesellschaft für Innere Medizin vorgestellte Studie, dass die Leptinkonzentration bei übergewichtigen Frauen etwa zwei- bis dreimal größer ist als die bei Männern, was zu einer immer stärkeren Resistenz führt. Allerdings lässt sich diese Entgleisung durch eine Gewichtsabnahme wieder regulieren.

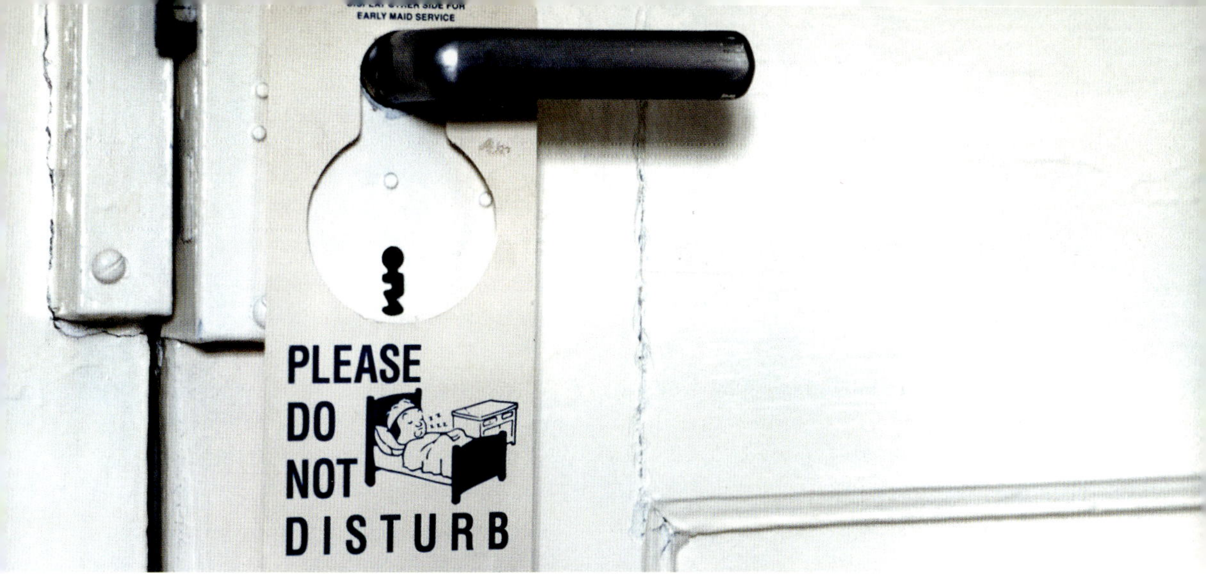

Hormone verrichten ihre Aufgaben im Tag- und Nachtrhythmus – dank Schlank im Schlaf kann dies störungsfrei erfolgen.

lichen Hormonkreisläufe und den Bio-Takt des Organismus angepasst, weshalb es unmöglich ist – trotz der teilweise üppigen Mahlzeiten – zuzunehmen. Im Gegenteil: Indem Sie auf diese Weise gestörte oder verlangsamte Stoffwechselprozesse ausbalancieren, nähern Sie sich Ihrem gesunden Wohlfühlgewicht.

Hungrig oder satt?

Warum wir überhaupt essen, wird von zwei hormonellen Gegenspielern gesteuert. Der stärkste Hungerauslöser ist das Neuropeptid Y, das in hohen Konzentrationen einen unstillbaren Hunger auslöst, und zwar auf den Supertreibstoff unter den Nährstoffen, der am schnellsten ins Blut gelangt. Gemeint sind damit die Kohlenhydrate, also alle Lebensmittel, die zucker- und stärkereich sind (siehe auch S. 38 ff.). Der Gegenspieler des Hungerauslösers heißt CRF (Corticotropin-Releasing-Factor). Er kann den Hungerantrieb stoppen und zur vollständigen Nahrungsverweigerung führen, wie das etwa bei extremem Stress, Trauer aber auch im Stadium der Verliebtheit sein kann. Der Hungerauslöser Neuropeptid Y wird durch verschiedene Faktoren geweckt: Sobald der Blutzuckerspiegel stark abfällt (etwa wenn eine Mahlzeit ausfällt oder wenn man zwischendurch immer wieder Süßes nascht) oder bei längerfristigen Reduktionsdiäten, wenn der leere Magen etwa durch Ghrelin (Hungerhormon aus dem leeren Magen) auf sich aufmerksam macht. Wer dem Hunger dann nicht standhalten kann, isst oft mehr, als er verbrauchen kann. Deshalb sind bei Schlank im Schlaf alle Mahlzeiten so zusammengestellt, dass man den ganzen Tag gut gesättigt und leistungsfähig ist und nicht durch ständigen Hunger zum Essen »getrieben« wird.

Durch dick und dünn

So werden auch die Insulinreserven des Körpers geschont, und der Stoffwechsel kommt wieder in den Takt. Die zentrale Rolle beim Ab- (und Zu-) nehmen spielt das Hormon Insulin. Es reguliert den Blutzuckerspiegel nach dem Essen und steuert die Fettverarbeitung und -speicherung.

Vielleicht kennen Sie Insulin bisher nur im Zusammenhang mit Diabetes. Tatsächlich ist das Eiweißhormon für jeden Menschen lebenswichtig, da mit seiner Hilfe jede Zelle im Körper mit Nährstoffen versorgt wird. Wie das funktioniert, erfahren Sie auf den nächsten Seiten.

DIE INSULINFALLE – URSACHE VON ZELLSTRESS UND ÜBERGEWICHT

Schon das ungeborene Baby beginnt mit der Insulinproduktion. Bei Frauen mit Schwangerschaftsdiabetes bewirken die erhöhten Zuckerspiegel im Nabelschnurblut und im Fruchtwasser zu hohe Insulinmengen, die zu relativ schweren bis übergewichtigen Neugeborenen führen.

Der ausgeglichene Stoffwechsel

Damit Energie aus der Nahrung in den Muskelzellen verbrannt werden kann, setzen die Langerhansschen Inseln in der Bauchspeicheldrüse das Schlüsselhormon Insulin frei. Die Aussendung des kleinen Eiweißhormons sorgt für jegliche Energie- und Nährstoffzufuhr in die Muskel- und Fettzellen, aber auch in die Leber. Dazu dockt es an speziellen Aufnahmestellen an den Zellen an, sogenannten Rezeptoren. Darüber wird eine Signalkette zum Zellkern ausgelöst. Dieser veranlasst die Bildung von Transportern (GLUT), die durch einen Transportschacht in der Zellaußenhaut (Membran) die Aufnahme von Glukose (Zucker), Eiweiß und Fetten ermöglicht. In den Kraftwerken der Zellen, den Mitochondrien, werden die Nährstoffe verbrannt und essenzielle Energie daraus gewonnen, das sogenannte Adenosintriphosphat.

Mit Nährstoffen überfüttert

Ist die Nahrung sehr reich an Zucker und Stärke aus Kohlenhydraten (Brot, Kartoffeln, Nudeln oder Reis), so gerät das empfindliche Insulinsystem aus dem Gleichgewicht. Die Bauchspeicheldrüse schüttet bei dem vermehrten Zuckerangebot verstärkt Insulin aus, um die Energie aus den Mahlzeiten in die Zellen zu pressen. Durch die Verarbeitung eines zu großen Nährstoffangebots – morgens Brot (Stärke) plus tierisches Eiweiß aus Käse, Eiern oder Aufschnitt, häufiges Zwischendurchessen und abends Kohlenhydrate – werden die Zellen durch das überhöhte Insulin überernährt und massiv gestresst. Der oxidative Zellstress mit Zunahme an freien Radikalen schädigt die Zellstrukturen. Der Energiestoffwechsel in der Zelle ist überhöht, die Mitochondrien sind überlastet und drohen zu überhitzen. Gleichzeitig fällt der Zuckerspiegel im Blut rasch ab: Es kommt zu Heißhungerattacken auf Süßes. Das unterzuckerte Gehirn gibt den Befehl, diesen Notstand zu beseitigen, und schüttet das Stresshormon Adrenalin aus. Dieses mobilisiert Zucker und Fette, die der Körper aber gar nicht verbrennen kann, wenn wir anschließend keinen 1000-Meter-Lauf machen.

Der Systemzusammenbruch

Die gestressten Zellen versuchen sich zu schützen - eine Notmaßnahme des Organismus im Dienste der eigenen Gesundheit. Durch den dauerhaften Insulinüberschuss im Blut ziehen sich die Rezeptoren an der Zellaußenhaut schließlich weitgehend ein. Die Signalkette ist gestört. Es kommt zu einer sogenannten Insulinresistenz. Da der Zellkern jetzt nur noch sehr wenige Transporter bildet und entsendet, bleibt der Transportschacht geschlossen. Die Zelle ist insulinunempfindlich geworden und reagiert nicht mehr auf das Schlüsselhormon. Zucker, Eiweiß und Fette schwimmen weiter im Blut und werden in die enorm dehnbaren Fettzellen entsorgt. Der Energiestoffwechsel und der Fettabbau laufen auf Sparflamme. Man nimmt »automatisch« zu. Es kommt zu hormonellen Entgleisungen im ganzen Körper. Der Weg zu ernährungsbedingten Beschwerden wie einem Typ-2-Diabetes ist gebahnt. Die gute Nachricht: Durch eine insulinsensible Ernährung lassen sich diese Entgleisungen wieder ausbalancieren.

DER AUSGEGLICHENE STOFFWECHSEL

Das Schlüsselhormon Insulin dockt an speziellen Rezeptoren an und öffnet hier die Zellen. So wird in Muskel- und Fettzellen eine Signalkette ausgelöst. Bestimmte Transportproteine (GLUT) sorgen für den Transport von Glukose, Fett- und Aminosäuren in die Muskelzellen, die hier als Baustoffe oder zur Energiegewinnung gebraucht werden.

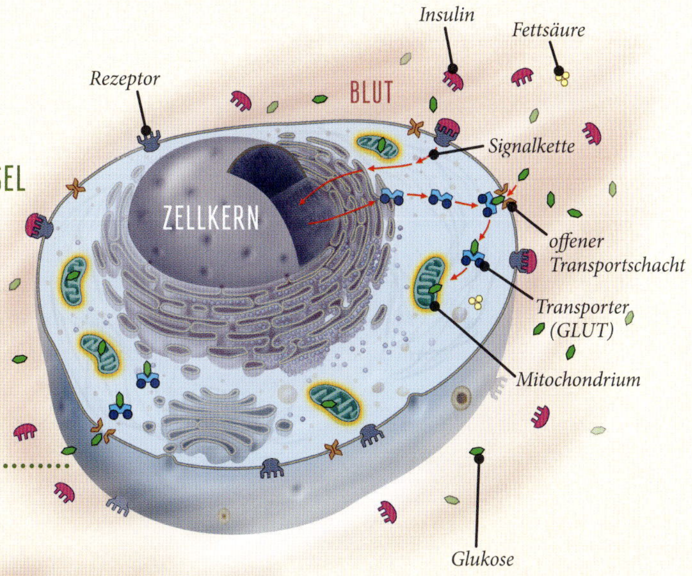

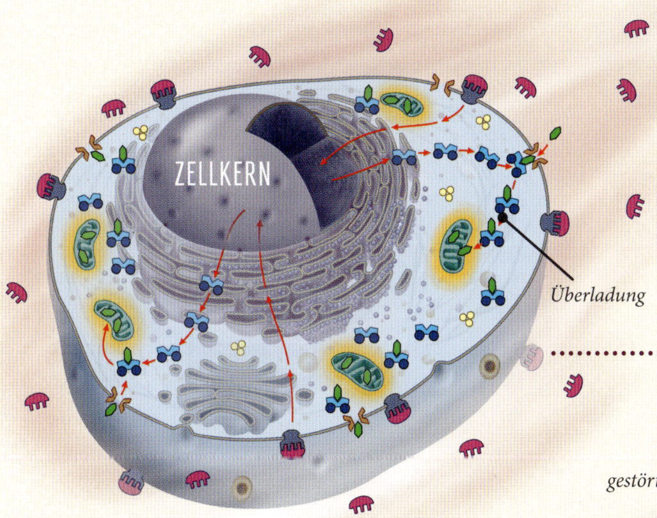

MIT NÄHRSTOFFEN ÜBERFÜTTERT

Bei einer sehr eiweiß- und kohlenhydratreichen Ernährung steigt der Insulinspiegel stark an, um die Nährstoffe in die Zelle zu pressen. Der Energiestoffwechsel erhöht sich, und die Energiekraftwerke (Mitochondrien) überhitzen. Die Folge: Es kommt zu Zellstress. Der rasche Blutzuckerabfall provoziert Heißhungerattacken – ein Teufelskreis.

DER SYSTEMZUSAMMENBRUCH

Kursiert ständig Insulin im Blut, reagieren die Rezeptoren an den Muskelzellen überhaupt nicht mehr auf das Schlüsselhormon (Insulinresistenz). Dadurch werden kaum noch Transporter entsandt. Zucker und Fettsäuren wandern jetzt in die Fettzellen. Die Mitochondrien arbeiten auf Sparflamme, zell- und stoffwechselschädigende Prozesse setzen ein.

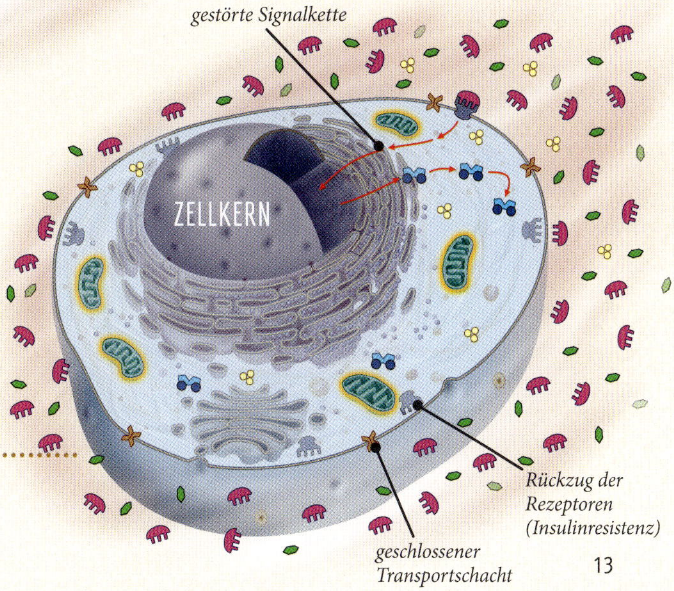

HORMONE,
DIE DAS GEWICHT BEEINFLUSSEN

• Adrenalin wird im Nebennierenmark produziert. Das Stresshormon mobilisiert den Organismus in Stresssituationen und bei Bewegung. Es versetzt den Körper in Sekundenschnelle in Alarmbereitschaft, mobilisiert die Energiereserven und kann die »Ausgangstüren« des Fettgewebes öffnen. Adrenalin wirkt wie ein »Notfall-Hormon«. Es versetzt den Körper in Alarmbereitschaft, mobilisiert den in Muskeln und Leber gespeicherten Zucker und bringt den Fettstoffwechsel in Gang. Jetzt haben wir die besten Voraussetzungen für Angriff oder Flucht. Wenn sich die gestaute Energie positiv entlädt durch körperliche Bewegung, durch eine kreative Problemlösung oder eine Entspannungsreaktion, werden die Stresshormone nach kurzer Zeit wieder heruntergefahren.

• Adrenocorticotropes Hormon (ACTH) entsteht in der Hypophyse. Es steuert über die Nebennierenrinde die Produktion und Ausschüttung von Cortisol und verringert Hunger.

• Insulin wird in den Langerhansschen Inseln in der Bauchspeicheldrüse gebildet und reguliert zusammen mit Glukagon den Blutzucker (Insulin senkt ihn, Glukagon erhöht ihn). Es gilt als Dickmacherhormon Nr. 1 und reagiert auf die Kombination aus Kohlenhydraten und tierischem Eiweiß stark fettmästend.

• Cortisol wird in der Nebennierenrinde produziert. Es gilt als Dickmacherhormon Nr. 3, bremst Entzündungen im Körper und hilft, (negativen) Stress auszuhalten. So bewahrt es Herz und Kreislauf vor Schäden in Krisensituationen. Bei Überproduktion erzeugt es aber gefährliche Nebenwirkungen, macht Hunger auf Süßes und Fettes und ist mitverantwortlich für eine Bauchfettzunahme bei Frauen, insbesondere im Lauf der Wechseljahre.

• Wachstumshormon (Somatotropin oder STH): Es entsteht in der Hypophyse und kurbelt Wachstumsprozesse im Gewebe, den Muskeln, Knochen und im Stoffwechsel an. Das Wachstumshormon öffnet die »Ausgangstüren« des Fettgewebes, während wir schlafen und sofern abends keine kohlenhydrathaltigen Mahlzeiten verzehrt wurden. Es ist verantwortlich für den Schlank-im-Schlaf-Effekt.

• Auch Dehydroepiandrosteron (DHEA) entsteht in der Nebennierenrinde und bildet die Vorstufe zahlreicher Hormone. Zudem ist es Gegenspieler des Stresshormons Cortisol. DHEA ist ein echter Energiesparer, fördert die Vitalität, regt den Aufbau von Haut, Muskeln und Knochen an, schützt das Herz und unterstützt den Fettabbau.

• Östrogene, darunter als wichtigstes Östradiol, entstehen in den Eierstöcken sowie im Fettgewebe. Diese Hormone sorgen für die weibliche Sexualentwicklung in der Pubertät, schaffen die Voraussetzungen für einen weiblichen Körperbau sowie für die Fruchtbarkeitsfunktionen (Monatszyklus). Östrogene sind verantwortlich für die »Sanduhr-Figur« (Birnenform), für eine glatte, rosige Haut, für volles Haar und feste Knochen. Sie tragen darüber hinaus zum Schutz von Gehirn, Herz und Kreislauf bei.

• Progesteron (Gestagen) ist das Dickmacherhormon Nr. 2! Es induziert in den kritischen Hormonphasen – Pubertät und Schwangerschaft – eine starke Insulin-Resistenz der Muskulatur der Frau und damit eine Hyperinsulinämie. Es kommt zu Fettablagerungen und mehr Hunger (auch prämenstruell). Die Gelbkörperhormone sorgen nach dem Eisprung des Eibläschens der Eierstöcke für die Einnistung eines befruchteten Eis in der Gebärmutter und wirken schwangerschaftserhaltend. Im Gehirn wirken sie als Nervenbotenstoff. Zudem fördern sie die Wasserausscheidung und sind verantwortlich für einen weiblichen Körperbau, allerdings schmaler als beim Östrogen-Typus.

• Testosteron entsteht in den Ovarien (Eierstöcken), in den Nebennieren (bei Frauen) und den männlichen Hoden. Das Männlichkeitshormon macht Lust auf Sex, beeinflusst Haarwuchs, Muskulatur und Bauchfettbildung (androide Körperform, Apfelform).

• Thyreotropes Hormon (TSH) wird in der Hirnanhangsdrüse produziert und regt die Schilddrüse zur Hormonproduktion an.

• Die beiden Schilddrüsenhormone Thyroxin (T4) und Trijodthyronin (T3) sorgen für Energie und Leistungsfähigkeit und wirken auf den Stoffwechsel, indem sie Nährstoffe optimal verwerten helfen. T4 ist dabei die Muttersubstanz, die nach Bedarf aktiviert wird. Das Trijodthyronin (T3) ist nach Abspaltung eines Jodatoms die aktive Form. Es steigert den Stoffwechsel des Körpers, erhöht den Sauerstoffverbrauch, den Energieumsatz und die Wärmeproduktion. Zudem fördert es das Wachstum und die Reifung des Gehirns und der Knochen. Frauen, die zu wenig Thyroxin bilden, machen schneller schlapp, leiden unter Müdigkeit und Konzentrationsmangel und legen leichter an Gewicht zu. Eine Ursache von Thyroxinmangel ist die Unterversorgung mit Jod, eine andere eine chronische, schmerzlose Schilddrüsenentzündung (Hashimoto-Thyreoiditis). Im Gegenzug kann die Schilddrüse aber auch zu viel Thyroxin bilden. Frauen mit einer Schilddrüsenüberfunktion sind nervös, leiden unter Herzrhythmusstörungen und Entwässerung und nehmen ab, zum Teil sogar an Muskelsubstanz.

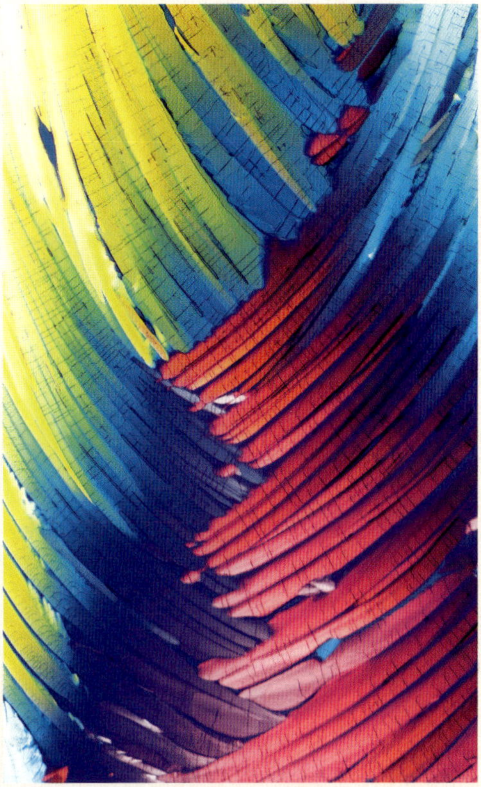

So sieht Cortisol unter dem Lichtmikroskop aus. Einerseits ist es ein Anti-Stress-Hormon, zu viel davon kann andererseits schädliches Bauchfett fördern.

TYPGERECHT SCHLANK WERDEN

Übergewichtigen Menschen wird häufig unterstellt, dass sie sich beim Essen und Trinken einfach nicht beherrschen können, dass sie also vor allem ein Disziplinproblem haben. Damit tut man ihnen aber unrecht.

Heute weiß man aus der Stoffwechselforschung, dass bei jeder Gewichtsentgleisung der reine Wille eine absolut untergeordnete Rolle spielt. Denn die eigentlichen Regisseure unseres Stoffwechsels sind die Hormone. Dabei handelt es sich um winzige Substanzen, die im Körper kursieren und hier unzählige Signale geben, wodurch Stoffwechselabläufe gesteuert werden, auch solche zum Fettsparen oder zum Einschmelzen von Fettreserven.

Kaum im Körper freigesetzt, sausen die Hormone an ihre Zielorte – je nach Hormonart sind das unterschiedliche Körperzellen –, docken hier an und übermitteln ihre Botschaften nach dem Prinzip eines Schlüssels, der nur in ein ganz bestimmtes Schlüsselloch passt. Die Hormone, von denen jedes in einem ganz bestimmten Tag- und Nacht-Rhythmus ausgeschüttet wird, betreffen alles, was beim Menschen abläuft: seine Entwicklung, die Gemütslage, seinen Stoffwechsel und damit letztendlich auch, ob er dick oder dünn ist.

ÜBERLEBENSWICHTIGE STOFFWECHSELREGISSEURE

Erst seit etwa 100 Jahren weiß man, dass der Körper diese Substanzen überhaupt bildet. Und seitdem gehören sie wahrscheinlich zu den spannendsten medizinischen Forschungsgebieten. Endokrinologie nennt man den Wissenschaftszweig, der sich mit den Hormonen befasst, und die darin arbeitenden Wissenschaftler haben inzwischen herausgefunden, dass der Körper etwa 200 unterschiedliche Botenstoffe produziert – vom Insulin aus der Bauchspeicheldrüse, das den Blutzuckergehalt reguliert und Fettzellen mästen kann, über Bewegungshormone wie Adrenalin oder Noradrenalin, die eingesperrtes Fett aus dem Fettgewebe befreien können, bis hin zu dem Stresshormon Cortisol und dem ebenfalls den Fettabbau anregenden Wachstumshormon.

Wie viele Hormone zu welchem Zeitpunkt ausgeschüttet werden, wird durch eine Vielzahl von stimulierenden und hemmenden Steuerungshormonen bestimmt. Sie alle stehen im Dienste eines Zweckes: der Erhaltung der eigenen Art.

Dieses System der Stoffwechselsteuerung hat sich über Jahrmillionen bewährt. Seit etwa 100 Jahren allerdings hat sich unsere Welt, unser Lebensstil und insbesondere das Nahrungsangebot so verändert, dass unser »veralteter« Stoffwechsel damit nicht mehr Schritt halten kann. Der einzige Weg aus dem Dilemma, das weltweit zu einer epidemischen Zunahme von krank machendem Übergewicht geführt hat, ist: Wir bringen unseren Wohlstand-Lebensstil wieder mit unserem Stoffwechsel in Einklang. Wie das geht, zeigen wir Ihnen Schritt für Schritt auf den folgenden Seiten.

DIE ENTWICKLUNG DER ERNÄHRUNGSTYPEN

Um die Funktionsweise unseres Stoffwechsels und das Zusammenspiel der Hormone zu verstehen, werfen wir einen Blick weit zurück zum Beginn der Menschheitsgeschichte. Vor 2,5 Millionen Jahren stand auf dem Speisezettel der Menschen alles, was sie sammeln oder fangen konnte. Das waren neben Wildpflanzen und Knollen, Nüssen, Samen, wild wachsenden Früchten und Beeren auch Tiere wie Insekten, Würmer und Larven, Reptilien und kleine Säugetiere. Tierisches Eiweiß in größeren Mengen stand dem Urmenschen nur dann zur Verfügung, wenn Raubtiere etwas von ihrer Beute übrig ließen.

Der Stoffwechseltyp des Nomaden

Vor 40 000 Jahren schließlich entwickelte sich mit dem Cro-Magnon-Mensch der Jäger und die Nahrung enthielt nun größere Mengen an Fleisch und auch Fisch. Die Ernährung war sehr vielseitig, eiweiß-, ballastoff- und vitalstoffreich. Im Dienste der Nahrungssuche war dieser Nomade viel auf den Beinen, auf der Jagd legte er pro Tag 20 bis 30 Kilometer zurück. So entwickelte sich eine Ausdauermuskulatur, die einerseits Nährstoffe speichern und andererseits Fett verbrennen konnte. An die regelmäßig auftretenden Notzeiten in kalten Wintern, Hitze- oder Dürreperioden passte sich der Stoffwechsel mit Fettsparmechanismen an, sodass er in guten Zeiten Fett einlagerte, um dies in mageren zu verbrennen.

Auch heute ist noch etwa ein Drittel der Bevölkerung vom Stoffwechseltyp her ein Nomade mit einem Stoffwechselrhythmus, der auf Bewegen, Essenspausen, Sattsein und eine spezifische Ernährungsweise aus viel Eiweiß, wenig Kohlenhydraten, reichlich Ballaststoffen und wenig Fetten ausgerichtet ist.

Der Stoffwechseltyp des Ackerbauern

Die Nomaden waren in körperlicher Hinsicht perfekt an die damaligen Lebensumstände angepasst. Doch sobald die umherziehenden Sippen größer wurden, gab es zunehmend Probleme mit dem stark schwankenden Nahrungsangebot, das zu einem Großteil vom Jagdglück abhängig war. Da der Mensch aber sehr lernfähig ist, entwickelte er eine neue Methode der Nahrungsmittelbeschaffung: Er erwarb die Fähigkeit des Ackerbaus, indem er lernte, dass es das ganze Jahr über etwas zu essen gab, solange er Getreide- und Grassamen sammelte und aussäte. Die Ernte wurde bevorratet, so musste keiner Hunger leiden in der kalten Jahreszeit oder wenn die Jagd glücklos war. Für den sesshaft werdenden Ackerbauern bedeutete das die Entwicklung hin zu einer höheren Zivilisationsstufe. Allerdings sollte der Stoffwechseltyp des Ackerbauern noch über 200 Generationen (5000 bis 10 000 Jahre) benötigen, um sich an die Gegebenheiten anzupassen, denn jetzt wurde der Körper mit stärkereichen Kohlenhydraten regelrecht geflutet. Beim genetischen Ackerbauertyp passten sich die Bauchspeicheldrüse wie auch die Insulin-Andockstellen an den Muskelzellen an das große Kohlenhydratangebot an. Der Körper des Ackerbauern kommt also auch mit größeren Zucker- und Stärkemengen klar. Im Gegensatz zum ausdauernden Nomaden lief der Ackerbauer auch nicht mehr weite Strecken zu Fuß. Seine Muskulatur passte sich neuen Arbeitsgegebenheiten an, die auf Kraftausübung beim Pflügen, Säen, Jäten und Ernten eingestellt war. Die Kraftmuskulatur verbrannte dabei die Energie aus den Kohlenhydraten. Heute sind es etwa zwei Drittel der westlichen Bevölkerung, die den genetischen Stoffwechseltyp des Ackerbauern aufweisen. Einen Test zur Bestimmung Ihres Stoffwechseltyps finden Sie auf S. 26.

WEIBLICHE HORMONTYPEN

Während Männer sich in Nomaden, Ackerbauern und Mischtypen unterscheiden und mit einer auf den jeweiligen Stoffwechseltyp abgestimmten Insulin-Trennkost sicher abnehmen können, gibt es bei Frauen noch feiner abgestimmte Unterschiede. Erst im Jahr 2008 konnte an der Universität von Minnesota nachgewiesen werden, dass die Gewichtszunahme von Frauen stark durch Hormone beeinflusst wird. Dafür sind bestimmte Stoffwechsel- aber auch Geschlechtshormone zuständig. Insofern differenzieren wir für Schlank im Schlaf die Stoffwechseltypen weiter aus, um es Frauen noch einfacher zu machen, mit einer typgerechten Insulin-Trennkost sicher abzunehmen.
Neben typisch weiblichen Lebensepisoden, die eine schleichende Gewichtszunahme begünstigen (Pubertät, Menstruation, PMS – Prämenstruelles Syndrom, Schwangerschaft und Stillzeit, die Wechseljahre und die Menopause) lassen sich drei genetische weibliche Hormontypen festmachen. Sie unterscheiden sich durch eine unterschiedliche Körperfettverteilung und eine mehr oder weniger starke Tendenz der Gewichtszunahme.

Welcher Typ sind Sie?

Die Geschlechtshormone bilden bei jedem Menschen den Hintergrund, vor dem die Stoffwechselhormone ihr Szenario entfalten. Weibliche Geschlechtshormone (Östrogen, Progesteron) wie auch männliche (Androgene) werden bei der Frau in den Eierstöcken (bei Männern in den Hoden) produziert und bei Frau und Mann in den Nebennierendrüsen. Dabei verändert sich die Produktion im Laufe des Lebens stark – auch im Verhältnis zueinander. Immer jedoch sind sie wichtige Verbündete des Insulins bei der Fettzellenmast. Insbesondere die Androgene regulieren das Körpergewicht sowie die Fettverteilung. Lagert sich das Fett eher um den Bauch (Apfel-Form), liegt dies an einem Überschuss männlicher Geschlechtshormone. Sorgt das Fett für runde Hüften und stärkere Oberschenkel, sind mehr Östrogene beteiligt (Birnen-Form). Denn unter dem Einfluss der Geschlechtshormone werden die mit der Nahrung aufgenommenen im Körper gebildeten Fette vom Insulin also von Körperregion zu Körperregion unterschiedlich verteilt.
Zu welchem der drei genetischen weiblichen Hormontypen Sie gehören, können Sie mit dem Test ab S. 28 feststellen.

Östrogen-Typ

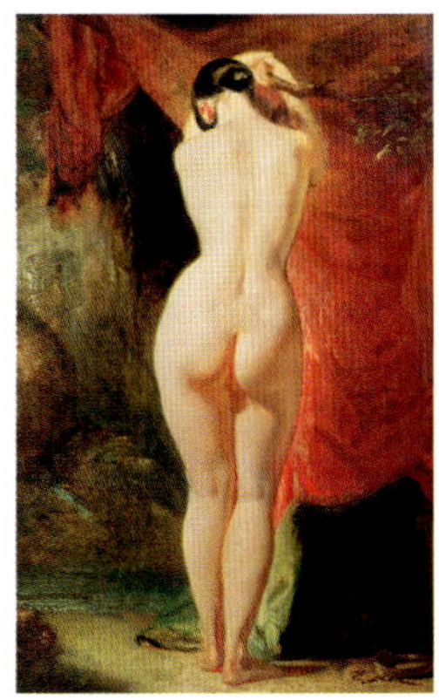

Östrogene nehmen eine Schlüsselstelle im weiblichen Hormonhaushalt ein. Sie steuern Fruchtbarkeit und Fortpflanzung, stabilisieren die Knochen, schützen vor Arteriosklerose, sie erhalten die Spannkraft der Haut, schützen das Gehirn sowie Herz und Blutgefäße und stärken das Immunsystem.
Typisch für die Östrogen-Frau:

Körperbau: Runde Hüften und ein runder Po, breites Becken und kräftige Oberschenkel, dabei eine schmale Taille und normalgroße Brüste. Fettverteilung: Birnen-Typ.

Stoffwechsel: Die Östrogen-Frau entspricht dem Stoffwechsel-Typ des Ackerbauern. Überschüssige Kohlenhydrate werden leicht zu Wärme verbrannt. Ungünstig für sie: Zu viel tierisches aber auch zu viel pflanzliches Fett machen sie dick. Denn der Stoffwechsel der Östrogen-Frau entsorgt jeden Fetttropfen aus der

Nahrung 1:1 in das Fettgewebe, da er auf Kohlenhydrat- und maßvollen Eiweiß- und Fettverbrauch eingestellt ist.

Die gute Nachricht: Selbst wenn die Östrogen-Frau ein paar Pfunde zulegt, birgt dies keine ernsthaften Gesundheitsrisiken in Richtung Stoffwechselstörungen und/oder Gefäßerkrankungen. Denn um die Taille herum sind diese gynoiden oder Birnen-Typen grundsätzlich eher schlank. 85 Prozent der Frauen gehören zu diesem feminin weiblichen Östrogen-Typ. Einziger Haken: Aufgrund der Veranlagung zu verstärkter Wassereinlagerung neigt das Bindegewebe dieser Frauen zu Zellulitis. Dem lässt sich allerdings mit gezielter Ernährung und Bewegung entgegensteuern. Ab etwa 40 muss auch die Östrogen-Frau darauf achten, ihren Bauch in Schach zu halten. Denn jetzt sinken die Östrogenspiegel-, und der Testosteronspiegel steigt relativ dazu, was zu einer verstärkten Bauchfettzunahme führt.

Gestagen-Typ

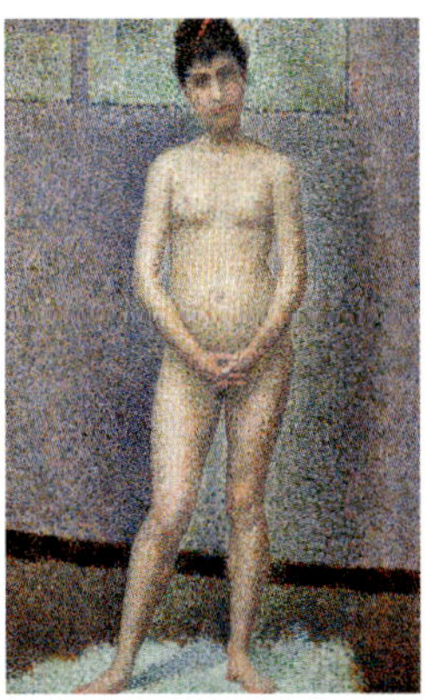

Gestagen ist während der zweiten weiblichen Zyklushälfte das dominie rende Hormon. Das Schwangerschafts- und Verhütungshormon wird in den Eierstöcken und bei Frauen und Männern in geringen Mengen in der Nebennierenrinde produziert. Aus ihm werden viele andere Hormone gebildet, wie z. B. Testosteron, Östrogen, Aldosteron und Cortisol. Gestagene, besonders das Progesteron, wirken auch als Nervenbotenstoff im Gehirn und ausgleichend auf die Stimmung und den Schlaf. Typisch für den Gestagen-Typ:

Körperbau: schmale Brust, schmale Taille, ebenso schmales Becken und schmaler Po sowie schlanke Oberschenkel.

Stoffwechsel: Die Gestagen-Frau entspricht dem Stoffwechsel-Typus des Nomaden. Sie stellt den figürlichen Mitteltyp zwischen dem Östrogen- und Testosteron-Typ dar. Ihre an Kohlenhydrate nicht angepasste Bauchspeicheldrüse reagiert entsprechend überempfindlich auf Kohlenhydrate in Form von erhöhtem Blutzucker, was die Fettspeicherung unterstützt.

Testosteron-Typ

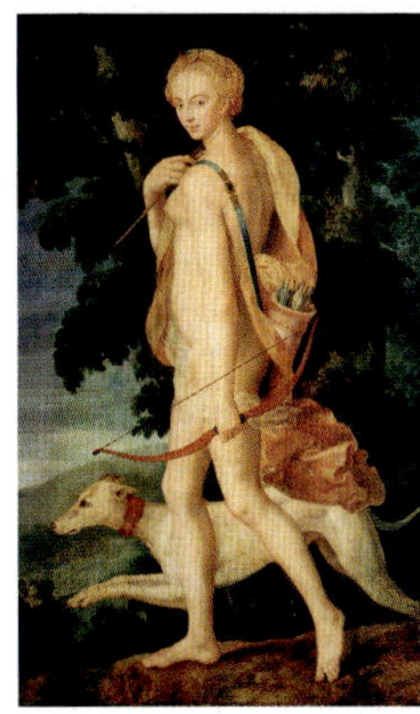

Im Stoffwechsel der Frau ist das männliche Geschlechtshormon also genauso wichtig wie Östrogen und Gestagen. Es regt die Bildung von Muskeln, Eiweißstrukturen im Körper und Knochenmaterial im Wachstumsalter an. Zudem senkt es den Cholesterinspiegel und schützt die Gefäße. Nicht zuletzt wirkt es auf die Ausbildung einer üppigen Haarpracht und anregend auf den Geschlechtstrieb (Libido). Typisch für die Testosteron-Frau:

Körperbau: Schmale Hüften, kaum Po und schlanke Oberschenkel, dabei eine rundliche Taille, Bauchansatz schon ab der Pubertät, ausgeprägte Schultern.

Stoffwechsel: Frauen vom Testosteron-Typ neigen zu einer ungünstigen Körperfettverteilung, die im Zweifelsfall ernsthafte Gesundheitsrisiken in Richtung Stoffwechselstörungen und/oder Gefäßerkrankungen birgt. Etwa 15 Prozent der Frauen gehören zu diesen weiblich-athletischen Typen.

EIN LEBEN, DAS UNS DICK MACHT

Wie schön wäre ein Lebensstil, der darin besteht, etwas für sich zu tun, sich gesund zu ernähren, aktiv zu sein, sich zu entspannen und das Leben zu genießen. Doch warum nur ist das so schwierig? Nehmen wir dazu die wichtigsten äußeren Faktoren unter die Lupe, die es uns so schwer machen, auf einen gesunden Lebensstil umzuschalten.

Dicke Fakten

Rangierte Übergewicht als gesundheitlicher Risikofaktor noch vor dreißig Jahren eher unter »ferner liefen«, hat es sich heute zur Volkskrankheit ausgewachsen. Mehr als die Hälfte der Deutschen ist zu dick und schafft es nicht, das Normalgewicht bis ins höhere Alter zu halten. Gemäß dem 12. Ernährungsbericht der Deutschen Gesellschaft für Ernährung e. V. (DGE) veröffentlicht im Januar 2013 haben 67 Prozent der Männer und 53 Prozent der Frauen Übergewicht, wobei 23 Prozent der Männer und 24 Prozent der Frauen adipös, also stark übergewichtig, sind. Damit bringen sieben von zehn Männern und fünf von zehn Frauen zu viel Gewicht auf die Waage.
Dabei wünscht sich eigentlich jeder Mensch ein gesundes und glückliches Leben.

Dick durch Stress

Viele Männer und Frauen leiden an Dauerstress im Alltag. Bei solcher ständiger Überbelastung herrscht im Körper ein Überschuss an Stresshormonen. Diese sorgen für eine verspannte Muskulatur, das Herz arbeitet auf Hochfrequenz, der Blutdruck bleibt auch im Ruhezustand erhöht. In Kombination mit einer nicht stoffwechselgerechten Ernährung ergibt das einen höchst ungesunden Mix. Denn Fett und Zucker werden unter Stress nur mangelhaft in Energie umgewandelt und stattdessen in den Depots im Bauch oder auf den Hüften verstaut.
So ist Erholung laut einer Studie des Psychologischen Instituts der Deutschen Sporthochschule in Köln keineswegs eine Luxusattitüde, sondern ein lebensnotwendiger Ausgleich für Körper und Seele. Werden körperliche und geistige Entspannung insbesondere in Stressphasen nicht ernst genommen, kann es zum Zusammenbruch kommen. Nicht zuletzt schwächt Stress auch das Immunsystem und macht anfälliger für Krankheiten. Erholungszeiten müssen daher genauso gewichtet werden wie andere Termine. Tipps für kleinere und größere Auszeiten finden Sie ab S. 84.

Dick durch **Schlafmangel**

Auf lange Sicht gesehen macht zu wenig Schlaf dick. Besonders für Viel- und Schichtarbeiter sowie Mütter von Babies, kleinen Kindern und spät heimkehrenden Teenagern stellt dies neben den natürlichen hormonellen Alterserscheinungen, die eine Gewichtszunahme begünstigen, ein Problem dar. Das Wachhalten bedingt anhaltend hohe Stresshormone (Adrenalin, Noradrenalin und Cortisol), die sich sonst in der Nacht ihrem naturgegebenen Tiefpunkt nähern könnten. Es zirkulieren permanent höhere Zucker- und Fettsäurespiegel im Kreislauf. Trotzdem treten mehr Hungergefühle auf. (Tipps für einen gesunden, schlank machenden Schlaf ab S. 89.)

Dick durch **Daueressen**

Ein weiterer gesellschaftlicher Faktor, der dick macht, ist die Verkettung von Wohlstand und Ernährung. Unsere Versorgung mit Essen und Trinken ist so gesichert wie nie zuvor, und in den Industriestaaten muss sich heute kaum jemand mehr Sorgen machen, ob, wann und wie er satt wird. Im Trend der Wohlstandsgesellschaft liegt außerdem eine mit Zucker, Fett und Zwischenmahlzeiten gespickte Ernährungsweise. Kombiniert mit einem Alltag, der vor allem sitzend absolviert wird, sorgt sie dafür, dass heute schon fünf Prozent der Menschheit so dick sind, dass sie laut WHO medizinischer Behandlung bedürfen.

Dick durch **Diäten**

Konventionelle Diäten sind, was das Abnehmen betrifft, meist der Anfang vom Ende. Denn sie zwingen – energiearm wie sie sind – den Körper, sein Notfall-Energiesparprogramm einzuschalten. Bei Schlank im Schlaf heißt es, wer abnehmen will, sollte essen – wie, darum dreht sich alles in diesem Buch. Wer neben der Qualität seiner Nahrungsmittel auch den Rhythmus seines Stoffwechsels im Auge behält und tagsüber aktiv ist, nimmt ab und bleibt dabei energiegeladen.

Dick durch **Dauersitzen**

Verdienten sich die meisten Menschen noch vor hundert Jahren mit körperlich anspruchsvollen Tätigkeiten ihr Brot, übernehmen heute Maschinen den aktiven Part in der Produktherstellung. Laut der Bewegungsstudie der Techniker Krankenkasse aus dem Jahr 2013 sitzt der Durchschnittsdeutsche jeden Tag sieben Stunden, jeder Vierte sogar täglich mehr als neun Stunden. Das ist Gift für unseren Körper, denn gesundheitlich geht es uns nur gut, wenn wir höchstens sechs Stunden tagsüber in dieser passiven Körperhaltung verbringen und ansonsten aktiv sind. Tatsächlich kommt mangelnde körperliche Bewegung als Krankheitsursache gleich nach dem Rauchen.
Wer sich zu wenig bewegt, stellt seinen Stoffwechsel ruhig, und es kommen Verschleißprozesse in Gang. Die Muskulatur lässt nach. Damit schwindet der Fettkiller Nummer eins im Körper. Dafür speichert der Organismus die durch die Nahrung aufgenommene Energie in Form von Fett.

ZEITBOMBE ÜBERGEWICHT

Dass ein paar Kilos zu viel das Seelenleben beeinträchtigen und bei jüngeren Frauen sogar nachgewiesenermaßen für depressive Verstimmungen sorgen, ist das eine. (Für Männern gilt das im Übrigen nicht: Ihre Toleranzschwelle für einen »Bauch« liegt deutlich höher als der von Frauen). Für beide Geschlechter gleichermaßen gilt, dass langjähriges Übergewicht als eigenständiger Risikofaktor für verschiedene Erkrankungen, darunter Brust- und Dickdarmkrebs, gilt.

Problematisch sind Fettpolster besonders, wenn sie sich im Bauch sammeln (viszerales Fett). Das betrifft in erster Linie Männer, bei den Frauen vor allem den Testosteron-Typ und allgemein alle Hormontypen nach den Wechseljahren in der Menopause. Die Fettzellen im Bauch und um die Taille haben es in sich. Sie sind aktiver als die im Unterhautgewebe (subkutanes Fett) an Beinen und Po. Aus ihnen schwemmen ständig freie Fettsäuren, Entzündungsstoffe und blutdruckerhöhende Stoffe ins Blut.

Fettzellen: wichtige Steuereinheiten

Dabei sind Fettzellen nicht per se schlecht, sondern haben – solange sich ihre Anzahl in einem verträglichen Rahmen bewegt – ihren biologischen Sinn als wichtige Steuereinheiten für viele Stoffwechselvorgänge. Sie beeinflussen die Funktionen des Gehirns, die der Leber, der Bauchspeicheldrüse und auch des Immunsystems.

Das Fettgewebe spielt eine sehr wichtige Rolle als Hormonproduzent und insbesondere bei Frauen auch bei der langfristigen Steuerung ihrer Fruchtbarkeit und ihres Energiehaushaltes. So setzt beispielsweise erst ab einer bestimmten Körperfettmasse die Pubertät ein. Bei jungen Frauen, die hungern müssen oder magersüchtig sind, setzt aus demselben Grund die Regelblutung aus. Ein wichtiges Stoffwechselhormon, das in Fettzellen gebildet wird, und über Hunger, Sättigung und Fruchtbarkeit bestimmt, ist Leptin (siehe auch S. 10).

So wird Bauchfett zum Hormonstörfall

Ein Erwachsener hat 40 bis 120 Milliarden Fettzellen, je nach Unterhautfettmenge und Bauchumfang. In jeder von ihnen steckt ein Öltropfen als Energiespeicher für schlechte Zeiten – und dazu Hormone, Boten- und Entzündungsstoffe (Leptin, Angotensin, Östrogen, Interleukine, Tumor-Nekrose-Faktor alpha) sowie viele weitere Substanzen, die im Fettgewebe hergestellt, aus Vorstufen zusammengesetzt oder hier umgebaut werden.
Über hundert der in den Fettzellen gebildeten Substanzen konnten Forscher bis jetzt identifizieren. Die Hauptaufgabe dieser Fettzellen (Adipozyten) ist es, immer weiter Fett zu speichern. So wachsen sie zu den größten Zellen des Körpers heran.

Solange das Verhältnis von Nährstoffaufnahme und -verbrauch stimmt, ist alles in Ordnung – die Fettzellen füllen sich auf und schmelzen wieder ein. Werden die Fettzellen jedoch im Übermaß mit Fettsäuren und Traubenzucker (aus Stärke oder Rohrzucker) unter Insulinüberschuss gefüttert, werden sie größer und größer und geben verschiedene Hormone in den Körper ab. Auf der Oberfläche der Adipozyten befinden sich zudem jede Menge Stellen (Rezeptoren) zum Andocken für verschiedenste Botenstoffe. Hormone wie Cortisol, Adrenalin, Insulin, Östrogen, Testosteron oder Blutdruck-Regulatoren wie Angiotensin finden dort die Schlösser oder starten von hier und regulieren so das Nachbargewebe oder den ganzen Organismus.

Die Fettzellen (Adipozyten) produzieren bei starkem Übergewicht besonders große Mengen an sogenannten Adipokinen. Diese sind in höherer Konzentration schädlich, können Entzündungen an den Gefäßwänden hervorrufen, die Wirkung von Insulin schwächen, die Auflösung von Thromben verhindern oder die Verengung von Gefäßen begünstigen. Zudem scheint es sich bei vielen Adipokinen um Botenstoffe zu handeln, mit deren Hilfe Fettzellen mit anderen Organen kommunizieren. Gerät dieses bei Normalgewichtigen fein ausbalancierte System von körperinternen Anweisungen aus dem Rahmen, dann steigt die Menge der Botenstoffe aus dem Fettgewebe an und bringt die Körpersignale durcheinander. Wenn dann eines Tages das Insulin an Muskel und Leber nicht mehr richtig wirkt, ist der Stoffwechsel ganz aus dem Ruder gelaufen. Eine Insulinresistenz ist entstanden (siehe auch S. 12).

So macht zu viel Fett krank

Wieso nun findet in den übermäßig vergrößerten Fettzellen diese Massenproduktion von Entzündungsstoffen (Adipokinen) statt – Tumor-Nekrose-Faktor alpha (TNF-a) und Interleukin-6 (IL-6) beispielsweise, aber auch sehr vieler weiterer. Das liegt daran, dass die Gesundheitspolizei des Körpers in Form von Fresszellen der Immunabwehr (Makrophagen) in das Fettgewebe eindringt. Das ist insofern bemerkenswert, weil die Fresszellen nicht nur Bakterien und andere Fremdkörper vernichten, sondern auch überladene und überalterte Fettzellen abbauen, und dies mittels Entzündungsstoffen wie TNF-a und IL-6.

Starkes Übergewicht führt damit zu einem Zustand chronischer Entzündung. Als wesentliche Ursache sieht man einen Sauerstoffmangel an, weil die immer größere Fettmasse nicht mehr an genügend sauerstofftransportierende Blutgefäße angeschlossen werden kann. Und damit nicht genug. Viele der Entzündungsstoffe aus den Fettzellen stehen unter dem dringenden Verdacht, selbst wieder Mitverursacher der Insulinresistenz zu sein.

Erste Symptome beachten

Dass Stimmungsschwankungen und Abgeschlagenheit unter Umständen mit dem Bauchumfang zusammenhängen, ahnen die wenigsten. Nehmen Sie solche Signale ernst, vor allem wenn Ihr Bauchumfang im kritischen Bereich liegt. Zu viel Fett um die Taille kann zu folgenreichen Beschwerden, Erkrankungen und Risiken führen, die man unter dem Begriff Metabolisches Syndrom zusammenfasst:

- Bluthochdruck
- Diabetes mellitus
- Arteriosklerose (entzündlicher Gefäßverschleiß)
- Herzinfarkt
- Schlaganfall (Gehirninfarkt)
- Muskelschmerzen (Fibromyalgie-Syndrom)
- Thrombose und Lungenembolie
- Gallensteine
- vorzeitiger Gelenkverschleiß (vor allen an Hüften und Knien)
- Gicht
- Fettstoffwechselstörungen
- Depressionen
- Fettleber bis zur fettbedingten Leberentzündung
- erhöhtes Tumorrisiko

Die gute Nachricht: Die Produktion von Entzündungsstoffen in den Fettzellen lässt sich unmittelbar dadurch bremsen, dass Sie stoffwechselgerecht essen und gezielt etwas für Ihren Hormonhaushalt tun. Lesen Sie dazu mehr auf den folgenden Seiten.

RICHTIG MASSNEHMEN

Jahrelang orientierte sich die Medizin bei der Ermittlung der Pfunde auf den Hüften hauptsächlich an zwei Formeln: dem Body-Mass-Index (BMI, oder Körpermasseindex) und dem Broca-Index (hierbei wird das Normalgewicht in Kilogramm aus Körpergröße in Zentimeter minus 100 errechnet, Frauen ziehen davon noch fünf bis zehn Prozent ab). Beide Bestimmungsmethoden sind nicht mehr zeitgemäß. Schließlich berücksichtigen sie nicht, wo sich die Polster am Körper angesammelt haben. Letztendlich setzt sich das Körpergewicht immer aus mehreren Faktoren zusammen: Da sind zum einen die schwerer wiegenden Muskeln, dann die Knochen (je nach Körperbau und Vererbung leichter oder schwerer) sowie das Fettgewebe, das sich, wie wir wissen, entweder vermehrt an harmlosen Körperregionen oder eben am Bauch findet.

BMI: der Body-Mass-Index

Der Body-Mass-Index ist ein Maß zur Bewertung des Körpergewichts eines Menschen.

Formel: Körpergewicht (in kg) geteilt durch Körpergröße (in m) im Quadrat (das heißt: 2 mal teilen durch die Körpergröße)

Beispiele: Ein Mann, 80 kg schwer und 1,80 m groß, hat einen BMI von 24,69 (80 kg : 1,80 m : 1,80 m = 24,69). Eine Frau mit 70 kg und 1,70 m Größe hat einen BMI von 24,22 (70 kg : 1,70 m : 1,70 m = 24,22 BMI.)

Ab einem Body-Mass-Index von über 25 sprechen Ernährungsmediziner von Übergewicht und ab einem BMI von 30 von Adipositas (Fettleibigkeit). Das ist zum Beispiel dann der Fall, wenn eine 1,70 Meter große Frau mehr wiegt als 85 Kilogramm oder wenn ein 1,80 Meter großer Mann mehr wiegt als 100 Kilogramm. Ab einem Ergebnis von 30 sollte deshalb eine ernährungsmedizinische Therapie erfolgen. Letztlich ist der BMI jedoch nur ein Orientierungsmaß, weil er durch die Formel »Gewicht : Größe im Quadrat« nicht zuverlässig aussagt, ob ein hoher BMI durch Muskelmasse hervorgerufen wird oder durch Fettmasse. Trotzdem ist

tipp

SO MESSEN SIE RICHTIG

Frauen mit einem regelmäßigen Menstruationszyklus sollten Ihren Taillenumfang am besten in der ersten Zyklushälfte messen. Denn zum Ende der zweiten Zyklushälfte leiden manche Frauen aufgrund des Progesteronabfalls am prämenstruellen Syndrom (PMS). Jetzt lagert sich im ganzen Körper und auch in der Bauchregion Flüssigkeit ein, die sich nach der Periode jedoch rasch wieder verflüchtigt, ein Messergebnis aber verfälschen könnte. Messen Sie Ihren Bauchumfang am besten morgens nach dem Aufstehen und dem Gang auf die Toilette. Stellen Sie sich aufrecht hin. Der Oberkörper ist frei.

Legen Sie jetzt ein Maßband zwischen Ihrem unteren Rippenbogen und dem Beckenkamm, also an der gewölbtesten Stelle Ihrer Taille an. Orientieren Sie sich bitte nicht am Bauchnabel, da dieser je nach Körperbau weiter oben oder weiter unten liegen kann.

Führen Sie nun das Maßband ganz gerade zwischen den genannten Punkten um Ihren Bauch herum. Ziehen Sie Ihren Bauch nicht ein und atmen Sie leicht aus, sodass sich das Zwerchfell etwas nach außen wölbt. Lesen Sie jetzt den Bauchumfang auf dem Maßband ab. Messen Sie nur einmal die Woche. So sehen Sie am deutlichsten, ob sich schon Trainingserfolge zeigen!

der BMI weiter nützlich: Bei der großen Mehrheit der übergewichtigen Bevölkerung, die nicht Leistungssportler oder Bodybuilder sind, ergibt die BMI-Zahl ungefähr die Fettmasse in Kilogramm. Dies gilt für Frauen bei einem BMI von 25 bis 30. Bei Männern und Frauen mit einem BMI von über 30 errechnet sich die Fettmasse aus BMI x 1,5. Genauen Aufschluss über die Verteilung von Muskeln und Fett gibt nur eine Bioimpedanzmessung. Sie wird in vielen Arztpraxen (z. B. in InsuLean-Praxen, siehe Kontakt S. 158) durchgeführt und auch in manchen Fitnessstudios (Liegendmessung). Bei mäßig Übergewichtigen tun es auch Körperfettwaagen, die allerdings zum Teil starke Schwankungen aufweisen.

Bauchumfangsmessung

Zuverlässiger als die Errechnung Ihres BMI ist die Messung Ihres Bauchumfangs – vor allem wenn es darum geht, ein Gesundheitsrisiko einzuschätzen oder die Motivation zu finden, endlich etwas für sich zu tun.

Bei Frauen gilt ein Wert von mehr als 96 Zentimetern Bauchumfang als gesundheitlich riskant für die spätere Entwicklung einer Zuckerkrankheit (Diabetes mellitus Typ 2) und Herz-Kreislauferkrankungen. Auch ein Wert zwischen 80 und 95 Zentimetern ist bedenklich. Ein leicht erhöhtes Risiko besteht bei 80 bis 87 Zentimetern. Unter 79 Zentimeter Bauchumfang besteht allenfalls ein gefühltes oder »kosmetisches« Übergewicht, das aber keinesfalls gesundheitsgefährdend ist. Bei Männern sind 94 bis 101 cm bedenklich, über 102 cm steigt das Risiko für Herz-Kreislauf-Erkrankungen erheblich an.

Die oben angegebenen Risikowerte des Bauchumfangs sind für jeden Erwachsenen verbindlich, da sich der Bauchumfang allein aus dem an den inneren Organen angelagerten Bauchfett errechnet. Dieses Bauchfett kann im Übrigen im Gegensatz zu dem Unterhautfett zwischen Bauchmuskulatur und Haut nicht operativ entfernt werden! Die einzige Maßnahme gegen zu viele Fettzellen im Bauchraum ist eine erhöhte Fettverbrennungsrate, die dafür sorgt, dass die unerwünschten Fettzellenansammlungen um die lebenswichtigen Stoffwechselorgane Leber, Nieren, Gallenblase, Dünndarm und Bauchspeicheldrüse sowie die um im Bauchraum verlaufende Hauptschlagader verschwinden.

Taille-Hüfte-Quotient (Waist-to-Hip-Ratio/WHR)

Gemessen wird im Stehen und unbekleidet zuerst der Hüftumfang in der Höhe des Beckens um den Po, dann der Umfang um die Taille. Danach teilt man den Wert des Taillenumfangs durch den Wert des Hüftumfangs. Bis zu einem Quotienten von 0,85 bei Frauen und 1 bei Männern ist das Verhältnis von Bauch und Hüfte aus medizinischer Sicht in Ordnung.

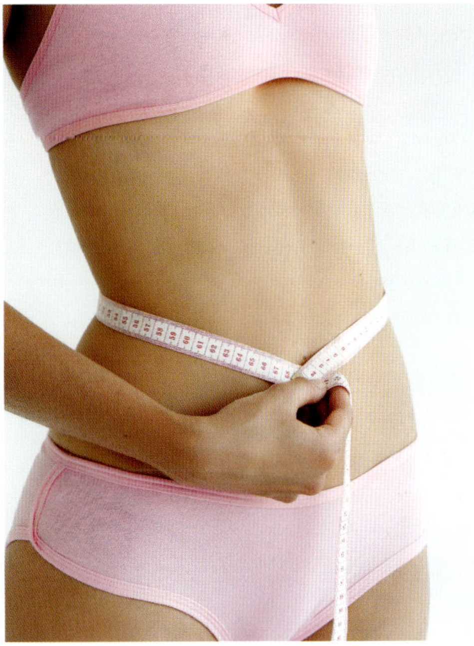

WELCHER STOFFWECHSELTYP SIND SIE?
TEST FÜR MÄNNER

Inzwischen drängt sich Ihnen sicherlich die Frage auf, zu welchem genetischen Stoffwechseltyp Sie gehören. Allerdings sind wir bisher vor allem auf die weiblichen Aspekte der Stoffwechseltypen eingegangen. Doch auch für Männer gilt es zu klären: Tragen Sie eher die Anlagen des Nomaden oder des Ackerbauern in sich? Oder sind Sie ein Mischtyp? Der folgende einfache Test hilft Ihnen, sich richtig einzuordnen und das entsprechende Insulin-Trennkost-Programm zu finden, mit dem Sie sicher abnehmen.

So geht's

Im ersten Schritt bewerten Sie sich selbst, wie Sie auf die Aufnahme von Kohlenhydraten in Ihren Mahlzeiten reagieren. Danach blättern Sie bitte auf S. 39 weiter, um Ihren Body-Mass-Index zu bestimmen. So finden Sie heraus, welche Kohlenhydratmengen Ihnen zukünftig guttun, denn bei Schlank im Schlaf sollen Sie auf Kohlenhydrate nicht verzichten. Im zweiten Schritt ordnen Sie sich je nach aktuellem Körpergewicht als normalgewichtigen oder übergewichtigen Nomaden oder Ackerbauern ein.

Wenn Sie sich als übergewichtig eingeordnet haben, schließen Sie unbedingt noch einem Gesundheitscheck bei Ihrem Hausarzt an. Er wird unter anderem den Nüchternblutzucker sowie Ihre Triglyzerid- und Cholesterinwerte im Blut (Fettstoffwechsel) bestimmen, den Blutdruck messen und Sie zu eventuellen Beschwerden befragen. Stimmen Sie Ihr Gesundheitsprogramm gegebenenfalls mit Ihrem Arzt ab.

Nomade oder Ackerbauer

Wenn Sie ausschließlich Kohlenhydrate verzehrt haben, wie beispielsweise Obst, Weißbrot, Süßigkeiten, Kekse oder Fruchtsaft, wie geht es Ihnen dann? Bitte kreuzen Sie an, welche Antwort Ihnen am ehesten entspricht.

Reaktion des Nomaden:

1. Ich habe schon kurze Zeit später wieder Lust auf Süßes. ○
2. Ich kann mich dann nur noch schlecht konzentrieren. ○
3. Ich fühle mich dann kraftlos und schwindlig, und meine Muskeln fühlen sich so an, als ob sie mich gleich nicht mehr tragen können. ○
4. Ich fühle mich unwohl, habe Schweißausbrüche und das Gefühl, dass mein Herz rast. ○

Reaktion des Ackerbauern:

1. Ich bemerke gar nichts und fühle mich längere Zeit gut gesättigt. ○
2. Auch die anderen genannten Symptome treten bei mir nicht auf. ○

Wenn Sie Kohlenhydrate mit tierischem Eiweiß (Mischkost), also Kartoffeln, Reis, Nudeln, Brot mit Ei, Fleisch, Fisch oder Milchprodukten gegessen haben, wie geht es Ihnen dann?

Reaktion des Nomaden:

1. Am nächsten Tag habe ich Wassereinlagerungen. ◯
2. Ich esse nur kleine Portionen davon oder gar nichts, weil ich mich sonst unwohl fühle und leichter schwitze. ◯

Reaktion des Ackerbauern:

1. Ich fühle mich nach dem Essen müde und kraftlos. ◯
2. Ich fühle mich nicht wirklich wohl, und meine Muskeln wollen mich nicht richtig tragen. ◯
3. Ich kann mich anschließend nicht mehr so gut konzentrieren. ◯

AUSWERTUNG

Sie sind ein Nomadentyp

Sie haben mehr Antworten zu diesem Stoffwechseltypen angekreuzt und gehören damit zu den Nomaden.

• Ihr auffällige Reaktion auf Kohlenhydrate lässt sich gut erklären. Durch die vielen Kohlenhydrate aus Zucker und Stärke, die zu schnell ins Blut aufgenommen werden, kommt es zu einer überschießenden Insulinreaktion. Diese führt zu einer Unterzuckerung, was zu den genannten Symptomen führt. Ihr stoffwechselgerechtes Ernährungsprogramm finden Sie auf S. 59.

Sie sind ein Ackerbauertyp

Sie haben sich überwiegend in den Aussagen dieses Typs gefunden und mehr Antworten zum Ackerbauern angekreuzt.

• Mit der Verwertung von Kohlenhydraten allein hat Ihr Körper kein Problem. Sobald diese aber mit tierischem Eiweiß kombiniert werden, muss Ihr Körper mehr Stoffwechselarbeit leisten und produziert hohe Insulinmengen. Als Folge erweitern sich die Blutgefäße im Bauchraum und Ihr Blutdruck sinkt ab, weshalb es zu den genannten Symptomen kommt. Ihr stoffwechselgerechtes Ernährungsprogramm finden Sie auf S. 60.

Sie sind ein Mischtyp

Sie sind nicht eindeutig einem der beiden Stoffwechseltypen zuzuordnen.

• Die meisten Menschen sind solche Mischtypen. Sie ernähren sich stoffwechselgerecht mit der Standard-Insulin-Trennkost (siehe S. 58).

WELCHER HORMONTYP SIND SIE?

TEST FÜR FRAUEN

Dieser Orientierungstest hilft Ihnen dabei, Ihren Hormontyp herauszufinden und somit auch zu identifizieren, mit welchem Insulin-Trennkost-Programm es Ihnen am besten gehen wird. Kreuzen Sie spontan die Aussagen an, die am ehesten auf Sie zutreffen.

1. Gemeinsame Mahlzeiten sind für mich wichtige Tagesrituale. (a)
2. Ich habe keine festen Essgewohnheiten im klassischen Sinn, feste Essenszeiten oder bestimmte Speisen betreffend. Also esse ich, wenn ich hungrig bin, manchmal auch Junk Food oder was eben so greifbar ist. (c)
3. Ich ernähre mich sehr bewusst, nehme aber nicht an allen Mahlzeiten meiner Familie teil. (b)
4. Ich könnte mir gut vorstellen, mich vegetarisch zu ernähren. (b)
5. Ich esse gerne Brot, Kartoffeln, Nudeln und Reis. Auch bei Süßigkeiten kann ich ganz schwer Nein sagen. (a)
6. Ich esse gerne und häufig Fleisch und/ oder Fisch. (c)
7. Ich frühstücke meist nicht und nehme mir dann im Büro eine Tasse Kaffee. (c)
8. Ich frühstücke mal üppig und mit viel Zeit und mal gar nicht. Das hängt ganz von meiner Tagesform ab. (b)
9. Ich esse morgens gerne und kann mir nicht vorstellen, auf mein Frühstück zu verzichten. (a)
10. Ich verwöhne mich immer mal wieder gerne zwischendurch mit kleinen Leckereien. (a)
11. Mein Abendritual mit einem Glas Bier/ einem Glas Wein hilft mir dabei, nach einem langen Tag zu entspannen. (c)
12. Ich bin beim Essen diszipliniert und achte sehr darauf, was ich wann zu mir nehme. (b)
13. Wenn ich mal Ärger mit jemand anderem habe, versuche ich, den Grund aus dem Weg zu räumen. Man kann ja über alles reden. (b)
14. Ich streite mich nicht gerne und versuche, Konflikte möglichst zu vermeiden. (a)
15. Emotionalität und gelegentlich auch mal ein Wutausbruch sind wichtig, um Dampf abzulassen. Ich halte nichts davon, Ärger zu unterdrücken. (c)

16. Ich bin ein kreativer Mensch und brauche einen gewissen Freiraum, um zu arbeiten und Neues zu entwerfen. (b)

17. Eine solide Ausbildung ist wichtig, ohne Zweifel. Wenn Kinder da sind, möchte ich aber lieber zu Hause bleiben und diese Aufgabe verantwortungsbewusst erfüllen. Dazu gehört für mich auch, dass ich meinem Partner den Rücken frei halte. (a)

18. Ich habe einen großen Verantwortungsbereich und bin sehr erfolgreich in dem, was ich tue. (c)

19. Ich bin sehr selbstständig, bei allem, was ich mache. (c)

20. Ich bin eher eine Einzelspielerin und gebe den Ball erst dann ab, wenn ich ein Team zur Durchführung eines Projekts benötige. (b)

21. Ich stehe nicht gerne im Mittelpunkt und dränge mich auch nicht gerne vor. (a)

22. Ich erledige meine Aufgaben und Pflichten so gut es geht. Wenn einmal etwas liegen bleibt, habe ich kein Problem damit. (a)

23. In meiner Arbeit bin ich genau und beständig, bis ein Projekt abgeschlossen ist. (b)

24. Ich habe keine Probleme damit, Vorträge zu halten oder im Mittelpunkt einer Gesellschaft zu stehen. (c)

25. Herausforderungen ziehen mich an. (c)

26. Mir ist es wichtig, dass ich im Leben gut vorankomme und die Ziele, die ich mir gesteckt habe, erreiche. (b)

27. Mir ist es wichtig, dass es allen um mich herum gut geht. (a)

28. Meine Familie ist das Wichtigste für mich im Leben. Oder: Ich möchte unbedingt eine Familie gründen. (a)

29. Familie ist wichtig. Sie ist aber nur ein Aspekt des Lebens. (c)

30. Familie und Beruf sind durchaus vereinbar, auch wenn es viel Disziplin und ein gewisses Organisationstalent erfordert. Ich möchte auf keines von beiden verzichten. (b)

31. Eine gute Paarbeziehung ist mir absolut wichtig im Leben. (a)

32. Ich brauche eine lebendige Beziehung. Wenn die Liebe geht, finde ich es besser, wenn man sich trennt und sich den Weg für eine neue Partnerschaft frei macht. (c)

33. Ich bin eine Romantikerin und glaube an die große Liebe. Wichtig ist mir aber auch der partnerschaftliche Aspekt einer Beziehung. (b)

34. Ich brauche morgens einige Zeit, um in die Gänge zu kommen. (b)

35. Ich bin ein absoluter Morgenmensch und nach dem Aufstehen fit. (c)

36. Ich schlafe sofort, nachdem ich mich hingelegt habe, ein und bin morgens in aller Regel gut gelaunt. a

37. Ich komme mit relativ wenig Schlaf aus. c

38. Ich schlafe gut und brauche aber mindestens acht Stunden Nachtruhe, um erholt zu sein. a

39. Ich komme während der Woche mit wenig Schlaf aus und ruhe mich dafür am Wochenende aus. c

40. Ich kann mich und meine Interessen gut zurücknehmen, wenn es der gemeinsamen Sache dient. Dadurch ziehe ich allerdings auch gelegentlich den Kürzeren. a

41. Ich kann mich und meine Interessen deutlich zum Ausdruck bringen, auch wenn ich mich damit gelegentlich unbeliebt mache. c

42. Ich kann meine Interessen gut zum Ausdruck bringen, allerdings drücke ich sie nicht um jeden Preis durch. b

43. Ich achte auf meine Gesundheit und gehe regelmäßig zu allen notwendigen Vorsorgeuntersuchungen. b

44. Wenn ich krank bin, sehe ich zu, dass ich so rasch wie möglich wieder auf die Beine komme. Wozu gibt es Medikamente? c

45. Wenn ich krank bin, greife ich auch mal zu naturheilkundlichen Maßnahmen. a

46. Ich habe gelegentlich Phasen von Niedergeschlagenheit oder Depressionen, in denen es mir an Lebensmut fehlt. b

47. Stresssituationen machen mir Angst. Ich fühle mich dann oft ohnmächtig und hilflos. a

48. Es gibt Phasen, in denen ich mich ziemlich ausgebrannt fühle. In der Regel schaffe ich es aber, mich wieder aufzuraffen und weiterzumachen. c

49. Auszeiten sind wichtig, damit es mir gut geht. Ich sorge gut für meine Work-Life-Balance. b

50. In meiner Freizeit unternehme ich am liebsten etwas mit meiner Familie oder guten Freunden. a

51. Auszeiten sind so ein Thema, ich nehme sie mir sicher zu wenig. Das ist bei meinem Arbeitspensum allerdings auch kaum möglich. c

52. Wenn ich krank bin, bin ich krank. Das ist kein großes Drama, ich ruhe mich ein paar Tage aus und mache erst wieder weiter, wenn ich auf den Beinen bin. b

53. Wenn ich krank bin, sehe ich trotzdem zu, dass ich meine Arbeiten erledige. Ich bleibe erst zu Hause, wenn es gar nicht mehr anders geht. c

54. Krankheit ist immer ein Signal, dass man eine Auszeit braucht. Ich sehe zu, dass es gar nicht erst so weit kommt. a

55. Ich bewege mich wohl etwas zu wenig, weil mich der Alltag und meine Familie so sehr fordern. a

56. An Sport finde ich gut, dass Bewegung sich so positiv auf die Gesundheit auswirkt. b

57. Bewegung tut mir gut, aber nur, wenn ich mich richtig auspowern kann. c

58. Ich kann mir Sport in einer Gruppe mit netten, sympathischen Menschen gut vorstellen. Allerdings mag ich keine besonders schweißtreibenden Bewegungsarten. a

59. Beim Sport kann ich optimal abschalten und runterkommen. c

60. Ich mag Sportarten wie Yoga oder Tai Chi, die zum einen für mehr Beweglichkeit, zum anderen für Entspannung sorgen. b

61. Wenn ich mir frei nehme, kann ich wunderbar abschalten. Ich schlafe aus, lese vielleicht etwas und ruhe mich einfach aus. a

62. Eine Entspannungstechnik, wie beispielsweise Yoga, Autogenes Training oder Tai Chi beherrsche ich nicht, und ich kann mir das für mich auch nicht vorstellen. c

63. Ich fühle mich oft erschöpft und von meinen vielen Alltagsbelastungen überfordert. b

64. Ich habe eine glatte, feste Haut und neige zu Hautunreinheiten. c

65. Ich habe eine eher weiche und glatte Haut mit samtigem Teint. a

66. Ich neige zu Fältchen und Krähenfüßen und habe eine trockene, empfindliche Haut. b

67. Ich habe seidiges, jedoch nur wenig fülliges Haar. b

68. Ich habe kräftiges Haar und neige auch ein wenig zu Damenbart. c

69. Ich habe volles Haar, bin am Körper aber eher wenig behaart. a

70. Ich neige zu Wassereinlagerungen an Fingern und Füßen sowie zu Zellulitis an den Oberschenkeln und am Po. a

71. Ich neige zu Besenreisern und Krampfadern. b

72. Ich neige zu einer eher stärkeren Körperbehaarung (z. B. an den Beinen und Armen). c

73. Mein Monatszyklus ist regelmäßig. a

74. Mein Monatszyklus ist immer recht regelmäßig. Er setzte aber später (mit 13/14 Jahren) ein und setzte auch recht früh wieder aus (mit 39 – 45 Jahren). b

75. Mein Monatszyklus war besonders als Teenager oft unregelmäßig. Mit der Pille war es dann kein Problem mehr. c

76. So würde ich meine Figur beschreiben:

- Schlank und eher gleichmäßig von oben bis unten proportioniert. Weder der Brustkorb noch das Becken sind besonders ausladend. **b**
- Schlank und eher eckiger Oberkörper mit starken Muskeln und Neigung zum Bauchansatz Durch Sport setze ich rasch Muskeln an – was ich gar nicht möchte. **c**
- Ausgeglichen, mit einer schmalen Taille und rundlich im unteren Beckenbereich. Ich hätte gern weniger Po-Umfang. **a**

77. Meine BH-Größe:

- 75 B **a**
- 70 – 80 (oder mehr) B, C oder D **c**
- 65 – 70 A oder B **b**

78. Meine Taille

- war und ist sehr schlank (60 – 80 cm). **a**
- ist nur leicht ausgeprägt. **b**
- … habe nie eine gehabt (90 – 100 cm). **c**

79. Mein Becken

- ist rundlich und eher breit angelegt. **a**
- ist nicht so breit und im Vergleich zur Taille nur wenig ausladend. **b**
- ist eher schmal, bei recht kleinem Po (passt gut in Jeans). **c**

80. Meine Schultern

- sind eher schmal mit schlanker Silhouette. **b**
- sind rund mit sanften Konturen. **a**
- sind kräftig und eher muskulös eckig, ich kann kräftig zupacken. **c**

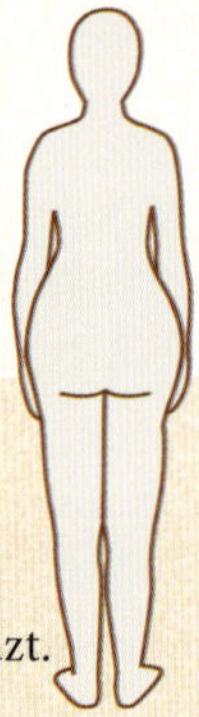

AUSWERTUNG

Östrogen-Typ
Die Fürsorgliche

Sie haben am meisten **a** angekreuzt.

- **Körperbau:** »Sanduhr-Figur«, gynoide Fettverteilung (Birnenform); schmaler Oberkörper, schlanke Taille dafür aber überproportional ausladende Hüften, kräftige Oberschenkel
- **Haut:** glatt und rosig, festes Bindegewebe
- **Haar:** voll und kräftig
- **Knochenbau:** eher zierlich, nicht so hoch gewachsen
- **Gesundheit:** gut, robust, die ideale Mutter
- **Gewichtsfalle:** Wassereinlagerungen vor der Menstruation, Zellulitis.
- **Was für Sie wichtig ist:** Muskelaufbautraining, Alltagsaktivitäten, Hormon-Yoga, Ernährung aus reichlich Kohlenhydraten, mittags weniger tierisches Eiweiß und Fett
- **Ihr Schlank-im-Schlaf-Programm:** Insulin-Standard-Trennkost (siehe S. 58) plus Muskelaufbautraining, Yoga, Entspannungstraining (siehe S. 66 ff.)

Gestagen-Typ
Die Ehrgeizige

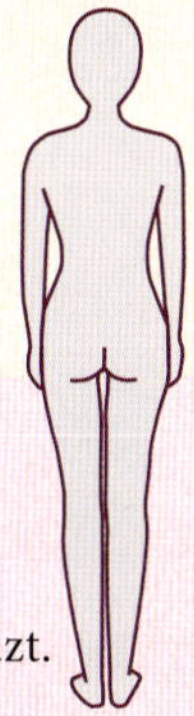

Sie haben am meisten **b** angekreuzt.

- Körperbau: eher schmaler Mitteltyp zwischen Östrogen- und Testosteron-Typ; schmale Taille, kleiner bis mittelgroßer Busen, schmale bis mittelbreite Schultern, schmaleres Becken, eher schlanke Oberschenkel

- Haut: trocken, empfindlich, Akne-Neigung in der Pubertät

- Haar: fein, dünn

- Knochenbau: oft langgliedrig, hoch gewachsen; Sie gehörten in Ihrer Kindheit und Jugend zu den Größten in der Klasse

- Gesundheit: sensibel, eher infektanfällig

- Gewichtsfalle: Kohlenhydrate zwischendurch, auch in Form von Obst, Fruchtjoghurt, Smoothies und Säften, zu wenig Bewegung

- Was für Sie wichtig ist: Ausdauertraining, Hormon-Yoga, Ernährung aus wenig Kohlenhydraten und Fett und reichlich hochwertigem Eiweiß

- Ihr Schlank-im-Schlaf-Programm: Insulin-Trennkost mit mittags wenig Kohlenhydraten (siehe S. 59), Ausdauertraining/Yoga/Entspannungstraining (siehe S. 66 ff.)

Testosteron-Typ
Die Unabhängige

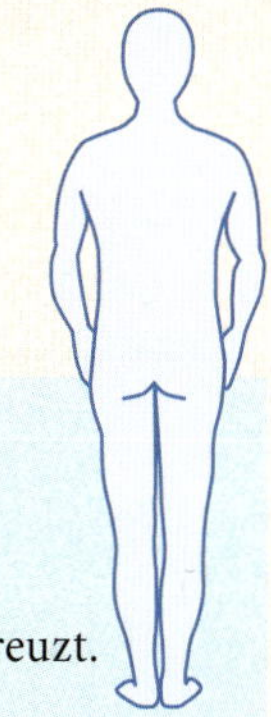

Sie haben am meisten **c** angekreuzt.

- Körperbau: athletisch, breite Schultern, großer Busen, wenig ausgeprägte Taille, schmales Becken und kaum Po, lange, schlanke Beine

- Haut: unreine oder Mischhaut, eventuell Neigung zu Pubertätsakne

- Haar: voll, kräftig

- Knochenbau: stark

- Gesundheit: starkes Immunsystem, aber Neigung zu Bluthochdruck, Arteriosklerose und Typ-2-Diabetes

- Gewichtsfalle: hohe Insulinspiegel durch Mischkost. (Bei einer Gewichtszunahme etwa in Folge von regelmäßigem Krafttraining handelt es sich oft um die Zunahme von Muskelmasse. Dabei wird Körperfett gegen Muskelmasse ausgetauscht. Sichtbar ist dies an einer deutlichen Abnahme des Bauchfetts.)

- Was für Sie wichtig ist: Ausdauer- und Muskelaufbautraining, Hormon-Yoga, eiweißbetonte Ernährung

- Ihr Schlank-im-Schlaf-Programm: Turbo-Insulin-Trennkost, mittags kaum/keine Kohlenhydrate (siehe S. 59), Ausdauertraining/Yoga/Entspannungstraining (siehe S. 66 ff.)

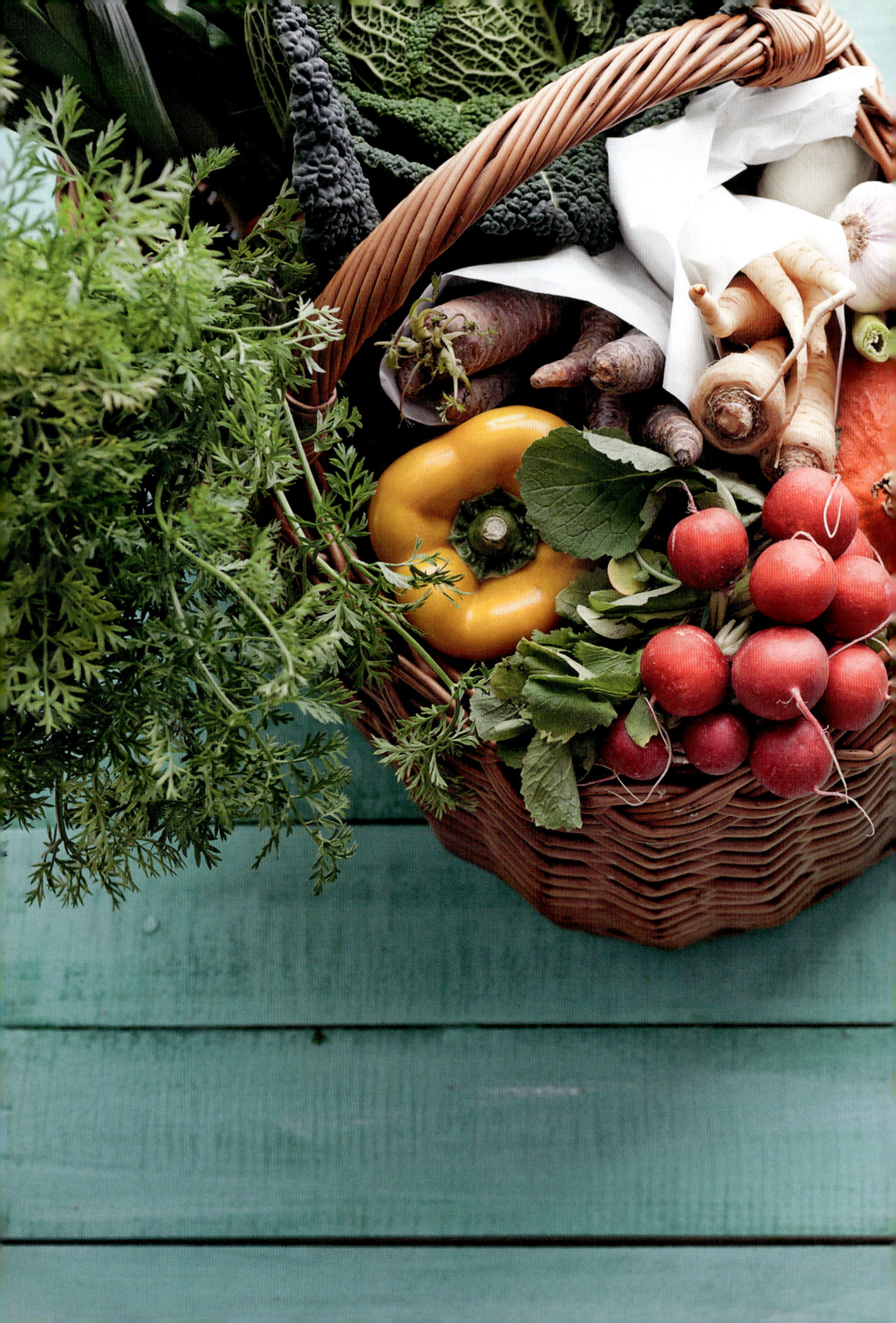

ESSEN UND ABNEHMEN

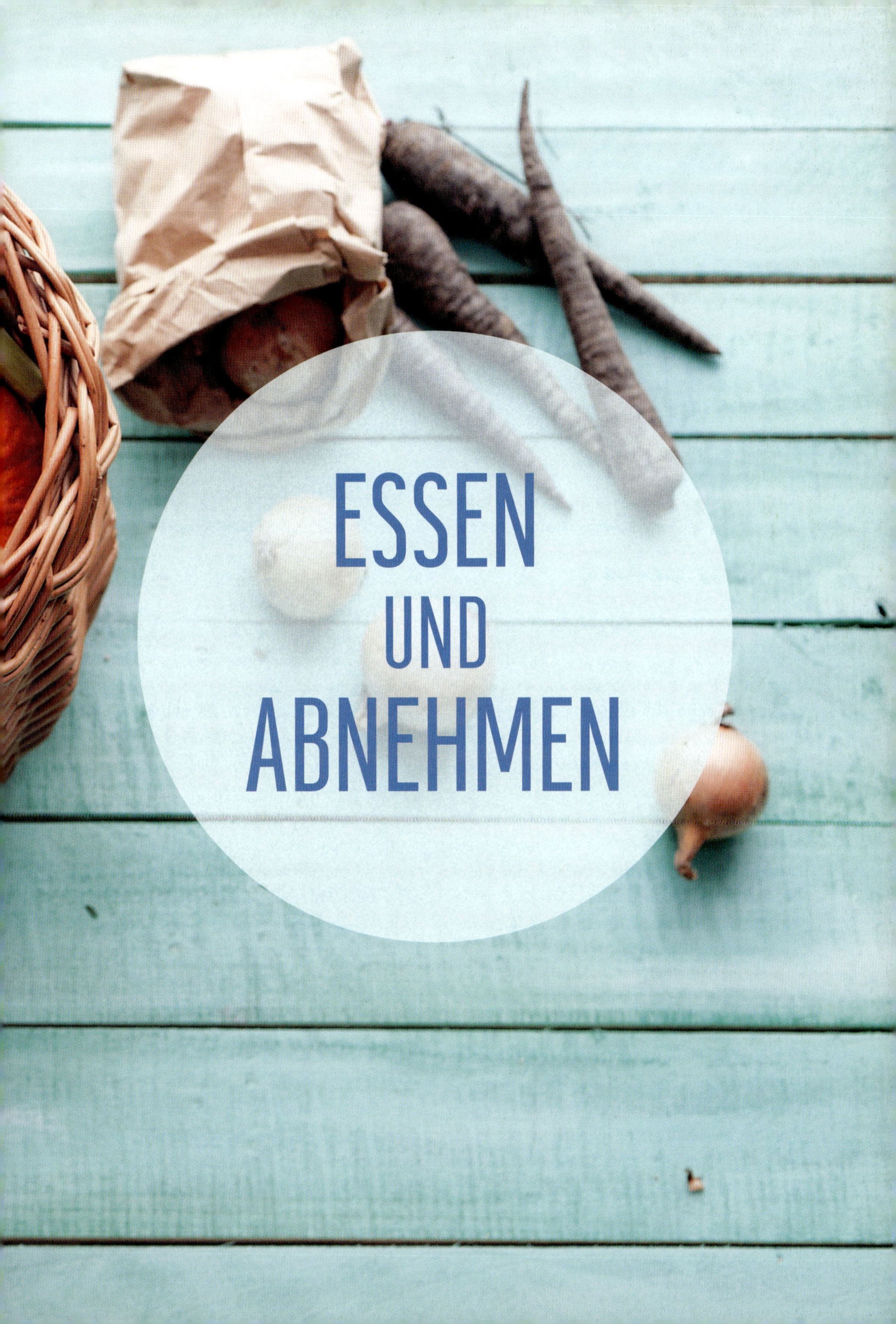

BASIS-ERNÄHRUNGS-KNOW-HOW

Alle Prozesse in unserem Körper benötigen Tag und Nacht Energie – uns bewusste wie Gehen, Laufen oder einen Einkaufskorb schleppen ebenso wie uns unbewusste wie Atmung, Herzschlag, Wachstum, die Neubildung von Geweben, Verdauung und vieles mehr. Durch Essen und Trinken versorgen wir uns mit dieser Energie. Dabei müssen bestimmte sogenannte Makronährstoffe in unseren Mahlzeiten stecken: das sind Kohlenhydrate, Fette und Eiweiß. Bei ihrem Abbau entstehen Energie und Grundbausteine des Körpers.

Damit alle Bausteine optimal verwertet werden können und der Stoffwechsel reibungslos funktioniert, ist ein Verhältnis von 45 bis 55 Energie-Prozent aus Kohlenhydraten, 30 bis 35 Energie-Prozent aus Fett und 20 bis 25 Energie-Prozent aus Eiweiß täglich ideal.

MASS FÜR MASS

Der Energiegehalt der unterschiedlichen Nährstoffe wird in Kilojoule (kJ) oder Kilokalorien (kcal) angegeben. Am gängigsten ist die Angabe des Energiegehalts der Nahrung in Kilokalorien. Man kann aber umrechnen: 1 Kilokalorie sind 4,184 Kilojoule.

Jeder Makronährstoff hat einen unterschiedlichen Energiegehalt:

- 1 Gramm Fett entspricht 9 kcal.
- 1 Gramm Kohlenhydrate entspricht 4 kcal.
- 1 Gramm Eiweiß entspricht 4 kcal.
- 1 Gramm Alkohol entspricht rund 7 kcal.

Der Körper kann die in der Nahrung enthaltene Energie nie vollständig verwerten. Etwa 5 – 10 Prozent scheidet man aus. Vor allem Proteine werden nicht gänzlich verwertet, sofern man nicht aktiven Kraftsport betreibt.

IHR ENERGIEBEDARF

Der Energiebedarf eines Körpers hängt von vielen verschiedenen Faktoren ab. Es spielen unter anderem Alter, Geschlecht, der Gesundheitszustand, das Klima, in dem man lebt, und der Schweregrad der Arbeit eine Rolle. Insofern hat jeder von uns einen individuellen Energiebedarf. Der gesamte Energiebedarf des Menschen setzt sich zusammen aus Grundumsatz, Leistungsumsatz und Wärmebildung.

Grundumsatz

Der Grundumsatz (GU) gibt die Energiemenge an, die der Körper mindestens braucht, um alle lebenswichtigen Körperfunktionen wie Atmung oder Herzschlag aufrechtzuerhalten. Er entspricht dem Energieverbrauch eines Menschen zwölf Stunden nach der letzten Nahrungsaufnahme bei körperlicher sowie geistiger Ruhe und einer konstanten Umgebungstemperatur von 20 bis 28 Grad Celsius.

Leistungsumsatz

Der Leistungsumsatz (LU) entspricht der Energiemenge, die der Organismus für alle körperlichen Aktivitäten und Muskelbewegungen sowie die Neubildung von Geweben braucht.

Wärmebildung

Ebenfalls Energie verbraucht der Körper bei der Wärmebildung (Thermogenese). Sie wird von zwei Faktoren beeinflusst: der Nahrungsaufnahme und der Umgebungstemperatur. Wenn Sie etwas essen, verbraucht Ihr Körper einen Teil der Energie, um die aufgenommenen Nährstoffe in die Zellen zu transportieren und dort ab- und umzubauen. Dieser erhöhte Energieverbrauch zeigt sich in Form von Wärme. Bei Kälte etwa produziert der Organismus unter Verbrauch von Fett Wärme im braunen Fettgewebe oder durch Muskelzittern.

WIE VIELE KALORIEN BRAUCHE ICH BEI SCHLANK IM SCHLAF?

Zur Berechnung der Kalorienmenge, die Sie pro Tag zu sich nehmen sollten, um sicher abzunehmen, gibt es eine Formel:

- 1 kcal pro Kilogramm Gewicht pro jede Stunde des Tages, also Ihr Gewicht mal 24

- plus den »physical activity level« (Energiebedarf für alle Alltagsbewegungen in Haushalt oder Büro ohne Sport). Er beträgt 20 Prozent des Grundumsatzes.

Beispiele: Eine 70 kg schwere Frau hat demnach einen Grundumsatz von 70 x 24 x 0,9 (diesen letzten Wert multipliziert man aufgrund der geringeren Muskelmasse der Frau). Macht 1512 kcal pro Tag. Zuzüglich 20 Prozent Aktivitätskalorien (= 302 kcal), ergeben sich 1814 kcal. Bei einem 80 kg schweren Mann entfällt das »mal 0,9«. Man rechnet 80 x 24 = 1920 plus 20 Prozent Aktivitätskalorien (= 384 kcal), macht 2304 kcal. Dieselbe Rechnung ergibt bei einem 100 kg schweren Mann 2880 kcal.

Wollen Sie Ihr Wunschgewicht erreichen, sollten Sie sich an diese Kalorienzahl halten. Wird es schwierig, damit abzunehmen, sparen Sie die Aktivitätskalorien und lassen die 20 Prozent Zuschlag weg – oder Sie schaffen es, sich jeden Tag ausreichend zu bewegen. Tipps für Alltagsaktivitäten, die den Grundumsatz erhöhen, und leichten Sport finden Sie ab S. 64. Idealerweise entsteht mit diesem Konzept ein Energiedefizit, und der Körper muss die entstandene Energielücke aus dem Speicherfett decken. Die Energielücke entsteht bei der Schlank-im-Schlaf-Ernährung schon durch das Weglassen der Kohlenhydrate am Abend.

info

KALORIENBEDARF BEI ÜBERGEWICHT

Bei starkem Übergewicht ergibt sich durch die Grundumsatz-Formel eine sehr hohe Kalorienmenge. Eine 1,70 m große und 100 kg schwere Frau mit einem BMI von 34,6 dürfte dann rund 2600 Kilokalorien essen. Ein 1,80 m großer Mann mit 120 kg Gewicht (BMI 37) käme auf 3456 kcal. Bei hohen Insulinspiegeln würde er dabei jedoch vermutlich nicht abnehmen.
Hier hilft ein einfacher Trick: Berechnen Sie den Kalorienbedarf für Ihr Normalgewicht mit einem Ziel-BMI von 25. Dabei hilft die Formel: Körpergröße x Körpergröße x 25 = Normalgewicht. Beim obigen Beispiel des 1,80 m großen Mannes sind das 1,80 m x 1,80 m x 25 gleich 81 kg. Mal 24 ergibt das 1944 kcal. Plus Bewegung, bewertet mit 388 kcal, ergeben sich insgesamt 2332 kcal. Die Essensmengen sind also immer noch beträchtlich: z. B. morgens 4 Brötchen, mittags 8 Kartoffeln.

KOHLENHYDRATE, DER SUPER-TREIBSTOFF

Kohlenhydrate spielen in unserer heutigen Ernährung eine zentrale Rolle. Zu dieser großen Nährstoffgruppe zählen alle Arten von Zucker und Stärke sowie die Ballaststoffe in unserer Nahrung. Kohlenhydrate übernehmen verschiedene Funktionen im Körper:

- Treibstoff: Das Gehirn und die roten Blutkörperchen (Erythrozyten) decken ihren Energiebedarf in erster Linie aus Glukose (Traubenzucker). Andere Organe können auch Fettsäuren aus den Speichern als Energiequelle anzapfen.

- Stützfunktion: Komplexe Kohlenhydrate, etwa aus Getreideflocken, Sojaprodukten, Obst und Gemüse, sind Bestandteile von Knochen, Sehnen und Bindegewebe (z. B. Glukosamine).

- Reserve: In Form von Glykogen werden Kohlenhydrate in der Leber (100 bis 110 g) und in der Muskulatur (250 g) gespeichert. Bei Bedarf (z. B. Alltagsbewegung oder nachts im Schlaf) kann hieraus sehr schnell Energie bereitgestellt werden.

- Sonderfunktionen: Kohlenhydrate sind Bestandteile von Blutgruppensubstanzen und gerinnungshemmenden Stoffen.

- Wasser- und Elektrolythaushalt: Kohlenhydrate sind wichtig zur Aufrechterhaltung des Wasser- und Elektrolythaushalts.

- Eiweißsparende Funktion: Jeder Nährstoff hat bestimmte Funktionen. Beschränkt können sie auch gegeneinander ausgetauscht werden. Bei Kohlenhydratmangel übernehmen Proteine bestimmte Aufgaben der Zucker, können im Gegenzug aber nicht für ihre eigentlichen Funktionen im Stoffwechsel genutzt werden.

Alle Kohlenhydratearten auf einen Blick

Unterteilt wird die Gruppe der Kohlenhydrate nach der Anzahl ihrer Zuckerbausteine. Es gibt Einfachzucker (Monosaccharide), Zweifachzucker (Disaccharide) und Vielfachzucker (Oligo- und Polysaccharide). Bei Polysacchariden unterscheidet man verdauliche und unverdauliche.

Monosaccharide

- Glukose (Traubenzucker in Obst und Süßigkeiten)
- Fruktose (Fruchtzucker in Obst)
- Galaktose (Bestandteil des Milchzuckers)

Im Gegensatz zu Glukose lassen Fruktose und Galaktose den Blutzuckerspiegel nur geringfügig ansteigen.

Disaccharide

- Saccharose (= Glukose + Fruktose, Rohr- und Rübenzucker, Haushaltszucker, z. B. in Süßigkeiten, süßen Getränken und in Mahlzeiten, die wir mit Zucker süßen)
- Laktose (= Glukose + Galaktose, Milchzucker in Milch, Süßigkeiten)
- Maltose (= Glukose + Glukose, Malzzucker in Bier, Süßigkeiten)

Oligosaccharide

- 3 bis 9 Einfachzucker (aus Hülsenfrüchten)

Polysaccharide (aus mindestens 10 Einfachzuckern)

- Stärke, das wichtigste Nahrungskohlenhydrat (in Weizen, Kartoffeln, Mais, Knollen- und Wurzelgemüse)
- Glykogen

- Inulin (aus Fruktosemolekülen in Topinambur, Schwarzwurzeln oder Pastinaken). Inulin kann nicht verdaut werden, gelangt also nicht ins Blut und wird im Darm zu wertvollen Fettsäuren umgebaut.
- Ballaststoffe, Cellulose oder Pektin (enthalten in Vollkorngetreide, Gemüse, Hülsenfrüchten und Obst)

Was den Unterschied ausmacht

Alle Kohlenhydrate werden in Form von Monosacchariden, also in ihre Einzelbausteine zerlegt, vom Dünndarm ins Blut aufgenommen und gelangen von hier aus in die Körperzellen. Einfachzucker, Disaccacharide und auch Stärke als Polysaccharid werden sehr schnell ins Blut aufgenommen und lassen den Insulinspiegel entsprechend in die Höhe schießen. Nur wenn sie noch in ihrer ursprünglichen Form in Cellulose eingebunden sind – wie in Vollkorn (Körnerbrot), kernigen Haferflocken, Naturreis oder Gemüse – gelangen sie langsamer ins Blut.
Die gleiche Verlangsamung erreicht man auch, wenn man z. B. eine gekochte Kartoffel auf Zimmertemperatur abkühlen lässt, weil sich dann resistente Stärke bildet. Man kann sie als Bratkartoffel mit Fett wieder erhitzen. Das Fett ist zusätzlich nützlich, weil es mit der Stärke eine Emulsion bildet mit niedrigerer Insulinantwort. Dasselbe gilt auch für Pommes frites, Croissants und Nudeln in Olivenöl (siehe die Grafik Lebensmittel und ihre Insulinreaktion, S. 61).

Insofern unterscheiden sich die Kohlenhydrate, indem einerseits durch Traubenzucker eine schnellere Energielieferung möglich ist, andererseits durch stärke- und ballaststoffreiche Lebensmittel ein höherer Sättigungsgrad erreicht wird. Aber: Der Insulinspiegel steigt nach jeder kohlenhydrathaltigen Mahlzeit an und blockiert vorübergehend den Fettstoffwechsel.

Bei Schlank im Schlaf stehen morgens und mittags Kohlenhydrate auf dem Programm. Welche Menge Sie pro Tag brauchen, um fit und leistungsfähig zu sein und gleichzeitig gut abzunehmen, berechnen Sie bitte mit dem nachfolgenden Kohlenhydraterechner.

info

KOHLENHYDRATE-RECHNER

Um Ihren individuellen Kohlenhydratebedarf festzustellen, berechnen Sie bitte zunächst Ihren BMI nach der Formel:

Körpergewicht (kg) geteilt durch
(Größe [m] mal Größe [m])

Frauen mit einem BMI unter 25 haben einen Bedarf von jeweils 75 g Kohlenhydraten fürs Frühstück und fürs Mittagessen.
Bei einem BMI über 25 liegt ihr Bedarf bei jeweils 100 g Kohlenhydraten zum Frühstück und Mittagessen.

Männer mit einem BMI unter 30 dürfen zum Frühstück und Mittagessen je 100 g Kohlenhydrate zu sich nehmen.
Bei einem BMI über 30 liegt ihr Bedarf bei jeweils 125 g.

Beispiel:

$$\frac{87\text{ kg}}{1{,}70\text{ m} \times 1{,}70\text{ m}} = 30{,}10\text{ BMI}$$

entspricht je 100 g Kohlenhydraten morgens und mittags für eine Frau bzw. 125 g Kohlenhydrate für einen Mann

LEISTUNGSFÄHIG DURCH KOHLENHYDRATE

Kohlenhydrate sind die bevorzugte Energiequelle für alle körperlichen und geistigen Leistungen. Denn alle Zucker (= die Einzelbausteine aller Kohlenhydrate) stellen eine besonders ökonomische Energiequelle für unseren Körper dar. Die Energieausbeute – bezogen auf den im Zellstoffwechsel verbrauchten Sauerstoff – ist bei den Kohlenhydraten besser als bei den Fetten. Leider ist die Speicherfähigkeit des Organismus für Kohlenhydrate (in Form von Glykogen) begrenzt. Die Glykogenspeicher in der Leber und der Muskulatur entleeren sich bei längerer körperlicher Belastung schnell. Das bedeutet, dass Sie Ihren Energiebedarf für die Aktivitäten des Tages zu einem großen Anteil aus den an diesem Tag verzehrten Mahlzeiten und insbesondere den darin enthaltenen Kohlenhydraten decken.

Die richtige Menge

Die Kohlenhydratmenge, die Sie pro Tag benötigen, errechnen Sie ganz einfach mit Hilfe des Kohlenhydratrechners (siehe Kasten S. 39).

Ist die Versorgung der Gewebe mit Kohlenhydraten größer, als die Menge, die Sie gerade verbrauchen, wird der Überschuss zuächst zum Auffüllen der Glykogenspeicher genutzt, und das, was dann immer noch übrig ist, als Depotfett in Bauch, Beinen und Po gespeichert.

Ein Mangel an Kohlenhydraten dagegen bewirkt, dass das Eiweiß aus der Nahrung zerlegt und dann zu Kohlenhydraten umgebaut wird, um die Energie für den Ablauf wichtiger Stoffwechselprozesse bereitzustellen. Es ist daher empfehlenswert, tagsüber ausreichend Kohlenhydrate aufzunehmen, um das wertvolle Protein für andere Funktionen z. B. für Aufbau- und Regenerationsprozesse im Körper zu sparen.

Die richtige Art

Der Großteil der Kohlenhydrate soll über stärkehaltige und ballaststoffreiche Lebensmittel aufgenommen werden. Dazu gehören (Vollkorn-) Getreide und daraus hergestellte Produkte wie Flocken, Brot, Nudeln, außerdem Kartoffeln, Obst und Gemüse. Diese Nahrungsmittel sind meist auch reich an lebensnotwendigen Vitaminen und Mineralstoffen. Zuckerreiche Fertigprodukte hingegen, wie etwa süßes Gebäck, Kekse, Schokoladenriegel, enthalten vielfach nur geringe Mengen weiterer Nährstoffe.

Die besonderen Kohlenhydrate

Neben den energieliefernden Kohlenhydraten gibt es noch eine besondere Art von Kohlenhydraten: die Ballaststoffe. Sie sind quasi unverdaulich, was mit ihrem Namen umschrieben werden soll. Ballaststoffe sind Faserstoffe und sie stecken ausschließlich in pflanzlichen Lebensmitteln. Obwohl wir sie nicht verdauen können, sind sie sehr wichtig und haben Wirkungen in verschiedenen Bereichen.

Ballaststoffe haben viele Funktionen

Zunächst beeinflussen sie alle Verdauungsprozesse: Weil Ballaststoffe bereits im Magen gut quellen, bewirken sie eine gute Sättigung. Weil die gequollenen Ballaststoffe die Beweglichkeit des Dickdarms steigern, wirken sie ausgleichend und normalisierend auf den Stuhlgang.

Ballaststoffe im Essen führen dazu, dass der Blutzucker- und Insulinspiegel nach einer Mahlzeit langsamer und gleichmäßiger ansteigt. Das liegt daran, dass sie die blutzuckersteigernden Kohlenhydrate im Speisebrei sozusagen verdünnen, denn die Ballaststoffe an sich liefern zwar Masse, sind aber selbst nicht verdaulich.

Doch Ballaststoffe können noch mehr: Sie binden im Darm Gallensäure (aus Cholesterin gebildet) und freies Cholesterin und transportie-

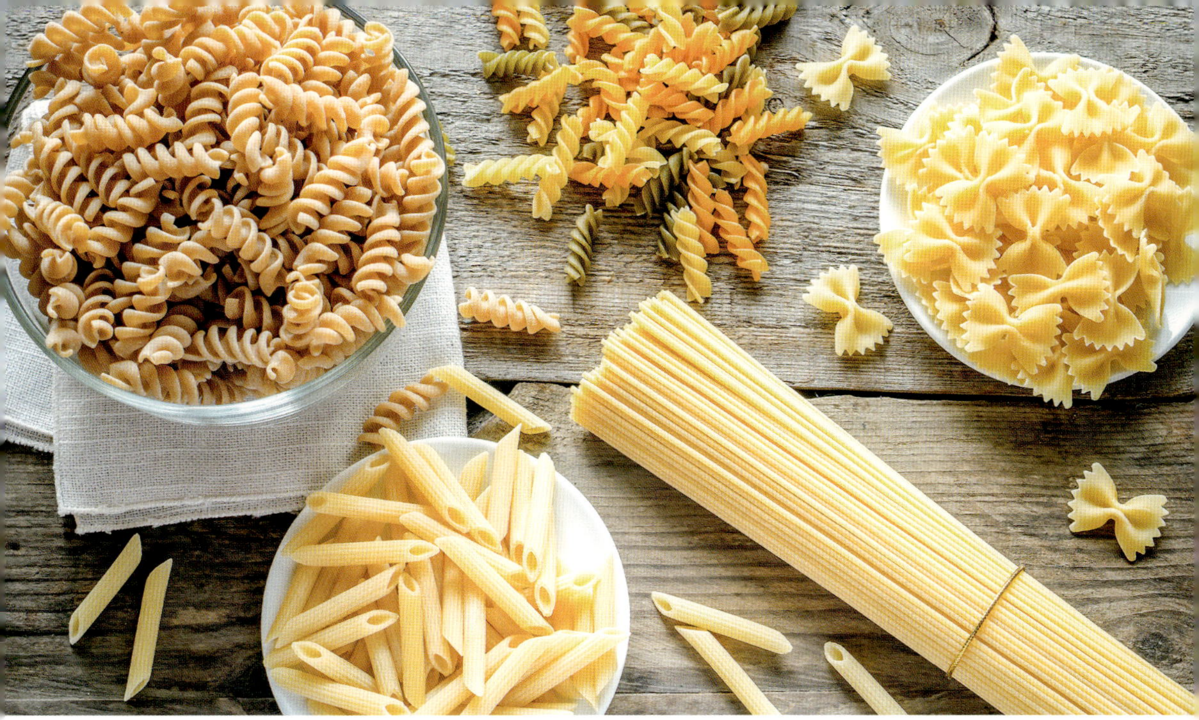

Nudeln sind gute Kohlenhydratlieferanten, in der Vollkornversion liefern sie neben Stärke auch gesunde Ballaststoffe.

ren es so aus dem Körper hinaus. Damit können Ballaststoffe dazu beitragen, den Cholesterinspiegel zu senken. Außerdem wird vermutet, dass Ballaststoffe, wenn sie in ausreichender Menge aufgenommen werden, vor Darmkrebs schützen können. Darüber hinaus nähren Ballaststoffe die Darmflora und helfen, sie gesund zu erhalten. Denn unsere Darmbakterien nutzen bestimmte Faserstoffe als Energiequelle. Bei dieser Verstoffwechselung entstehen für uns hilfreiche Stoffe, beispielsweise Milchsäure und Buttersäure. Diese schützen den Darm und damit auch das Immunsystem im Darm.

Welche Ballaststoffe es gibt

Der Großteil der Ballaststoffe sind Vielfachzucker. Grundsätzlich unterscheidet man zwischen zwei Arten:

- Unlösliche Ballaststoffe: Zu ihnen gehören Cellulose, Hemicellulose und Lignin. Wir nehmen sie vor allem aus Vollkornprodukten auf. Unlösliche Ballaststoffe besitzen ein großes Quellvermögen. Dies bewirkt durch die Quellung im Magen eine gute Sättigung und beschleunigt später die Darmtätigkeit.

- Lösliche Ballaststoffe: Sie stecken zum Beispiel in Apfelschalen (Pektin), Möhren, Kohl und in Haferkleie. Die positiven Wirkungen der löslichen Ballaststoffe liegen vor allem darin, dass sie Gallensäure binden und die Darmflora nähren.

Erwachsene, so empfiehlt die Deutsche Gesellschaft für Ernährung, sollten täglich etwa 30 Gramm Ballaststoffe aufnehmen. Beispiele für balaststoffliefernde Lebensmittel – angegeben ist die Ballaststoffmenge pro 100 Gramm: Vollkornbrot 3,9 Gramm, Vollkornnudeln, roh 5,8 Gramm, Naturreis, roh 2 Gramm, Maisgrieß 5 Gramm, Kiwi 2,9 Gramm, Apfel 2,3 Gramm, Birne 3,2 Gramm, Rosenkohl 7,7 Gramm, Paprikaschote 2,7 Gramm.

KÖSTLICH UND GESUND: FETTE

Es gibt kein Nahrungsmittel, das bezogen auf die Menge so viel speicherfähige Energie liefert wie Fett. Mit einem Energiegehalt von 9 Kilokalorien pro Gramm ist Fett der energiereichste Nahrungsträger. Kohlenhydrate und Eiweiß liefern nur knapp die Hälfte.

Trotzdem ist Fett nicht nur ein Energielieferant, sondern es hat noch viele weitere wichtige Aufgaben im Körper:

- Schutzfunktion: Fett umhüllt Organe wie Herz und Nieren mit einer Schutzschicht. Außerdem isoliert es den Körper gegen Kälte mit Fett unter der Haut.
- Aufnahme von Vitaminen: Fette ermöglichen die Aufnahme von fettlöslichen Vitaminen, wie z. B. Vitamin D, E, A und K.
- Geschmacksträger: Fett ist ein Geschmacksträger, weil es Aromen bindet.
- Energiespeicher: Überschüssiges Fett wird in nahezu unbegrenzter Menge gespeichert (über 100 kg sind möglich).
- Zellbaustoff: Essenzielle (lebensnotwendige Fettsäuren) sind für den Zellaufbau und vielfältige Stoffwechselvorgänge nötig. Außerdem ist Fett ein Ausgangsstoff für Vermittlerstoffe (Mediatoren) mit überwiegend entzündungsregulierenden Wirkungen, wie z. B. Prostaglandine, Thromboxane (Gewebshormone, die den Blutdruck und die Zusammenheftung von Thrombozyten beeinflussen) sowie Sexualhormone. Unser Gehirn besteht zu großen Teilen aus Fetten.
- Stoffwechsel: Fette spielen bei der Regulation des Blutzuckerspiegels eine wichtige Rolle. Sobald Sie kohlenhydrathaltige Lebensmittel mit Fetten oder Ölen (z. B. Pommes frites oder Spaghetti aglio e olio) verzehren, steigt der Blutzucker- wie der Insulinspiegel

ABNEHMHELFER FETT

Laut einer Studie der Universität Gießen lassen sich mittels ganz bestimmter Fettsäuren Fettpolster im Körper leichter abbauen. Das liegt an der sogenannten »dualen Lipidoxidation« – der an zwei Stellen parallel stattfindenden Fettverstoffwechselung.
Die Wissenschaftler stellten fest, dass eine Mischung aus Omega-3-Fettsäuren (z. B. aus dem Fett von Kaltwasserfischen) und MCT (mittelkettigen Triglyzeriden v. a. aus Kokosfett und Palmkernöl) die natürlichen Stoffwechselvorgänge in der Leber verstärkt. MCT-Fette gelangen vom Darm direkt in die Leber, und der Körper kann sie nicht als Speicherfett einlagern. Dass im Weiteren auch noch Pölsterchen-Fett eingeschmolzen werden kann, liegt daran, dass in jeder Leberzelle zwei »Kraftwerke« stecken, die das Fett verbrennen: Mitochondrien und Peroxisomen. Wenn beide gleichzeitig arbeiten, zapfen sie als Energiequelle Fettsäuren aus Speicherfett an. Um diesen Prozess dauerhaft aufrechtzuerhalten, braucht der Körper ständigen Nachschub an MCT und Omega-3-Fettsäuren. Die MCT erfüllen dabei den alleinigen Zweck, die Funktion der Mitochondrien anzukurbeln. Die Peroxisomen hingegen brauchen nur Omega-3-Fettsäuren. Sind beide Fette gleichzeitig in ausreichender Menge vorhanden, steigt die Abbaukapazität der Leber für körpereigene Fettsäuren aus dem Fettgewebe.
Neben der Fettschmelze am Körper sorgen die beiden gesunden Fettarten außerdem noch für bessere Blutwerte. Sowohl die Triglyzeride als auch das schlechte LDL-Cholesterin sinken: Das Risiko für Herz-Kreislauf-Erkrankungen nimmt ab.

langsamer an. Die Kohlenhydrate werden so langsamer gespalten, da gleichzeitig auch die Fette verdaut werden müssen.

Alle Fette auf einen Blick

Für unsere Gesundheit spielt nicht nur eine Rolle, wie viel Fett wir zu uns nehmen, sondern auch welche Fette. Laut einer neueren Studie wird die Unterscheidung in »gute« und »böse« Fettsäuren sogar aufgehoben. Ernährungswissenschaftler empfehlen auch beim Umgang mit Fetten Gelassenheit und einen allgemein entspannteren Umgang mit Essen. Bei der Schlank-im-Schlaf-Insulin-Trennkost nehmen Sie jeden Tag Fette in den verschiedensten Kombinationen zu sich, die Ihrem Stoffwechsel guttun.

FINGER WEG!

Ein Nebenprodukt der Fetthärtung sind Transfettsäuren. Sie stecken vor allem in einigen Margarinen, Backfetten und mit diesen Fetten hergestellten Produkten, wie z. B. Kartoffelchips, Blätterteig, Keksen und Fertiggerichten. Heute weiß man, dass Transfettsäuren das Risiko für Herz-Kreislauf-Erkrankungen und insbesondere koronare Herzleiden erhöhen. Dass ein Produkt möglicherweise Transfettsäuren enthält, erkennen Sie auf der Zutatenliste an der Bezeichnung: »pflanzliches Fett, teilweise gehärtet«.

Grundsätzlich unterscheidet man zwischen tierischen und pflanzlichen Fetten, die einfach oder komplex sein können, sowie je nach chemischer Zusammensetzung zwischen:

- Gesättigten Fettsäuren: Die wertvollen Energieträger findet man vor allem in tierischen Lebensmitteln wie Butter und Käse. Auch Kokosfett ist reich an gesättigten Fettsäuren.
- Einfach ungesättigten Fettsäuren: Ölsäure ist reichlich in Olivenöl enthalten.
- Mehrfach ungesättigten Fettsäuren: Sie kommen in pflanzlichen Ölen und tierischem Fett (z. B. Fisch, Gänseschmalz) vor. Aus diesen Fettsäuren werden Gewebshormone und Zellbestandteile hergestellt. Einige von ihnen sind essenziell, wie die Omega-3- und Omega-6-Fettsäuren. Beide wirken unterschiedlich im Körper. Das Verhältnis von Omega-6 zu Omega-3 sollte statt, wie derzeit oft üblich 12:1 im Idealfall 3:1 erreichen.

Die besten der Besten

Ein gesunder, normalgewichtiger Erwachsener sollte täglich 1 Gramm Fett pro Kilogramm Gewicht, also zwischen 60 und 90 Gramm Fett verzehren. Klingt nach einer hohen Menge für jemanden der abnehmen möchte, könnte man denken. Doch keine Sorge, problematisch wird eine hohe Fettzufuhr immer erst dann, wenn gleichzeitig viele Kohlenhydrate auf dem Speiseplan stehen. Reduziert man die Kohlenhydrate angepasst an den biologischen Rhythmus, balanciert sich der Stoffwechsel aus und verbrennt munter wieder größere Mengen an Energie. Ideal ist, wenn das Verhältnis von ungesättigten zu gesättigten Fettsäuren etwa 2:1 beträgt.

Die besten Quellen sind:

- Butter
- Olivenöl
- Schweine- und Gänseschmalz
- Leinsamen, Walnüsse
- Sojaprodukte
- Rapsöl, Leinöl
- Seefisch (Makrele, Lachs, Hering, Sardinen)
- Distelöl, Walnussöl
- MCT-reiche Fette wie ungehärtetes Kokos- und Palmkernöl

SCHLANKMACHER EIWEISS

Für den Menschen ist Eiweiß (fachsprachlich Protein) unverzichtbar und unersetzbar, denn es liefert uns lebenswichtige Grundsubstanzen zum Aufbau von körpereigenen Strukturen.

Was Eiweiß alles kann

Grundbausteine der Proteine sind Aminosäuren. Sie sind unentbehrlich als Bau- und Reparaturstoff der Körperzellen und auf unterschiedliche Art und Weise an zahlreichen Stoffwechselvorgängen beteiligt. Zudem sind sie unter anderem Bestandteile von Hormonen, Enzymen und Antikörpern. Hier eine Übersicht:

- Baustoff: Eiweiß liefert als einziger Nährstoff die essenziellen Bausteine für Enzyme, Hormone und Zellen.
- Struktur- und Gerüstfunktion: Proteine sind Bestandteile von Haut, Haaren und Nägeln (z. B. Kollagen, Elastin, Keratin) und Muskeln (Aktin und Myosin).
- Schutzfunktion: Aus Eiweiß werden Antikörper, Gerinnungsfaktoren und Alloantigene (z. B. Blutgruppenantigene) aufgebaut.
- Transportfunktion: Proteine dienen im Blutplasma als Transportmittel für verschiedene Substanzen (z. B. für Eisen, Cholesterin oder Sauerstoff).
- Körperflüssigkeiten: Proteine (z. B. Enzyme) sind Bestandteile von Körperflüssigkeiten und Sekreten mit wichtigen Funktionen (Verdauungssekrete wie Amylasen, Lipasen und Proteasen, Fibrin für die Gerinnung und Wundheilung).

Mit reichlich Eiweiß in der Nahrung kann der Körper außerdem viel Fett verlieren. Denn eiweißreiche Kost bewahrt davor, dass Muskeln anstelle von Fettpolstern abgebaut werden. Und genau diese Muskeln sind ja die Verbündeten bei der Fettverbrennung, weil sie für einen hohen Energieumsatz sorgen.
Darüber hinaus sättigt Eiweiß von allen Nährstoffen am besten und am längsten. Das ist beim Abnehmen besonders wichtig und angenehm.
Und nicht zuletzt wirkt sich eine eiweißreiche Kost positiv auf die Cholesterinwerte aus.
Da der Körper nur geringe Mengen Eiweiß speichern kann, müssen wir es regelmäßig mit der Nahrung aufnehmen. Im Wachstum, während einer Schwangerschaft oder Stillzeit sowie im Alter ist der Proteinbedarf erhöht und eine gute Versorgung besonders wichtig.

Wie sich Proteine unterscheiden

Es gibt 20 verschiedene Aminosäuren, und jedes Eiweiß – sei es in einem Nahrungsmittel, sei es im Körper – enthält davon eine ganz bestimmte Anzahl in ganz bestimmter Zusammensetzung. Im menschlichen Körper bestehen die meisten Proteine aus 100 bis 500 verschiedenen Aminosäuren. Fehlt auch nur eine Aminosäure, so funktionieren Eiweiße nicht mehr richtig.

Die meisten Aminosäuren kann unser Körper bei Bedarf selbst herstellen. Doch es gibt auch acht davon, die wir über die Nahrung aufnehmen müssen, weil sie nicht hergestellt werden können, man nennt diese essenzielle Aminosäuren. Es sind im Einzelnen: Leucin, Isoleucin, Lysin, Methionin, Phenylalanin, Threonin, Tryptophan, Valin. Bei Säuglingen sind noch Arginin und Histidin essenziell.

Essenzielle Aminosäuren finden sich hauptsächlich in tierischem Eiweiß also dem aus Eiern und Milchprodukten, Fleisch und Fisch. Auch pflanzliche Nahrungsmittel wie Kartoffeln und Hülsenfrüchte (Erbsen, Bohnen, Linsen) ent-

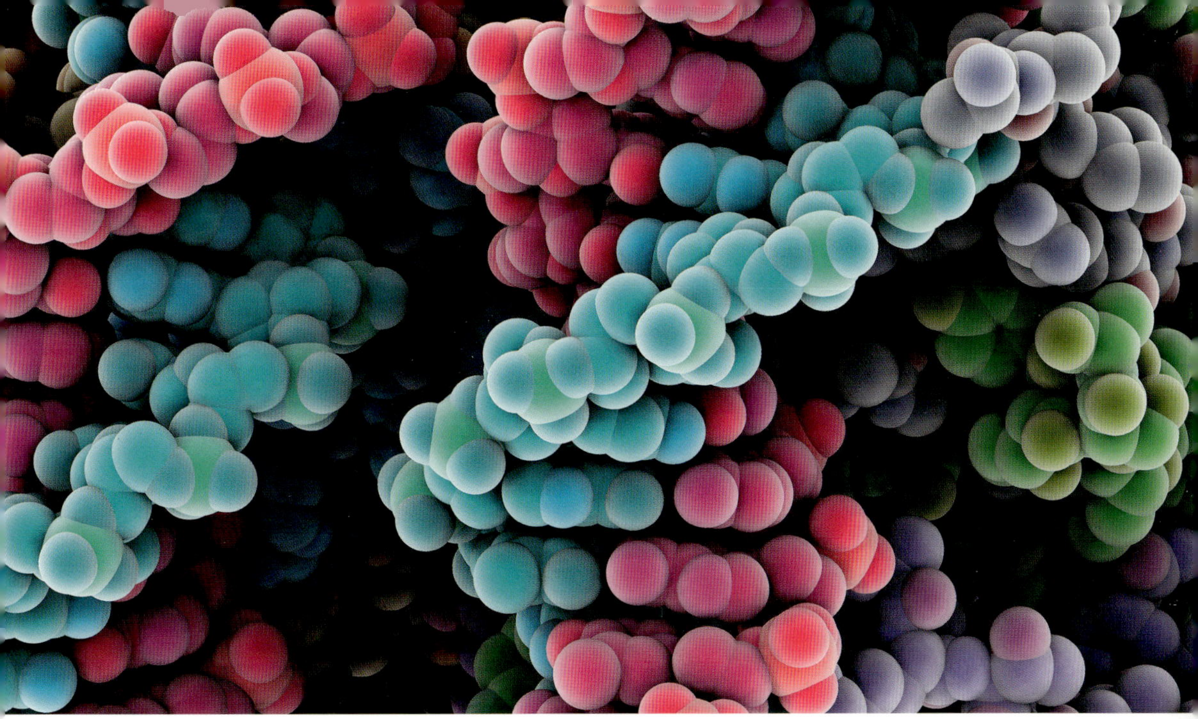

Eiweiße sind je nach Art charakteristisch gedrehte und gefaltete Ketten aus miteinander verbundenen Aminosäuren.

halten lebenswichtige Aminosäuren. Allerdings sollten sie in einer Mahlzeit mit anderen eiweißliefernden Nahrungsmitteln kombiniert werden, denn kein pflanzliches Lebensmittel enthält alle essenziellen Aminosäuren auf einmal (siehe Kasten rechts) in genügender Menge.

Vegetarier und Veganer können ihren Eiweißbedarf mit Hülsenfrüchten wie Sojabohnen und daraus hergestellten Produkten, mit Bohnenkernen, Erbsen und Linsen sowie mit Nüssen und (Vollkorn-)Getreide decken. Wer Hülsenfrüchten wenig abgewinnen kann und Soja scheut, da es häufig gentechnisch verändert ist und lange, energieintensive Transportwege zurücklegen muss, kann auch zu einer heimischen Pflanze greifen. Die blaue Süßlupine mit ihrem besonders hohen Eiweißanteil (30 bis 40 %) ist schon vor einiger Zeit in den Fokus der Lebensmittelforschung gerückt und kann es leicht mit der Sojabohne aufnehmen. Lupinenprodukte finden Sie im Bioladen und teilweise auch im gut sortierten Supermarkt.

info

DIE BIOLOGISCHE WERTIGKEIT

Sie ist ein Maß für die Eiweißqualität und gibt an, wie viel Gramm körpereigenes Eiweiß der Organismus aus 100 Gramm Nahrungseiweiß aufbauen kann. Da tierische Proteine dem menschlichen ähnlicher sind, können sie wirkungsvoller zum Aufbau körpereigener Proteine genutzt werden – sie sind also biologisch hochwertig. Die höchste biologische Wertigkeit erreicht man durch die Kombination von pflanzlichem und tierischem Eiweiß, z. B. Kartoffel und Ei, Getreide und Milch, Reis und Fisch. Veganer kombinieren Getreide mit Hülsenfrüchten, um eine möglichst hohe biologische Wertigkeit zu erreichen, z. B. Reis mit Erbsen, Mais mit Bohnen, Weizen mit Linsen.

EIWEISS – SO PASST'S

Für gesunde, normalgewichtige Erwachsene mit einem aktiven Alltag empfiehlt die Deutsche Gesellschaft für Ernährung 0,8 bis 1,2 Gramm Eiweiß pro Kilogramm ihres Körpergewichts. Bei 70 Kilogramm Körpergewicht entspricht dies 70 x 0,8 bis 70 x 1,2, also 56 bis 84 Gramm Eiweiß pro Tag, das uns aus Nahrungsmitteln zur Verfügung stehen sollte.
Der Eiweißbedarf von Kindern ist aufgrund des Wachstums größer als bei Erwachsenen.

Gute Eiweißlieferanten

Ideal zur Versorgung mit Eiweiß sind pflanzliche Nahrungsmittel wie etwa getrocknete Hülsenfrüchte (100 g liefern 22 g Eiweiß), Eiweiß-Abendbrot nach Dr. Pape (100 g liefern 26 g Eiweiß), dazu Milch- und Milchprodukte, Ei und nach Belieben Fisch oder Fleisch (100 g liefern im Schnitt 20 g Eiweiß).
Die folgende Tabelle zeigt, dass es einige absolute Spitzenlieferanten unter den eiweißhaltigen Lebensmitteln gibt.

44 Top-Eiweißlieferanten

Hätten Sie gewusst, dass Algen die absoluten Stars unter den Proteinquellen sind? Hier sehen Sie, wie viel Sie von einem Lebensmittel essen müssen, um 20 Gramm Nahrungseiweiß aufzunehmen.
Algen (getrocknet) 30 g
Parmesankäse 55 g
Lammfilet 75 g
Putenbrustfilet 75 g
Sonnenblumenkerne 75 g
Eiweiß-Abendbrot 80 g
Hähnchenbrustfilet 80 g
dicke Bohnen 80 g
Erdnüsse (geröstet/gesalzen) 80 g
Schnittkäse 90 g
Kotelett (mager) 90 g
Roastbeef 90 g
Forelle 90 g
Rind, Kalb (mager) 100 g
Heilbutt 100 g
Thunfisch 100 g
Zander 100 g
Bohnen (getrocknet) 100 g
Garnelen 105 g
Sardine 105 g
Mozzarella 110 g
Ente 110 g
Barsch 110 g
Hering 110 g
Lachs 110 g
Mandeln 110 g
Magerquark 115 g
Cashewnüsse 115 g
Pistazien 115 g
Kabeljau 120 g
Seezunge 120 g
Seeteufel 130 g
Tintenfisch 130 g
Quinoa 130 g
Amaranth 135 g
Paranüsse 140 g
Walnüsse (geröstet/gesalzen) 150 g
Sojabohnen, Süßlupinen 165 g
Ei 200 g
Erbsen (frisch) 280 g
Linsen (Dose) 330 g
Kefir 550 ml
Joghurt 600 g
Kartoffeln 800 g

Eiweißmangel macht krank

Von einer Mangelversorgung mit Eiweiß spricht man bei einer Zufuhr von weniger als 0,5 bis 0,6 Gramm Eiweiß pro Kilogramm Körpergewicht (Normalgewicht) und Tag. Wird über längere Zeit zu wenig Eiweiß aufgenommen, lassen körperliche und geistige Leistungsfähigkeit nach und Alterungsprozesse werden beschleunigt. Auch die körpereigene Abwehr wird geschwächt, was anfälliger macht für Infekte.

Geht auch: Eiweiß-Shakes

Anhand zahlreicher eindeutiger wissenschaftlicher Studien ist belegt, dass Eiweiß-Shakes nicht nur eine sehr gute Möglichkeit darstellen, den Muskelaufbau zu unterstützen. Sie geben dem Körper gerade auch beim Abnehmen die Baustoffe, die dem Abbau der Muskeln entgegenwirken. Weitere Pluspunkte: Sie wirken stoffwechselaktivierend, und man kann sie einfach und schnell herstellen.

Wichtig ist allerdings, das richtige Pulver zu wählen. Die Stiftung Warentest fand heraus, dass nur jeder zweite Drink günstig in seiner Aminosäurenkomposition ist. Schauen Sie deshalb auf das Etikett. Je weiter hinten eine Komponente (besonders wichtig: Casein) steht, umso billiger sind die Zutaten. In weniger guten Produkten dominieren Kollagen, Molke und Soja. Bestelladressen für hochwertige Eiweiß-Shakes als Abnehmhelfer finden Sie im Anhang.

Gute Heißhungerkiller: Eiweiß-Snacks

Eiweiß sättigt besonders gut. Aus diesem Grund eignen sich Eiweiß-Lebensmittel neben Rohkost und eingelegtem Gemüse hervorragend als Erste Hilfe bei Heißhungerattacken. Achten Sie nur darauf, dass Ihre Eiweißsnacks nicht mit Zucker gesüßt sind. Denn das ließe den Insulinspiegel Achterbahn fahren, und Sie fielen rasch ins nächste Hungerloch.

NOTFALLKOFFER

Wenn Sie die Pausen zwischen den Mahlzeiten, vor allem in der Phase der Umgewöhnung auf die Insulin-Trennkost, als zu lang empfinden, können diese kalorienarmen Eiweiß-Snacks für Kühlschrank, Handtasche oder Büroschublade helfen. So sind Sie rasch wieder satt und zufrieden, ohne sich mit allzu vielen Kalorien zu überladen.

- 1 hart gekochtes Ei – je nach Geschmack mit oder ohne Salz
- 1 bis 2 Scheiben magerer Kochschinken
- 1 Becher Hüttenkäse (200 g), nach Belieben mit Süßstoff oder Stevia oder mit Gewürzen bzw. Kräutern aromatisiert
- 1 Becher Ajvar (leicht gesalzenes Joghurtgetränk) aus der Kühltheke im Supermarkt, praktisch für unterwegs
- 1 Harzer Käse (100 g), z. B. mit Essig-Öl-Zwiebel-Dressing oder mit Senf
- 1 Becher Magerquark (250 g)
- Gemüserohkost
- 12 bis 15 grüne Oliven
- saure Gurken
- 5 Nüsse, v. a. Mandeln oder Paranüsse
- klare Gemüse-, Geflügel- oder Fleischbouillon (gibt es körnig oder als Paste), nach Belieben auch mit ein paar blättrig geschnittenen Champignons oder einem rohen Ei darin verquirlt
- 1 Schälchen Götterspeise (ohne Zucker; mit Süßstoff selbst zubereitet)
- Eiweißriegel (kann man u. a. bestellen, Adresse siehe S. 158)
- ebenfalls hilfreich: ein großes Glas Wasser oder ein Becher Tee

VITALSTOFFE

ABNEHMHELFER AUF EINEN BLICK

Neben den drei Hauptnährstoffen Kohlenhydrate, Fette und Eiweiß, die unser Körper täglich in größeren Mengen braucht, benötigen wir auch die sogenannten Vitalstoffe. Nur so können die Hauptnährstoffe verstoffwechselt werden. Bei Vitaminen, Mineralstoffen und Spurenelementen sowie bioaktiven Pflanzenstoffen reichen zwar winzige Mengen, fehlen dürfen sie trotzdem nicht. Sie setzen chemische Prozesse in Gang, sodass unser Stoffwechsel rund läuft oder sogar an Tempo zulegt, um einerseits sicher abzunehmen und andererseits gesund zu bleiben. Mit den Rezepten der Schlank-im-Schlaf-Insulin-Trennkost bekommen Sie den Nährstoffmix sicher hin, es ist also gar nicht schwierig. Lesen Sie hier, wofür Ihr Körper welche Stoffe braucht und in welchen Lebensmitteln sie stecken.

VITAMINE

Manche Vitamine sind nur in Fett löslich. Der Körper kann sie nur aufnehmen, wenn sie zusammen mit Fetten aufgenommen werden. Das geht ganz einfach: z. B. mit einem Paprika- oder Möhrensalat und etwas Pflanzenöl. Alle fettlöslichen Vitamine kann der Körper speichern.

Fettlösliche Vitamine

- Vitamin A: Dieses Vitamin bzw. seine Vorstufe Beta-Carotin ist Bestandteil des Farbstoffes der Netzhaut sowie für den Aufbau und den Erhalt der äußeren Hautschicht nötig.

Quellen: Butter, Käse, Milch, Aal, Thunfisch, Pfirsich, Aprikose, Melone, Papaya, rote Paprikaschoten, Grünkohl, Möhren, Feldsalat, Rosenkohl und andere Kohlsorten, Brokkoli, Spinat, Kürbis, Chicorée, Sojabohnen und -sprossen, Mangold, Sellerie

- Vitamin D: Ein ausreichend hoher Spiegel an Vitamin D ist wichtig für Immunsystem, Muskulatur und Nerven, für Zähne und Knochen.

Quellen: Spaziergänge bei Sonnenschein mit entblößten Armen tragen dazu bei, dass der Körper durch die UV-Strahlung Vitamin D bilden kann. In der dunkleren Jahreszeit erreichen Sie eine ausreichende Versorgung mittels Vitamin-D-Kapseln oder -Tabletten. Immerhin haben 66 Prozent der Bevölkerung von November bis Mai einen im Blut messbaren, signifikanten Vitamin-D-Mangel. Die notwendige Vitamin-D-reiche Fischmenge zum Ausgleich wäre einfach zu groß.

- Vitamin E: Dies ist der Oberbegriff für die Stoffgruppe der Tocopherole und Tocotrienole. Intensiv erforscht wird das Gamma-Tocotrienol, das eine wesentlich stärkere zellschützende (antioxidative) Wirkung aufweist als Tocopherol. Es verlangsamt den Alterungsprozess, wirkt entzündungshemmend und beeinflusst die Blutfettwerte sehr positiv.

Quellen: Palmöl, alle übrigen Pflanzenöle, Reiskleie, Gerste, Weizen, Roggen und Hafer. Hochdosierte Vitamin-E-Präparate (über 200 mg/Tag) haben allerdings in Studien eher Nachteile für das Herz-Kreislauf-System ergeben.

- Vitamin K: Dieses Vitamin ist nicht nur für die Blutgerinnung wichtig, sondern auch für das Zellwachstum sowie für gesunde Knochen und Blutgefäße.

Quellen: Geflügel, Kalbsleber, Butter, Quark, Sauerkraut, Rosenkohl, Spinat, Blumen- und Grünkohl, Brokkoli, Hagebutten, Kartoffeln, Sellerie, Portulak, Kohlrabi

Wasserlösliche Vitamine

Vitamine der B-Gruppe werden für viele Stoffwechselreaktionen benötigt.

- Vitamin B_1 (Thiamin): Spielt im Zucker- und Fettstoffwechsel eine wesentliche Rolle.
Quellen: Fleisch, Erbsen, Schwarzwurzeln, Rosenkohl, Sonnenblumenkerne, Rote Bete, Kürbis, Lauch, Kartoffeln, Topinambur, Vollkorn, Birnen

- Vitamin B_2 (Riboflavin): Ist in vielen Bereichen des Stoffwechsels wichtig.
Quellen: Milch, Molke, Käse, Leber, Eier, Vollkorn, Leinsamen, Sprossen, Grünkohl, Rosenkohl, Rote Bete, Kürbis, Birnen

- Niacin (Vitamin B_3): Wird für die Energiegewinnung aus Eiweiß, Fett und Kohlenhydraten benötigt, sowie für die Regeneration von Haut, Muskeln, Nerven und Erbmaterial.
Quellen: Fleisch, Leber, Fisch (Sardinen, Makrele, Heilbutt), Erdnüsse, getrocknete Steinpilze, Rettich(-sprossen), Grünkohl, Topinambur

- Pantothensäure (Vitamin B_5): Ist wichtig für Entgiftungsprozesse und Hormonbildung.
Quellen: Innereien, Vollkornprodukte, Eier, Nüsse, Avocado, Preiselbeeren, Blumenkohl, Brokkoli und Bierhefe

- Vitamin B_6: Hat Bedeutung im Aminosäurenstoffwechsel.
Quellen: Sojabohnen, Hirse, Lachs, Sardinen, Makrele, Walnüsse, Linsen, Kohl, Rote Bete, Sellerie, Pastinaken, Kürbis, Äpfel

- Biotin: Erfüllt wichtige Aufgaben im Eiweiß-, Fett- und Kohlenhydratstoffwechsel.
Quellen: Backhefe, Leber, Eigelb, Sojabohnen, Walnüsse, Spinat

- Folsäure: Spielt bei Wachstum und Zellteilung eine wesentliche Rolle.
Quellen: Bierhefe, Leber, Nüsse, Endivie, Fenchel, Eier, Spinat, Erbsen, Gurken, Tomaten, Erdbeeren, Orangen, Mandarinen, Kirschen, Trauben, Milchprodukte, Walnüsse, Grün-, Rosen- und Blumenkohl, Brokkoli, Chinakohl, Feldsalat, Spinat, Zwiebeln, Chicorée, Pastinaken, Birnen

- Vitamin B_{12}: Erfüllt Funktionen bei Zellteilung und Blutbildung sowie im Nervensystem.
Quellen: Fleisch (insbesondere Leber), Hering, Makrele, Milchprodukte, Eier, Algen

- Vitamin C: Benötigen wir nicht nur zur Stärkung der Immunabwehr, es ist auch für ein gesundes Binde- und Stützgewebe wichtig.
Quellen: Brokkoli, Fenchel, Paprika, Grünkohl, Hagebutten, Sanddornbeeren, schwarze Johannisbeeren, Zitrusfrüchte

MINERALSTOFFE UND SPURENELEMENTE

- Chlorid: Ist wichtig für die Regulierung des Wasserhaushalts.
Quelle: Stein- und Meersalz

- Eisen: Ist am Transport von Sauerstoff im Blut beteiligt und ein wichtiger Teil des roten Blutfarbstoffs Hämoglobin.
Quellen: Fenchel, Hirse, Haferkleie, Kalbsleber, Linsen, Mangold, Pfifferlinge, Schwarzwurzel, Schweinefilet, Spinat, Sojabohnen

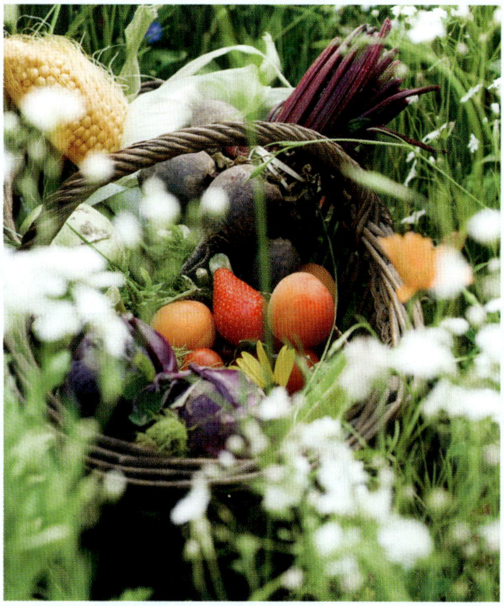

• Fluor: Stabilisiert Knochen und Zähne. Vorsicht, Fluor wird nur in winzigsten Mengen benötigt. Zu viel davon hemmt den Zuckerabbau.
Quellen: schwarzer Tee, Mineralwasser, Innereien und Fisch

• Jod: Wird für die Bildung und die Aktivierung der Vorstufen des Schilddrüsenhormons Thyroxin benötigt.
Quellen: jodiertes Speisesalz, Algen, Fisch, Meeresfrüchte

• Kalzium: Ist wichtig für die Bildung von Knochen und Zähnen sowie für die Erregbarkeit von Muskeln und Nerven.
Quellen: Milchprodukte, Käse, Brokkoli, Grünkohl, Spinat

• Kupfer: Wird im Bindegewebsstoffwechsel sowie zum Eisentransport benötigt.
Quellen: Obst, Pilze

• Magnesium: Ist Bestandteil von Knochen und Zähnen, aktiviert verschiedene Stoffwechselprozesse bzw. Enzyme und ist wichtig für die Muskel- und Nervenreizbarkeit.
Quellen: Gerste, Hirse, Kakao, Kürbiskerne, Leinsamen, Sesamsamen, Sojabohnen

• Mangan: Ist Bestandteil vieler Enzyme.
Quellen: Bananen, Nüsse, schwarzer Tee

• Natrium und Kalium: Beide zusammen sind an der Aufrechterhaltung der Druckverhältnisse der Körperflüssigkeiten beteiligt.
Quellen für Natrium: Kochsalz
Quellen für Kalium: Bananen, Aprikosen, Pflaumen, Milchprodukte, Fleisch, Fisch

• Phosphor: Ist Bestandteil der Zähne und des Skeletts sowie der Trägersubstanz unserer Gene. Das Spurenelement ist hat außerdem Bedeutung für die Energiegewinnung und -umwandlung.
Quellen: Milch und Milchprodukte, Fleisch, Fisch, Brot

• Selen: Wirkt entgiftend, da es die Aktivität der Immunzellen anregt und antioxidative Enzyme in der Schilddrüse und der Prostata aktiviert. Präparate haben hier keine Vorteile erbracht.
Quellen: Fisch, Fleisch (insbesondere Leber), Milch, Nüsse, Eier

• Zink: Stärkt die Zellmembranen, ist Bestandteil wichtiger Enzyme und Eiweiße und wichtig im Zucker-, Fett- und Eiweißstoffwechsel. Auch das Immunsystem und der Hormonkreislauf sind auf Zink angewiesen. Es verbessert die Wundheilung, die Hautregeneration und die Fruchtbarkeit beim Mann. Hierbei sind Zinkpräparate wirksam und hilfreich.
Quellen: Meeresfrüchte, Muscheln, Gerste, Gouda, Edamer, Hummer, grünes Blattgemüse, Kohl, Mandeln, Innereien, Kalbfleisch, Rindfleisch, Lammfleisch, Schweinefleisch

BIOAKTIVE PFLANZENSTOFFE

Frisches Obst und Gemüse enthält neben Vitaminen und Mineralstoffen auch reichlich sekundäre Pflanzenstoffe. Diese Mikronährstoffe schützen Pflanzen und beeinflussen ihr Wachstum. Auch für uns wirken diese bioaktiven Stoffe schützend, indem sie beispielsweise zellschädigende Sauerstoffverbindungen (sogenannte freie Radikale) abfangen. Auch der Stoffwechsel wird durch sie angeregt. Es gibt über 10 000 bioaktive Pflanzenstoffe in essbaren Pflanzen.

Die wichtigsten Pflanzenstoffe

Man teilt diese Vitalstoffe gemäß ihrem chemischen Aufbau in Gruppen ein, im Folgenden die wichtigsten:

- Carotinoide: Farbstoffe in rot- oder gelbfarbigem Gemüse oder Obst. Das bekannteste ist das Beta-Carotin, dem eine krebsschützende Wirkung zugesprochen wird.
Quellen: Möhren, rote Paprikaschoten, Kürbis, Aprikosen und Tomaten, aber auch grüne Gemüsesorten wie Grünkohl, Wirsing, Spinat und Feldsalat

- Flavonoide: Sie stecken in fast allen kräftigroten Obst- und Gemüsearten wie Rote Bete, Rotkohl, Auberginen, Kirschen und Trauben.

- Sulfide: Durch sie schmecken Knoblauch, Zwiebeln, Lauch und Schnittlauch so scharf. Sie regen den Stoffwechsel an.

- Glucosinolate: Sie wirken entgiftend und stecken in hohen Konzentrationen in allen Kohlarten, Kresse, Radieschen und Rettich.

- Sulphoraphan: Es ist in Kohl, Senf, Kresse, Meerrettich oder Raps(-öl) enthalten.

Besonders wirksame bioaktive Stoffe

- Resveratrol: Gehört zu den Flavonoiden, es schützt das Immun- sowie das Herz-Kreislauf-System und regt den Fettstoffwechsel an.
Quellen: Weintrauben, Himbeeren

- Quercetin: Es erfüllt viele Aufgaben im Stoffwechsel, wirkt antioxidativ und antientzündlich.
Quellen: Zwiebeln und Schnittlauch, frische Preiselbeeren und schwarze Johannisbeeren, Äpfel, grüner und schwarzer Tee

- Salvestrole: Gehören zu den Phytoalexinen und schmecken oft bitter oder scharf.
Quellen: Blattgemüse, Artischocken, Spargel, Kohl, Paprikaschoten, Rucola, Avocado, Sojabohnensprossen, Sellerie, Salatwgurke, Kürbis, Zucchini, Aubergine, rote Früchte und Beeren, Oliven, Weintrauben, Äpfel, Pflaumen, Orangen, Birnen, Melonen, Ananas, Mango, verschiedene Küchenkräuter

info

FRISCH UND UNBELASTET

Achten Sie beim Einkauf auf frische, reife Ware, die möglichst unbehandelt ist, da die Pflanzen sonst keine Schutzstoffe bilden können. Bei vielen Obst- und Gemüsearten befinden sich die gesunden Stoffe in der Schale oder direkt darunter. Waschen Sie sie deshalb lediglich gründlich und verzichten Sie aufs Schälen. Viele sekundäre Pflanzenstoffe verlieren ihre gesundheitsfördernde Wirkung, wenn sie zu lange im Licht liegen. Verzehren Sie deshalb frisches Obst und Gemüse so bald wie möglich.

WASSER – DAS LEBENSELIXIER

Wasser ist für unseren Stoffwechsel und für unsere Gesundheit das wichtigste Lebensmittel überhaupt – obwohl das Trinken im Alltag allzu gerne vergessen wird. Dabei bestehen wir zu etwa 70 Prozent aus diesem Element, bei kleinen Kindern sind es sogar 75 Prozent. Ein Mensch mit 75 Kilogramm Körpergewicht besteht also aus etwa 50 Litern Wasser.

Da Körperzellen kein Wasser produzieren können, müssen wir es über Getränke oder wasserreiche Lebensmittel zuführen – und das sehr regelmäßig: Ein Mensch kann einige Wochen ohne feste Nahrung auskommen. Ohne Wasser überlebt er nur wenige Tage.

Das wichtigste Lebensmittel

Das feuchte Element hat weder einen Energie- noch einen Nährstoffwert für uns, ist aber notwendig, damit jegliche Stoffwechselfunktion überhaupt in unserem Körper ablaufen kann.

Wasser wirkt auf

- die Herz-Kreislauf-Funktion,
- den Wärmehaushalt,
- die Verdauung,
- den Zellaufbau.

Wasser

- bringt Nährstoffe in die Zellen,
- hält Haut, Bindegewebe, Muskeln, Sehnen, Bänder, Knorpel und Gelenke geschmeidig und elastisch,
- hält die Augen feucht (Augen bestehen zu 90 Prozent aus Wasser),
- entgiftet den Körper über die Stoffwechselorgane Leber und Nieren,
- unterstützt das Immunsystem durch feuchte Schleimhäute,
- ist Hauptbestandteil des Blutes und versorgt darüber alle Organe mit Sauerstoff.

Die wasserreichsten Organe sind Blut, Gehirn, Leber und Muskulatur. Auf Flüssigkeitsverlust reagieren sie besonders empfindlich. Allein schon durch den Verlust von Körperwasser durch Schwitzen kann sich die körperliche Leistungsfähigkeit um 20 Prozent vermindern.

Warum wir trinken müssen

Tag für Tag verlieren wir durch Atmen, Schwitzen und unsere Ausscheidungen bis zu 2,5 Liter an Flüssigkeit. Bekommt der Körper das Wasser nicht wieder zurück, kommt es rasch zu einem Ungleichgewicht. Ein Alarmzeichen für eine drohende Austrocknung (Dehydration) ist Durst. Dieses Gefühl stellt sich jedoch erst ein, wenn sich der Flüssigkeitshaushalt bereits in einer Schieflage befindet, wenn der Körper auf die Wasserreserven in Blut und Körpergeweben zurückgreift, um die Stoffwechselabläufe weiterhin zu gewährleisten. Die Folge: Das Blut wird dicker und fließt langsamer, das Herz muss mehr leisten, um das Blut durch den Körper zu pumpen, die Versorgung der Zellen verschlechtert sich.

Ist ein Organismus chronisch durstig, kommt es zu unterschiedlichen Beschwerden:

- Konzentrationsprobleme: Die Gehirnzellen bestehen etwa zu 85 Prozent aus Wasser. Bei Flüssigkeitsmangel kommt es zu Defiziten. Abgeschlagenheit, Kopfschmerzen und Konzentrationsstörungen sind die Folge, es kann aber auch zu emotionalen Reaktionen wie Ängsten oder Wut kommen.
- Verstopfung: Wasser regt die Dickdarmbewegung an. Bei Flüssigkeitsmangel wird der Darm träge, der Stuhl bleibt länger im Darm und verdickt sich bis zu Kotsteinen.
- Bluthochdruck: Leiden die Körperzellen unter Wassermangel, schüttet der Körper vermehrt den Botenstoff Vasopressin aus. Infolgedessen verengen sich die Blutgefäße, um

den Kreislauf aufrechtzuerhalten und eine Versorgung der Zellen über das Blut zu gewährleisten. Dabei steigt der Blutdruck erst an, später kommt es zum Kreislaufkollaps.

Zum Wohl! – Worauf es beim Wasser ankommt

Um Flüssigkeitsverluste auszugleichen, brauchen wir pro Tag – je nach körperlicher Beanspruchung, Alter und Temperaturverhältnissen – 1,5 bis 3 Liter Wasser. Der individuelle Bedarf lässt sich mit der folgenden Formel ausrechnen: Pro Kilogramm Körpergewicht benötigt man mindestens 35 Milliliter Flüssigkeit.

Diese sollte am besten in Form von Wasser über den Tag verteilt getrunken werden, denn der Körper kann pro Viertelstunde nur etwa 0,2 Liter aufnehmen. Überschüssiges Wasser scheidet er mit dem Urin wieder aus, ohne damit den Wasserhaushalt auffüllen zu können. Fangen Sie am besten schon morgens vor dem Frühstück mit dem ersten Glas an. Wenn Sie es in kleinen Schlucken und möglichst zimmerwarm trinken, ist es ideal.

Übrigens: Trinken wir kaltes Wasser, muss der Körper die Flüssigkeit aufwärmen und fährt dabei den Stoffwechsel hoch. Bei Hitze ist das weniger empfehlenswert, da man so noch stärker schwitzt. Besser sind dann lauwarme Getränke. In warmen Ländern trinken die Menschen aus diesem Grund häufig heißen Tee oder wie in Indien heißes Wasser.

Achten Sie vor allem auf die Qualität Ihres Trinkwassers, des besten Flüssigkeitslieferanten überhaupt. Erkundigen Sie sich bei Ihrem Wasserwirtschaftsamt danach, ob das örtlich verfügbare Trinkwasser zur Herstellung von Babynahrung geeignet ist. Dann können Sie bedenkenlos das Wasser aus dem Hahn trinken. In Deutschland, Österreich und der Schweiz hat das Leitungswasser in der Regel Trinkwasserqualität, ist nur oft mineralstoffarm. Auch Mineralwässer sind – insbesondere bei viel körperlicher Aktivität – empfehlenswert. Quellwasser aus den Bergen oder Naturschutzgebieten erfüllt diese Voraussetzungen am besten. Stilles Wasser ist für den Körper bekömmlicher als mit Kohlensäure versetztes.

info

GENUSSGETRÄNKE

Während Flüssigkeitslieferanten wie Leitungs- oder Mineralwasser, ungesüßte Kräutertees oder stark verdünnte Obstsaftschorlen (mindestens 2:1) den Stoffwechsel bei seiner Arbeit unterstützen, behindern sogenannte Genussgetränke diese eher.

Manche Genussgetränke sind eher als Nahrungsmittel zu sehen, woraus sich schon ergibt, dass sie nicht in in zu großen Mengen konsumiert werden sollten. Dazu gehören Fruchtsäfte (idealerweise frisch gepresst) und Trinkjoghurts bzw. Milch. Sie liefern viele Kohlenhydrate und/oder Eiweiß.

Andere Genussgetränke wie Eistee und Softdrinks sind zuckerreich und wirken damit stark auf den Insulinspiegel, sie sind höchstens in der Light-Version bei Schlank im Schlaf geeignet. Alkoholische Getränke verlangsamen den Abbau von Insulin und verhindern damit über Stunden die Fettverbrennung. Sinn macht bei Schlank im Schlaf maximal ein Glas Bier oder Wein pro Tag; Männer dürfen zwei. Auch grüner Tee und Schwarztee gehören aufgrund ihres Koffeingehalts ebenso wie Kaffee zu den Genussgetränken. Alle Arten von Tee und Kaffee mit (Kuh-)Milch eignen sich bei Schlank im Schlaf nur zum Mittag- und Abendessen.

GENIESSEN NACH DER BIO-UHR

Sich nach der Insulin-Trennkost zu ernähren, ist sehr unkompliziert. Die wenigen, einfach zu beherzigenden Regeln beruhen auf dem Biorhythmus des Menschen und den Nährstoffbedürfnissen der unterschiedlichen Stoffwechsel- bzw. Hormontypen. In erster Linie kommt es darauf an, zu welcher Tageszeit Sie welche Nährstoffe essen sollten. Wenn Sie außerdem täglich nicht mehr als 1800 bis 2400 Kilokalorien zu sich nehmen (aus 50 Prozent Kohlenhydraten, 30 Prozent Fetten und 20 Prozent Eiweiß – immer im richtigen Tagesrhythmus) sowie auf Zwischenmahlzeiten verzichten, nehmen Sie ab sofort langsam aber sicher ab. Die Pfunde purzeln dann vielleicht nicht so schnell wie bei so mancher Crash-Kur, dafür bleiben Sie garantiert dauerhaft schön schlank und gesund.

SCHLANK DURCH ESSEN

Das funktioniert, wenn Sie sich ab sofort mit einer Ernährungsweise anfreunden, die perfekt auf Ihren Stoffwechsel- bzw. Hormontyp zugeschnitten ist. Mit der Schlank-im-Schlaf-Ernährung bekommen Sie das ganz leicht hin. Das Ganze ohne Jojo-Effekt, der letztendlich dauerhaftes Übergewicht und vielfältige Gesundheitsrisiken mit sich bringt und ohne Versagensgefühle, weil man »es wieder mal nicht geschafft« hat.

Essen steht bei Schlank im Schlaf hoch im Kurs, Hungern ist dagegen streng verboten. Denn damit senken Sie unweigerlich Ihren Grundumsatz und legen Ihren Stoffwechsel lahm. Damit Sie bei alledem Ihren Kalorienbedarf nicht aus den Augen verlieren, sind alle Schlank-im-Schlaf-Gerichte für morgens, mittags und abends so konzipiert, dass Sie immer auf der sicheren Seite sind. Die einzige Vorarbeit, die Sie hier leisten müssen, ist die Feststellung Ihres Stoffwechsel- oder Hormontyps mithilfe der Tests ab S. 26 und die Berechnung Ihres individuellen Kalorien- bzw. Energiebedarfs (siehe S. 36/37).

info

SCHLUSS MIT DEM DIÄT-FRUST

Es gibt so viele erfolgversprechende Diäten. Doch gleich ob Atkins-, New York-, 3D-, Zone-Diät oder Metabolic Balance, keine ist geeignet, wenn es ums dauerhafte Abnehmen geht. Entweder wird auf Fett ganz verzichtet oder zu viel davon verzehrt, werden Kohlenhydrate komplett gestrichen oder auf bestimmte Pulver gesetzt. Heraus kommt immer eine Ernährungsweise, mit der man ohne gravierende Nährstoffmängel nicht dauerhaft leben kann, und nach einiger Zeit ist man wieder im alten Ernährungstrott – plus ein paar Kilos mehr infolge eines gesenkten Grundumsatzes. Ein großer Vergleich der Zeitschrift BRIGITTE vom Februar 2014 zeigte, dass sich zum Abnehmen vor allem Mischkost-Ernährungsweisen eignen, und dazu gehört Schlank im Schlaf.

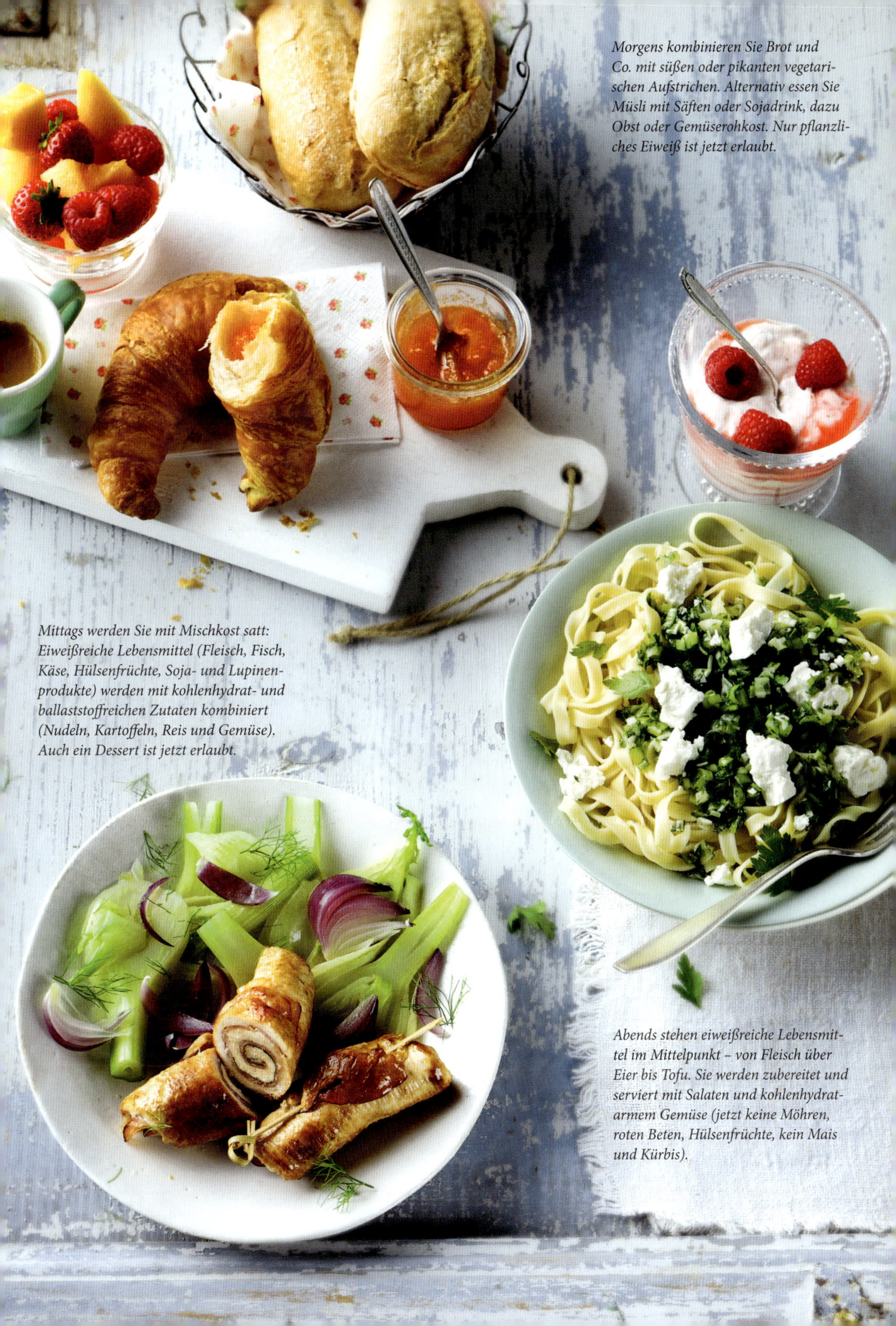

Morgens kombinieren Sie Brot und Co. mit süßen oder pikanten vegetarischen Aufstrichen. Alternativ essen Sie Müsli mit Säften oder Sojadrink, dazu Obst oder Gemüserohkost. Nur pflanzliches Eiweiß ist jetzt erlaubt.

Mittags werden Sie mit Mischkost satt: Eiweißreiche Lebensmittel (Fleisch, Fisch, Käse, Hülsenfrüchte, Soja- und Lupinenprodukte) werden mit kohlenhydrat- und ballaststoffreichen Zutaten kombiniert (Nudeln, Kartoffeln, Reis und Gemüse). Auch ein Dessert ist jetzt erlaubt.

Abends stehen eiweißreiche Lebensmittel im Mittelpunkt – von Fleisch über Eier bis Tofu. Sie werden zubereitet und serviert mit Salaten und kohlenhydratarmem Gemüse (jetzt keine Möhren, roten Beten, Hülsenfrüchte, kein Mais und Kürbis).

BASICS DER INSULIN-TRENNKOST

Der Erfolg von Schlank im Schlaf beruht auf verschiedenen Säulen: Genießen Sie Ihre Schlank-im-Schlaf-Mahlzeiten mit ihrem tageszeitspezifischen Nährstoffmix! Seien Sie körperlich aktiv! Sorgen Sie für Pausen zwischendurch und schlafen Sie gut, um nachts sicher Fett zu verbrennen.

Sich **satt essen** an Kohlenhydraten

Low Carb sieht anders aus. Bei Schlank im Schlaf stehen relativ viele Kohlenhydrate auf dem Plan. Warum das so ist? Fette verbrennen im Stoffwechselfeuer von Zucker und Stärke. Je größer das Feuer, desto schlanker die Taille. Wenn Sie jeden Tag etwas von Ihrem überschüssigen Fett loswerden wollen, müssen Sie Ihren Stoffwechsel auch am Laufen halten und Ihre Tagesration an Kohlenhydraten unbedingt essen. Wie viele Kohlenhydrate für Sie zum Abnehmen ideal sind, können Sie anhand des Rechners auf S. 39 bestimmen.

Drei Mahlzeiten am Tag

Abnehmen mit Schlank im Schlaf bedeutet, dass Sie sich dreimal am Tag satt essen – nach einem festen Mahlzeitenschema: Der Reigen beginnt immer mit einem reichlichen Frühstück. Hier holen Sie sich mit Brot und Brötchen, Müsli und Flocken, Obst und süßen wie pikanten Aufstrichen die Energie für den gesamten Vormittag (mehr dazu ab S. 106). Beim Mittagessen können Sie zwischen verschiedenen typgerechten Abstufungen der Insulin-Trennkost wählen. Doch ganz gleich, wofür Sie sich entscheiden, die jeweiligen Mengen machen Sie auch um diese Tageszeit richtig satt.
Das Abendessen schließlich ist der Clou bei Schlank im Schlaf: Jetzt gibt es keine Kohlenhydrate, dafür Eiweiß satt. Dank der Erfindung des Eiweiß-Abendbrots ist bei Schlank im Schlaf auch eine Brotzeit möglich. Genießen Sie Ihr Abendessen – die Rezepte ab S. 132 sind köstlich – und freuen Sie sich auf die üppige Portion Kohlenhydrate am nächsten Morgen!

Essenspausen

Sehr wichtig ist die fünfstündige Pause zwischen den einzelnen Mahlzeiten. Dieser Zeitraum entspricht unseren biologischen Stoffwechselbedürfnissen, wie Chronobiologen nachweisen konnten. So hat der Körper ausreichend Zeit für den Verdauungs- und Verwertungsprozess. Die Blutzucker- und Insulinspiegel können vor der nächsten Mahlzeit komplett absinken, und es kommt zu einem gesunden Hungergefühl. Der Körper ist jetzt wieder bereit, frische Nährstoffe für die nächste Tageshälfte oder die ganze Nacht aufzunehmen.

Kein Snacken

Da alle Mahlzeiten gut sättigen, sind Snacks bei Schlank im Schlaf überflüssig und sehr hinderlich beim Abnehmen: Kohlenhydrathaltige Zwischenmahlzeiten wie Obst, Kekse, Fruchtjoghurt oder Smoothies locken Insulin. Es kommt zu ständigem kleinem Hunger, der Nachschub fordert. Lediglich in der Umstellungsphase auf die Insulin-Trennkost kann es noch zu Hungerattacken zwischendurch kommen, vor allem, wenn man das Snacken gewohnt war. Dann helfen die schnellen, kalorienarmen Eiweiß-Notfallsnacks von S. 47.

Unterwegs essen

Das hat schon manche Diät zum Kompletteinsturz gebracht: eine Einladung ins Restaurant, ein Abendessen bei Freunden, ein Essenstermin mit Geschäftspartnern. Dabei ist das Essen in Gesellschaft ein schönes Ritual, auf das Sie keinesfalls verzichten sollten. Wenn Sie die Prinzipien der Insulin-Trennkost verinnerlicht haben, ist das kinderleicht. Wählen Sie Ihre Gerichte dann einfach entsprechend Ihrem Trennkostprogramm: Morgens wählen Sie aus dem Frühstücksbaukasten, mittags essen Sie ganz normal, abends lassen Sie Nudeln und Kartoffeln weg oder bitten darum, den Brotkorb abzuräumen und dafür eine größere Salat- oder Gemüsebeilage zu servieren. Kein Gastronom mit Stil wird Ihnen das verwehren. In der italienischen und französischen Küche gibt es übrigens viele Gerichte, die ganz ohne die klassischen Beilagen serviert werden.

Entstressen und Bewegen

Ein zu hoher Cortisolspiegel infolge von Dauerstress verlangsamt den Stoffwechsel und macht Heißhunger auf Dickmacher. Deshalb: Machen Sie Pausen, z. B. mit einer Yogaübung, einem Nickerchen nach dem Mittagessen oder abends vor dem Einschlafen mit einem Body-Scan (Tipps hierzu ab S. 84). Ideal zum Entstressen ist auch Bewegung. Ein flotter Spaziergang oder eine Runde mit dem Fahrrad lassen den Tagesballast abfallen, kurbeln Ihren Energieumsatz an und machen gute Laune (Bewegungsprogramme ab S. 65). Tragen Sie Ihre Bewegungs- und Sporttermine am besten im Terminkalender ein, dann sind sie verbindlicher!

Im Takt der Bio-Uhr essen

Trotz der definierten Regeln zu den Nährstoffkombinationen zu bestimmten Tageszeiten ist bei Schlank im Schlaf nichts verboten. Sie dürfen im Grunde alles essen, nur eben im Takt Ihrer Bio-Uhr. Denn man hat festgestellt, dass Verbote beim Abnehmen oft Heißhunger auf genau das Lebensmittel auslösen, das man seiner Figur zuliebe nicht essen sollte. Aus diesem Grund ist es bei Schlank im Schlaf auch nicht verboten, einmal aus dem Morgens-Kohlenhydrate-Abends-Eiweiß-Takt zu geraten. Genießen Sie dann ihr Essen – und machen Sie am nächsten Tag im richtigen Takt wieder weiter. Sie haben dann lediglich Ihren Stoffwechsel beim Abnehmen etwas ausgebremst.

PROGRAMME FÜR JEDEN STOFFWECHSEL- UND HORMONTYP

Sie wissen nun, wie die Zusammenhänge zwischen Bio-Takt und Hormonen, Insulin und Zu- bzw. Abnehmen aussehen und alles ineinander greift. Sie haben sich – als Leser – dem Stoffwechseltyp des normalgewichtigen oder übergewichtigen Nomaden oder Ackerbauern bzw. des Mischtypen von beiden zugeordnet. Oder Sie wissen – als Leserin –, welchem weiblichen Hormontypen Sie entsprechen. Jetzt geht es also los. Bevor Sie nun aber den Stift zücken, um eine Einkaufsliste zu schreiben bzw. Ihre Bewegungstermine in den Kalender einzutragen, zeigen wir Ihnen noch, wie Sie das Schlank-im-Schlaf-Programm auf Ihre individuellen Bedürfnisse zuschneiden können. So wirkt die Insulin-Trennkost noch effektiver beim Abnehmen.

Die Standard-Insulin-Trennkost

Diese Standard-Insulin-Trennkost ist empfehlenswert für folgende Stoffwechsel- und Hormontypen:

- Nomade mit Normal- oder Übergewicht
- Ackerbauer mit Normal- oder Übergewicht
- Nomade-Ackerbauer-Mischtyp mit Normal- oder Übergewicht
- Östrogen-Typ

Wenn Sie sich mithilfe der Tests auf S. 26 f. und 28 ff. als normal- oder übergewichtiger Nomade oder Ackerbauer-Stoffwechseltyp bzw. als weiblicher Östrogen-Typ eingeordnet haben, liegen Sie mit der Standard-Insulin-Trennkost genau richtig. Zwar unterscheiden sich die Stoffwechsel von Nomaden und Ackerbauern. Doch auch wenn Sie normalgewichtig sind, dient Ihnen die Standard-Insulin-Trennkost in erster Linie dabei, Ihr Gewicht langfristig zu halten und Ihre Bauchspeicheldrüse zu schonen. So betreiben Sie eine aktive Gesundheitsvorsorge und beugen gezielt einem metabolischen Syndrom vor. Hier nachfolgend finden Sie diese Trennkostform als Überblick, es gibt jeden Tag:

Frühstück: Kohlenhydrate mit pflanzlichen Eiweißlieferanten

Beispiel: 3 Scheiben Roggenbrot oder 3 Brötchen mit 2 EL Marmelade, Honig oder Nuss-Nugat-Creme oder pikantem vegetarischem Aufstrich; oder: 16 EL Cornflakes oder 8 EL Müsli mit Sojadrink, Haferdrink oder Obstsaft. Dazu gibt es frisches Obst (2 kleine Äpfel oder Birnen oder 1 Grapefruit oder ¼ Ananas).
Tabu sind tierische Eiweißprodukte: Wurst- und Käseaufschnitt, Milch- und Milchprodukte.

Mittagessen: Mischkost-Gerichte mit Kohlenhydraten

Beispiel: 125 g Reis oder 7 Kartoffeln oder 1 gehäufter Teller Nudeln oder 400 g Backofen-Pommes. Dazu gibt es 1 Portion (ca. 150 g bis 250 g) Fleisch, Fisch, Eier oder Sojaprodukte und nach Belieben ein Dessert (ein Stück Kuchen, Eiscreme oder Schokolade)

Abendessen: Eiweiß-Gericht mit Ballaststoffen

Beispiel: 200 g Eiweiß – 3 Eier oder 1 Hähnchenbrust oder 1 Lachssteak oder 1 Scheibe Räuchertofu oder 3 Scheiben Eiweiß-Abendbrot mit Gemüse oder Salat.
Tabu sind Kohlenhydrate: Getreideprodukte, Brot, Nudeln, Reis, Kartoffeln, Wurzelgemüse, Hülsenfrüchte, Obst, Süßigkeiten. Ausnahme: cremige Desserts aus Quark oder Joghurt, gesüßt mit Stevia.

Was zusätzlich guttut: Muskelaufbautraining, aktiver Alltag, Yoga, Entspannungsübungen

Wenn Sie darüber hinaus noch etwas mehr abspecken wollen, stehen Ihnen im Folgenden weitere Trennkost-Varianten zur Auswahl.

Kohlenhydratreduzierte Insulin-Trennkost

Diese Variante ist empfehlenswert für folgende Stoffwechsel- und Hormontypen:

- Nomade mit Übergewicht
- Gestagen-Typ

Wenn Sie sich mithilfe der Tests auf S. 26 f. und 28 ff. als übergewichtiger Nomade oder weiblicher Gestagen-Typ eingeordnet haben, liegen Sie mit dieser Insulin-Trennkost-Variante richtig. Ihr Körper benötigt morgens Kohlenhydrate für die Tagesaktivitäten und zur Aufrechterhaltung des Wärmehaushalts. Ihre Bauchspeicheldrüse schonen Sie durch die reduzierten Kohlenhydratmengen mittags. Das hilft auch dabei, überschüssige Fettreserven schneller abzubauen. Hier gibt es jeden Tag:

Frühstück: Kohlenhydrate mit pflanzlichen Eiweißlieferanten

Wie in der Standard-Insulin-Trennkost. Lassen Sie sich durch den Frühstücksbaukasten sowie die Rezepte ab S. 110 inspirieren.

Mittagessen: Mischkost-Gerichte mit Kohlenhydraten

Passen Sie Ihre Mittagsmahlzeiten an, indem Sie die Menge der Kohlenhydrate halbieren (also ein halber Teller Nudeln oder 250 g statt 500 g Kartoffeln). Essen Sie sich an Ihren Eiweißportionen sowie an ballaststoffreichem Gemüse und Salaten satt.

Abendessen: Eiweiß-Gericht aus tierischen und pflanzlichen Quellen mit Ballaststoffen

Wie in der Standard-Insulin-Trennkost. Lassen Sie sich durch die Rezepte ab S. 132 inspirieren.

Was bei der kohlenhydratreduzierten Insulin-Trennkost zusätzlich guttut: Ausdauertraining, aktiver Alltag, Yoga

Turbo-Insulin-Trennkost

Diese Variante ist empfehlenswert für folgende Stoffwechsel- und Hormontypen:

- Nomade, der mit den ersten beiden Insulin-Trennkost-Varianten nur schwer oder gar nicht abnimmt
- Testosteron-Typ

Hier wird der Tatsache Tribut gezollt, dass Nomaden und Testosteron-Frauen mit Eiweiß wesentlich besser zurechtkommen als mit Kohlenhydraten. Dabei wird auch mittags eine reine Eiweißmahlzeit verzehrt. Doch setzen Sie diese Variante bitte nur so lange ein, wie Sie keinen Heißhunger, keine Konzentrations- oder Kreislaufprobleme haben. Dies wären Zeichen einer Unterversorgung mit Kohlenhydraten. Bei der Turbo-Insulin-Trennkost gibt es jeden Tag:

Frühstück: Kohlenhydrate mit pflanzlichen Eiweißlieferanten

Wie in der Standard-Insulin-Trennkost. Lassen Sie sich durch den Frühstücksbaukasten sowie die Rezepte ab S. 110 inspirieren.

Mittagessen: Eiweiß-Gerichte

Essen Sie sich an Eiweißportionen und ballaststoffreichem Gemüse und Salaten satt. Greifen Sie dazu auf die kulinarischen Kreationen fürs Abendessen zurück (siehe ab S. 132).

Abendessen: Eiweiß-Gericht aus tierischen und pflanzlichen Quellen mit Ballaststoffen

Wie in der Standard-Insulin-Trennkost.

Was bei der Turbo-Insulin-Trennkost zusätzlich guttut: Ausdauer- und Muskelaufbautraining, aktiver Alltag, Yoga

Kohlenhydratbetonte Insulin-Trennkost

Diese Variante ist empfehlenswert für folgende Stoffwechsel- und Hormontypen:

- Ackerbauer mit Übergewicht, der mit den ersten beiden Insulin-Trennkost-Varianten nur schwer oder gar nicht abnimmt.
- Östrogen-Typ mit Adipositas

Diese Trennkostvariante kommt dem Umstand entgegen, dass sich Ackerbauern und Östrogen-Typen mit der Verstoffwechselung von Kohlenhydraten leichter tun. Tierisches Eiweiß allerdings wird durch die Mischung mit Kohlenhydraten das fettblockierende Insulin unnötig erhöhen. Die unmittelbare Insulinwirkung der Kohlenhydrate können Sie mit etwas mehr Fett bremsen (20 bis 40 g). Hier gibt es jeden Tag:

Frühstück: Kohlenhydrate mit pflanzlichen Eiweißlieferanten

Wie in der Standard-Insulin-Trennkost. Lassen Sie sich durch den Frühstücksbaukasten sowie die Rezepte ab S. 110 inspirieren.

Mittagessen: Mischkost-Gerichte mit Kohlenhydraten

Passen Sie Ihre Mittagsmahlzeiten an, indem Sie die Menge der Kohlenhydrate erhöhen. Dazu verzehren Sie die nächsthöhere Menge Kohlenhydrate, die Sie mithilfe Ihres BMI ausgerechnet haben (Kohlenhydraterechner siehe S. 39).

Das heißt, dass Frauen mit einem BMI unter 25 zu 100 Gramm Nudeln & Co. greifen dürfen, Frauen mit einem BMI über 25 und Männer mit einem BMI unter 30 zu 125 Gramm Kohlenhydraten beispielweise in Form von Brot, Kartoffeln und einem Dessert.

Ackerbauer-Männer mit einem BMI über 30 können sich an 150 Gramm Kohlenhydraten gut satt essen. Gern mit dabei: viel Gemüse und Salate mit pflanzlichen Fetten sowie Obst.

Abendessen: Eiweiß-Gericht aus tierischen und pflanzlichen Quellen mit Ballaststoffen

Wie in der Standard-Insulin-Trennkost. Lassen Sie sich durch die Rezepte ab S. 132 inspirieren.

Was zusätzlich guttut: Muskelaufbautraining, aktiver Alltag, Yoga, Entspannungsübungen

info

WAS INSULIN LOCKT

Rechts sehen Sie eine Grafik zum sogenannten »Insulin-Score« verschiedener Lebensmittel. Die Länge der Balken veranschaulicht jeweils die unterschiedliche Höhe der Insulinausschüttung. Verglichen wurde die Wirkung von Einzellebensmitteln, von denen Mengen, die je 250 Kilokalorien lieferten, verzehrt wurden.

Schwach fällt die Insulinreaktion erwartungsgemäß aus, wenn überwiegend eiweißhaltige Lebensmittel wie z. B. Rindfleisch, Fisch oder Käse gegessen werden. Unerwartet niedrige Insulinwerte erreichen allerdings Hartweizennudeln und Vollkornnudeln, überwiegend kohlenhydrathaltige Produkte, die offensichtlich so langsam verstoffwechselt werden, dass der Blutzucker nur mäßig erhöht wird. Auch Äpfel und Orangen liegen, obwohl sie Zucker enthalten, im deutlich grünen Insulinbereich, während ihre noch süßeren Fruchtkollegen Weintrauben und Bananen eine vergleichsweise starke Insulinantwort hervorrufen. Auf den ersten Blick erstaunlich hohe Insulin-Scores erreichen Fruchtjoghurt und Vanilleeis, das veranschaulicht deutlich die negative Wirkung der Kombination von tierischem Eiweiß und Zucker.

LEBENSMITTEL UND IHRE INSULINREAKTION

Insulin-Score verschiedener Lebensmittel je 250 kcal* (in Prozent)

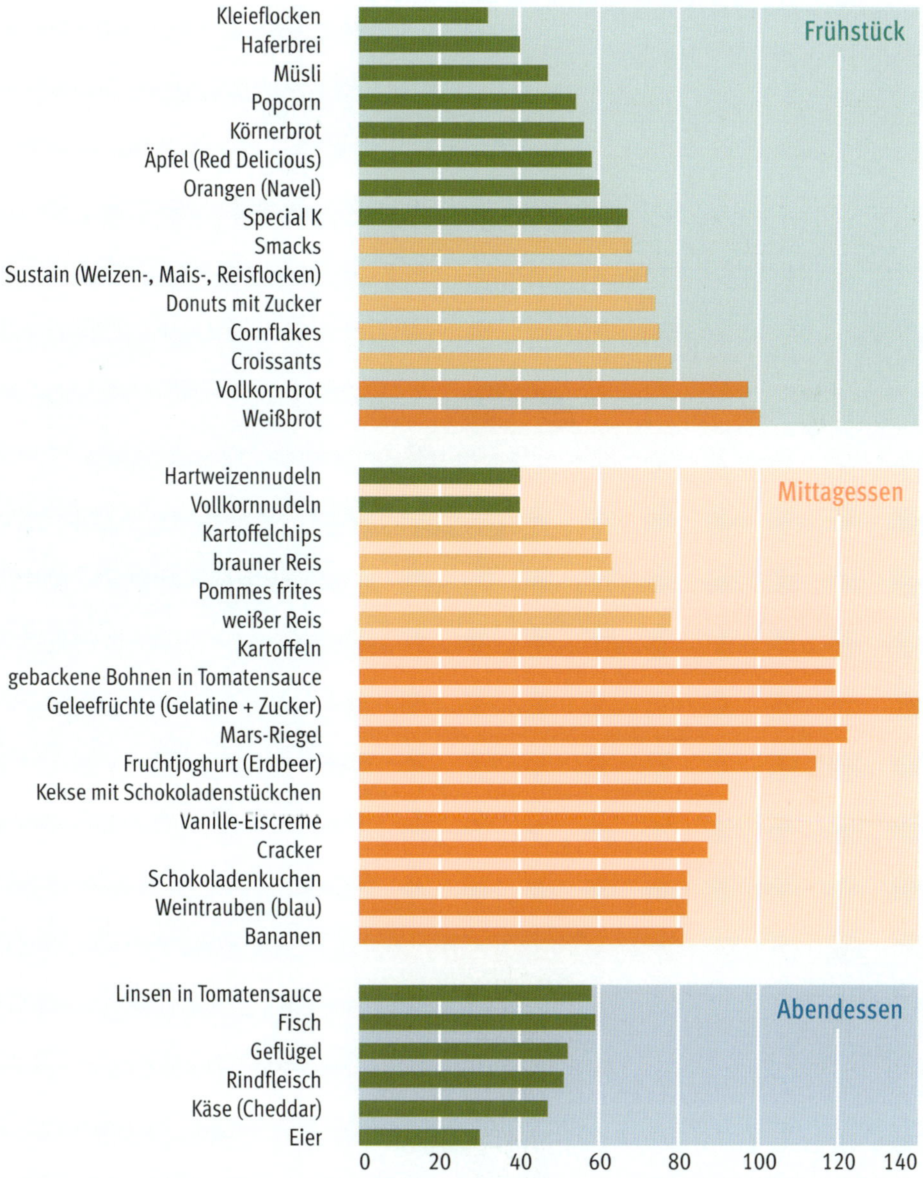

** Referenzwert: Weißbrot 100 %*

Ideal für morgens und abends sind die Lebensmittel, die die niedrigsten Insulinreaktionen hervorrufen (grün, gelb). Die für morgens empfohlenen großen Brotmengen sind trotz der Insulinreaktion (rot) sinnvoll, um die leeren Zuckerspeicher zu füllen. Die Verwendung von Streichfett wiederum bremst das Insulin.

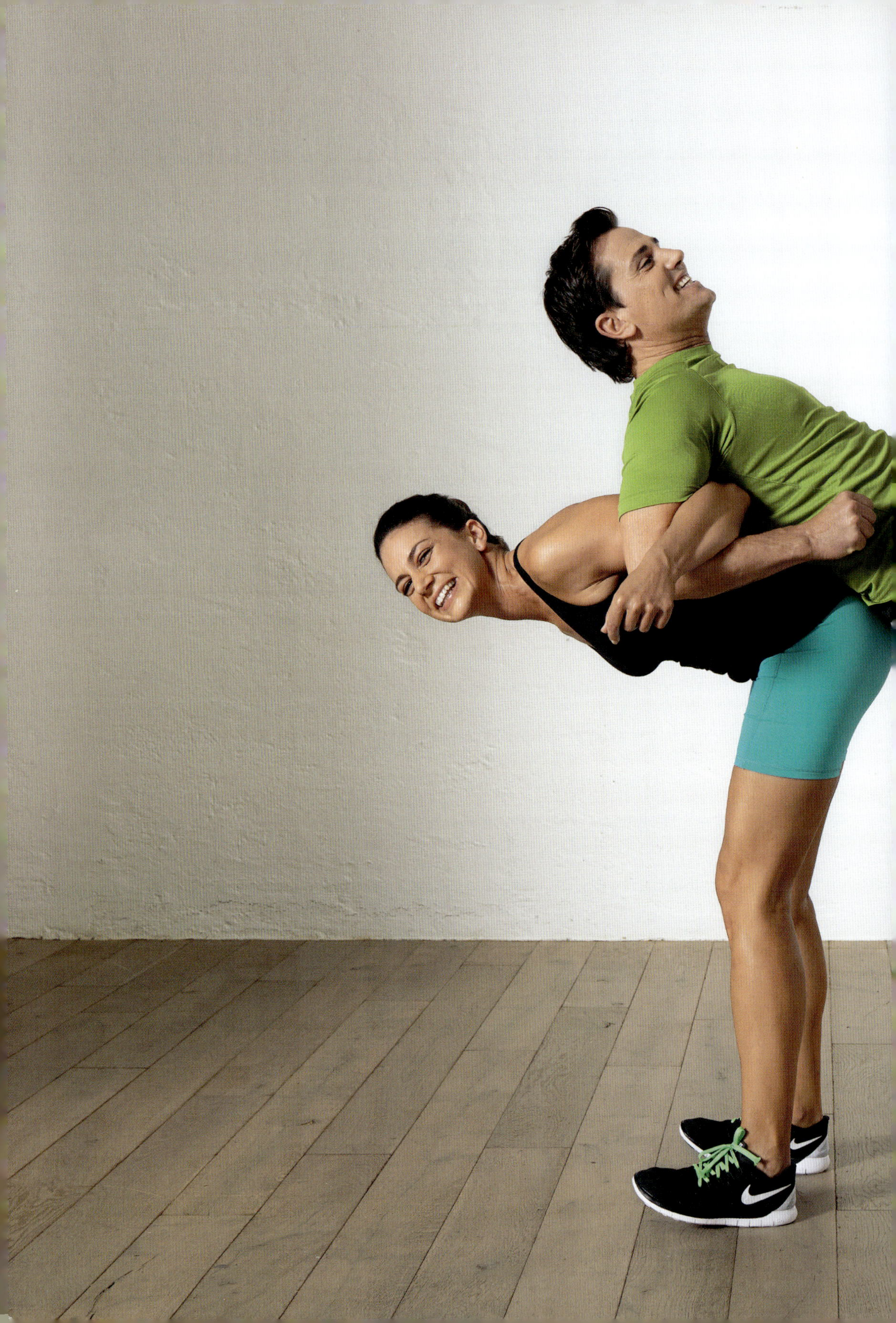

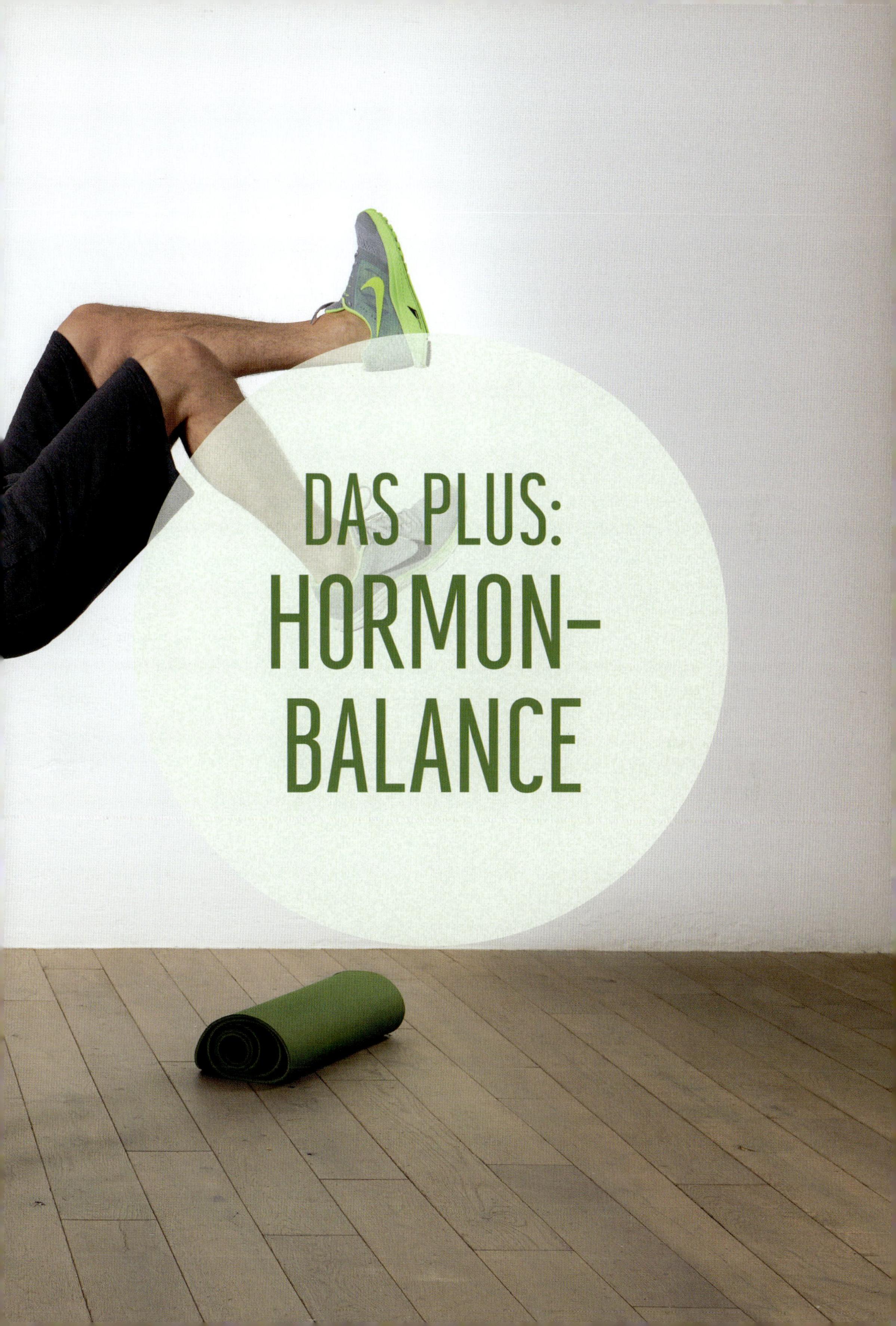

DAS PLUS: HORMON-BALANCE

STOFFWECHSELTURBO BEWEGUNG

Sie wollen abnehmen, weil Sie sich wieder wohler in Ihrer Haut fühlen oder etwas für Ihre Gesundheit tun wollen oder einfach alles beides? Das erreichen Sie ganz sicher mit einer Ernährungsumstellung auf die Schlank-im-Schlaf-Insulin-Trennkost.

Am besten nehmen Sie ab und halten Ihr Wunschgewicht danach auch gut, wenn Sie die Ernährungsumstellung mit Bewegung kombinieren. Das zeigte eine groß angelegte Abnehmstudie an der Penn State Universität von Pennsylvania im Jahr 2008. In zwei Jahren speckten Studienteilnehmer zwischen 10 und 15 Prozent Körperfett ab. Das entspricht beispielsweise bei einer Frau mit 1,68 Meter Körpergröße (BMI 24,8) ganze 10,5 Kilogramm.

Natürlich können Sie eine reine Fettabnahme auch »nur« durch eine stoffwechselgerechte Ernährung erreichen. Regelmäßige körperliche Aktivität lässt Sie aber (noch) besser aussehen. Denn eine gute Figur ist immer auch eine Sache von sportlicher Betätigung. Und Sie tun damit gleichzeitig etwas für Ihre Gesundheit und Ihre geistig-seelische Ausgeglichenheit, denn Bewegung wirkt über das Hormonsystem nicht nur auf den Stoffwechsel und die Zellgesundheit, sondern auch auf die Stimmung.

AUF BEWEGUNG PROGRAMMIERT

Warum das so ist? Unser Körper ist ein Steinzeit-Modell, und unsere Vorfahren waren ständig auf den Beinen. Denn Bewegung sicherte das Überleben. In 2 Millionen Jahren hat sich diese Grundlage unserer Vitalität und Stoffwechselgesundheit in unseren Genen verankert, als ein Muster im menschlichen Stoffwechsel.

Für den modernen Büromenschen, der heute mehr oder weniger unbewegt für seinen Lebensunterhalt sorgt, ist das fatal. Unser Muskel- und Bewegungsapparat ist derselbe wie vor Tausenden von Jahren, deshalb ist klar, dass sich ohne Bewegung viele Stellschrauben im Organismus verstellen. Da die heutigen Arbeitsabläufe meistens nicht stoffwechselgerecht sind, ist jeder von uns gefragt, immer wieder bewusst in Bewegung zu kommen. Das funktioniert in einem bewegten Alltag (siehe S. 66 f.) und natürlich durch regelmäßiges Sporttreiben.

DAS BRINGT SIE RICHTIG IN SCHWUNG

Auf den folgenden Seiten stellen wir Ihnen verschiedene Bewegungsbausteine vor, die den Vorteil haben, dass sie völlig alltagskompatibel sind – auch für Menschen, die nur wenig Zeit haben. Treppensteigen, Spazierengehen, 10 Minuten Krafttraining oder Yoga oder eine Nordic-Walking-Runde gehen immer. So normalisieren Sie gestörte Stoffwechselprozesse, bringen den Stoffwechsel in Schwung und erhöhen Ihren Grundumsatz.

Machen Sie sich Muskeln

Wenn Sie durch regelmäßiges Training Muskeln aufbauen, verbrennen Sie noch mehr Fett. Muskeln sind Stoffwechselorgane, die – wenn

sie nicht benutzt werden – verkümmern: So verbrennen Sie nicht nur weniger Energie und nehmen, wenn Sie nicht anfangen, Kalorien einzusparen, mit der Zeit zu. Auch komplexe Stoffwechselvorgänge und die Hormonbalance werden gestört – Sie werden krank.
Deshalb: Fangen Sie an, etwas für Ihre wichtigsten Verbündeten beim Fettabbau zu tun. Jedes Pfund Muskeln verbrennt nicht nur 17- bis 25-mal mehr Kalorien als Fettgewebe. Der Stoffwechsel läuft noch bis zu zehn Stunden nach dem Training auf höheren Touren – der sogenannte Nachbrenneffekt.
Ausdauertraining in Form von Walking, Laufen, Radfahren oder Schwimmen tut Ihren Muskeln auch gut, fördert aber vor allem die Herz-Kreislauf-Gesundheit und ist ebenso wie Yoga ein perfektes Anti-Stressmittel. Wenn Sie heute anfangen, mehr Bewegung in Ihr Leben zu bringen, sehen Sie nach vier bis sechs Wochen regelmäßigem kombiniertem Ausdauer- und Krafttraining sowie Yoga besser aus, da sich die unter dem Hautbindegewebe liegende Muskulatur aufbaut. Durch die kontinuierliche Förderung der Muskelzellen werden dann auch nach und nach überschüssige Pölsterchen schneller verschwinden.
Allerdings: Am hormontypbedingten Körperbau ändert auch das ausgefeilteste Sportprogramm wenig. Kräftige Oberschenkel lassen sich beispielsweise nicht einfach wegtrainieren. Sie werden aber durch das Training fest und straff und nehmen an Umfang ab. Für alle weiblichen Hormontypen gilt deshalb: Bringen Sie Ihre naturgegebenen Maße in die bestmögliche Wohlfühlform.

Tun Sie etwas für sich!

Das Wichtigste: Werden Sie ab sofort aktiv und bewegen Sie sich jeden Tag: zu Hause, im Büro und an der frischen Luft. Allein durch einen aktiven Alltag verbrennen Sie mehr Fett, sei es durch Treppensteigen, dem Bus hinterherrennen oder Getränkekisten schleppen. Übrigens: Wer noch nie Sport getrieben oder lange nicht mehr trainiert hat, erreicht schon mit einer vergleichsweise geringen Dosis an täglicher Aktivität gute Anfangserfolge.

tipp

RICHTIGES TIMING

Der eine ist morgens richtig wach und geht eine Runde walken oder joggen, der andere startet mit Yoga fit in den Tag. Für Krafttraining ist für alle die Zeit vor dem Abendessen ideal. So kommen Sie danach in den Genuss einer muskelaufbaufördernden Portion Eiweiß und eines verstärkten Nachbrenneffekts im Schlaf. Wenn Sie sehr gestresst oder verspannt sind, hilft Yoga, um vor dem Schlafengehen zur Ruhe zu kommen. Wie Sie es sich einteilen, entscheiden allein Sie. Wichtig: Tragen Sie sich alle Trainingstermine am Anfang der Woche in Ihren Kalender ein. Dann kommen Sie nicht so schnell auf die Idee, sie ausfallen zu lassen.

Beispiel für einen Terminplan:

- Yoga: Jeden Morgen vor dem Frühstück 10 bis 15 Minuten.
- Ausdauertraining: Dreimal pro Woche 20 bis 45 Minuten.
- Krafttraining (Muskelaufbau): Zweimal pro Woche nach dem Ausdauertraining.

Probieren Sie es aus: Die Kombination aus Yoga, Ausdauertraining und Krafttraining führt zu einem besseren Körpergefühl und damit zu einem positiveren Selbstbild.

TIPPS FÜR EINEN AKTIVEN ALLTAG

NEAT – Non Exercise Activity Thermogenesis heißt das Prinzip des bewegten Alltags wissenschaftlich. Studien haben gezeigt, dass NEAT für das Abnehmen sogar noch mehr bringt als einmal pro Woche zu joggen. Jede körperliche Aktivität, die etwas anstrengt, bei der Sie aber nicht außer Atem geraten, sorgt dafür, dass Ihr Körper mehr Fett verbrennt. Vorausgesetzt, Sie betreiben das Ganze nicht zu intensiv. Erst bei höheren Trainingsintensitäten wird die Energie fast ausschließlich aus Zucker bezogen.

Geht immer!

Jeder hat einmal fünf freie Minuten zwischendurch, um von anderen unbemerkt seine Muskeln spielen zu lassen. Das kann in der Schlange an der Supermarktkasse sein, an der Bushaltestelle, beim Zähneputzen oder vor dem Computer. Spannen Sie die Bauchmuskeln fest an, sitzen oder stehen Sie gerade und ziehen Sie den Nabel nach innen. Oder Sie ziehen den Beckenboden bzw. die Gesäßmuskeln immer wieder an und lockern sie zwischendurch.

Kehrwoche

Nicht jeder liebt es, dabei ist es die optimale Gelegenheit, um Herz und Kreislauf in Schwung zu bringen und die Muskeln spielen zu lassen: Bei den verschiedenen Haushaltstätigkeiten werden zahlreiche Muskeln beansprucht. Wenn Sie sich dann noch Ihre Lieblingsmusik auflegen oder auf die Ohren geben, geht die Arbeit noch rhythmischer und leichter von der Hand. Viel Spaß!

Die Bewegungs-Klassiker

Fahren Sie mit dem Rad anstatt mit dem Wagen zur Arbeit. Nehmen Sie die Treppe anstatt den Aufzug oder gehen Sie zu Fuß shoppen, statt im Internet zu bestellen. Das bringt's in 15 Minuten:

Treppen steigen: minus 90 kcal (bei 65 kg Körpergewicht) bis 100 kcal (bei 85 kg)
Mit dem Rad zur Arbeit fahren: minus 30 bis 50 kcal
Zügig zum Bus gehen (10 Min.): minus 30 bis 40 kcal
Gartenarbeit: minus 50 bis 60 kcal
Auto selbst waschen: minus 30 kcal bis 35 kcal
Kniewippen beim Zähneputzen (5 Min.): minus 25 bis 30 kcal
Bauchmuskelübungen beim Fernsehen: minus 10 bis 15 kcal

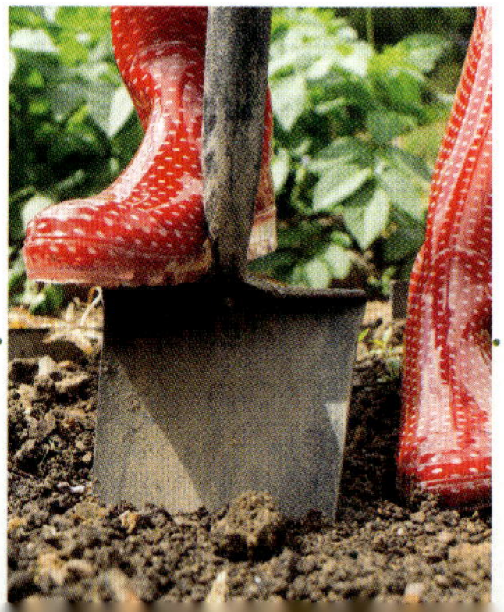

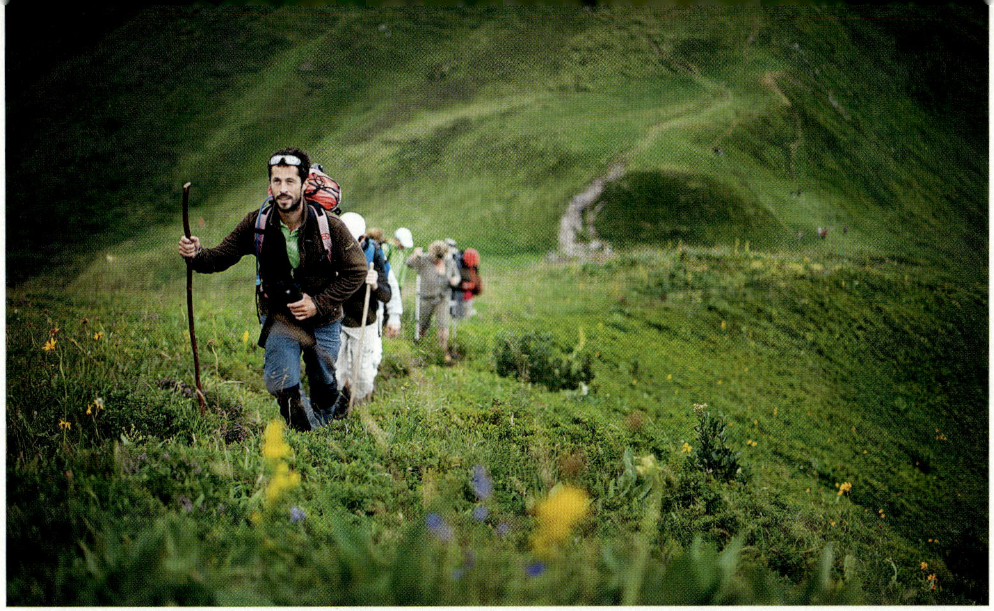

Gehen Sie **wandern**

Nirgendwo funktioniert Stressabbau besser als in der freien Natur. Wandern ist in den letzten Jahren zu einer echten Trendsportart geworden. Die Hauptboni bei dieser moderaten Ausdauerbetätigung liegen in der Stärkung von Herz und Kreislauf und in der Stärkung der Psyche! Dazu müssen Sie auch nicht gleich den Jakobsweg gehen. Erwandern Sie sich am Wochenende doch einfach mal die nähere Umgebung.

Schritte zählen

Kaufen Sie sich einen Schrittzähler, um einmal festzustellen, wie viele Schritte Sie jeden Tag zurücklegen. Schon mit 10 000 Schritten pro Tag senken Sie Ihren Blutdruck und vermindern das Risiko einer Insulinresistenz und damit der Gefahr, an einem Typ-2-Diabetes zu erkranken. Gut, 10.000 Schritte sind kaum zu schaffen, wenn Sie nicht gerade als Postbote oder Kellnerin arbeiten. Aber bleiben Sie dran und versuchen Sie Ihr Schrittekonto jeden Tag so voll wie möglich zu bekommen.

Mini-**Workout**

Stellen Sie sich in einen Türrahmen und lassen Sie Ihre Arme nach unten hängen. Die Füße stehen schulterbreit voneinander entfernt, die Zehen zeigen gerade nach vorne.
Gehen Sie jetzt leicht in die Knie und drücken Sie Ihre Handrücken an den Rahmen. Spannen Sie auch Ihren Bauch an und ziehen Sie Ihren Bauchnabel nach innen. Halten Sie die Spannung 10 Sekunden, dabei ruhig weiteratmen. Wiederholen Sie die Übung sechs Mal.
Anschließend grätschen Sie Ihre Beine und stellen Ihre Füße mit der Außenkante an den Rahmen. Spannen Sie wieder Ihre Muskeln an und drücken Sie gegen den Rahmen. Atmen Sie dabei ruhig weiter und halten Sie die Position 5 bis 10 Sekunden lang. Wiederholen Sie auch diese Übung sechs Mal.

AUSDAUER FÜR EINEN LANGEN ATEM

Sport macht Spaß, und Training muss auch keine Quälerei sein. Suchen Sie sich eine Sportart aus, die Ihnen gut gefällt und die Sie leicht, insbesondere auch zu jeder Jahres- und Tageszeit, ausüben können. Auch der Zeitaufwand sollte sich im Rahmen halten. Sie tun sich immer etwas Gutes, egal ob Sie 10 oder 45 Minuten trainieren. Nachweislich lässt sich schon mit wenig Aufwand die Kondition verbessern und gleichzeitig viel Kraft für Herz und Kreislauf und das Immunsystem gewinnen.

Wenn Sie sich viel bewegen, machen Sie Ihrer Muskulatur ein großes Geschenk. Die Zellkraftwerke (Mitochondrien) in jeder Muskelzelle vergrößern sich. Hier wird die durch Nahrung zugeführte Energie verwertet. Auch Abfallprodukte wie Milchsäure, die den Stoffwechsel hemmen und das Leistungsvermögen beeinträchtigen, werden dort abgebaut.

Insbesondere Ausdauertraining fördert die Blut- und Sauerstoffversorgung aller Zellen. Ob Sie nun zügig gehen, walken, Rad fahren oder schwimmen – Sie kräftigen das Herz- und Kreislaufsystem, und der Herzmuskel benötigt für seine Arbeit weniger Sauerstoff. Und noch ein Plus: Heißhungerattacken lösen sich durch körperliche Aktivität in Nichts auf!

DAS WICHTIGSTE: DRANBLEIBEN!

Beim Ausdauersport gilt: Trainieren Sie mäßig, aber regelmäßig. Mit der Zeit findet dann ein Prozess der dynamischen Anpassung statt. Das heißt, dass Sie sich nach Ihrer ersten Runde Radfahren oder Nordic Walking zwar gut durchblutet und durchpustet fühlen, aber noch keine spürbaren körperlichen Veränderungen wahrnehmen. Sie werden aber mit jeder Woche, die Sie dranbleiben, fitter und fitter. Deshalb sollte Sport auch nicht nur ein Lebensabschnittsgefährte sein, sondern ein Lebensbegleiter.

Sportwissenschaftler empfehlen drei bis vier Trainingseinheiten pro Woche von jeweils 30 bis 45 Minuten. Aber auch 10-Minuten-Einheiten bringen laut Sportwissenschafts-Koryphäe Prof. Wildor Hollmann gerade bei Untrainierten gute Effekte. Das Wichtigste ist, dass Sie dranbleiben! Muss aus Zeit- oder Gesundheitsgründen ein Training mal ausfallen, ist das nicht schlimm. Machen Sie dann einfach weiter mit Ihrem Programm.

Den Aufwand gering halten

Wer noch nie Sport getrieben hat oder das Gefühl hat, es alleine nicht zu schaffen, ist in einer Gruppe gut aufgehoben. Entsprechende Angebote gibt es auch bei Ihnen in der Nähe. Erkundigen Sie sich bei Ihrem Sportverein oder im Fitnessstudio. Im Internet und in der Lokalpresse finden Sie auch Adressen von ausgebildeten Sportwissenschaftlern in Ihrer Nähe, die Personal Training anbieten.

Übrigens: Der Einstieg ins Training fällt leichter, wenn Sie es in der Nähe Ihres Wohnorts ausüben (zum Beispiel ins nahe Schwimmbad gehen, im benachbarten Park walken oder auf Radwegen Fahrrad fahren.

NORDIC-WALKING-EINSTEIGERPROGRAMM

Der Ausdauersport-Klassiker, außerdem ideal für Sportanfänger und bei Übergewicht: das schnelle Gehen mit Stöcken. Der Bewegungsablauf beim Nordic Walking ähnelt dem des klassischen Skilanglaufs, nur ohne Bretter unter den Füßen. Dabei führen Sie mit den Armen im Wechsel Stockschwünge aus. Der rechte Stock und das linke Bein bewegen sich gleichzeitig nach vorne, wobei der rechte Stock immer dann den Boden berührt, wenn man mit der linken Ferse aufsetzt bzw. der linke Stock, wenn die rechte Ferse aufsetzt. Die Stöcke führen Sie nah am Körper. Die Hände öffnen sich, sobald der Stock nach schräg hinten gesetzt wird und packen wieder zu, wenn man den Stock wieder nach vorne nimmt.

Machen Sie anfangs nicht zu lange Schritte, schwingen Sie ihre Arme weit und halten Sie sie gerade. Arbeiten Sie mit den Armen immer nach hinten, dabei sollten Sie mit den Händen hinter die Hüften kommen.

tipp

IMMER MIT PULSUHR

Die Pulsuhr hilft Ihnen, Ihr richtiges Trainingstempo zu finden, bei dem Sie mit ausreichend Sauerstoff versorgt sind. Dabei sollte Ihre Trainingsherzfrequenz den Wert von 180 minus Lebensalter in Jahren betragen. So beträgt diese beim Nordic Walking und beim Laufen bei einem 45-jährigen Einsteiger »180 – 45 = 135«. Der Trainingspuls sollte also 135 Schläge pro Minute nicht dauerhaft überschreiten. Und ganz ohne zu rechnen und zu messen: Solange Sie sich beim Training einigermaßen unterhalten können, ohne zu keuchen, sind Sie im sicheren Bereich.

Basistraining:

- Zweimal pro Woche 20 Minuten im niedrigen Bereich (Pulsuhr) walken,
- nach sechs Wochen dreimal pro Woche 20 Minuten im niedrigen Bereich,
- nach neun Wochen dreimal pro Woche 25 Minuten im niedrigen Bereich,
- nach zwölf Wochen dreimal pro Woche 30 Minuten im höheren Bereich walken.

RADFAHREN KANN [FAST] JEDER

Radfahren ist die am weitesten verbreitete Bewegungsaktivität, sie hat einen hohen gesundheitlichen Nutzen und – wenn man draußen radelt – auch einen gewissen Erlebnisfaktor. Das alles bei einer sehr schonenden Belastung. Da das Körpergewicht beim Radfahren zu fast 70 Prozent vom Sattel getragen wird, ist diese Sportart besonders für Einsteiger geeignet, denen vielleicht einige Pfunde zu viel bisher die Lust am Sport geraubt haben.

Bei regelmäßigem Training wirkt sich Radfahren positiv auf das Körpergewicht, die Ausdauer und die Herzfunktionen aus und hat eine entstressende Wirkung.

Basistraining:

- In der ersten Woche an zwei Tagen jeweils zweimal 10 Minuten fahren mit 1 Minute Pause dazwischen,
- in der zweiten Woche an zwei Tagen jeweils zweimal 12 Minuten fahren mit 1 Minute Pause dazwischen,
- in der dritten Woche an einem Tag wie in der zweiten Woche trainieren, an einem zweiten Tag 20 Minuten durchfahren.

MUSKELAUFBAU FÜR OPTIMALES FATBURNING

Muskelzellen sind die natürlichen Gegner der Fettzellen, also sollten Sie sie zügig (wieder) aufbauen. Mehr Muskeln bedeuten außerdem einen höheren Grundumsatz. In einem Jahr kann jedes Kilogramm neue Muskulatur 1,5 Kilogramm Fettgewebe abbauen! Aber weil die neuen Kraftpakete schwerer sind als Fett, tut sich zwischendurch auf der Waage nicht an. Orientieren Sie sich deshalb besser nicht an den Kilos, sondern weiterhin am Bauchumfang, und der wird ruckzuck schmäler.

Gerade Anfängern, Menschen mit stärkerem Übergewicht oder Senioren fällt Krafttraining anfangs oft viel leichter als Ausdauersport. Ein kurzes Zirkelprogramm mit sechs Übungen für alle großen Muskeln – wie auf den folgenden Seiten gezeigt und beschrieben – dauert nur fünf, sechs Minuten und bringt gerade Ungeübten gute Erfolge. An zwei Tagen pro Woche sollten Sie das Herz-Kreislauf-Training deshalb durch ein Krafttraining ergänzen.

RICHTIG TRAINIEREN

Unsere Workouts für jeden Stoffwechseltyp ab S. 71 fordern Ihre Muskeln so, dass sie nach und nach wachsen und stärker werden. Damit können Sie erfolgreich abnehmen und Sie sehen natürlich auch besser und jünger aus. Lesen Sie sich vor dem Training genau die Übungsbeschreibungen durch. Üben Sie konzentriert und atmen Sie in Ihrem Rhythmus, damit Ihre Muskeln gut mit Sauerstoff versorgt werden. Die Belastungsdauer sollte 45 Sekunden pro Übung betragen (ein Durchgang bei je 10 bis 15 Wiederholungen). Dieses sogenannte Ein-Satz-Training ist für Untrainierte in den ersten Wochen sehr wirkungsvoll. Weil sich in unserem Workout auf den nächsten Seiten Übungen für verschiedene Muskelgruppen abwechseln, müssen Sie keine Pausen machen. Je mehr Trainingserfahrung Sie besitzen, mit desto mehr Sätzen werden Sie trainieren; als ideal gelten drei Sätze mit 10 bis 25 Wiederholungen.

SO WACHSEN IHRE MUSKELN

Der Muskelaufbau findet erst statt, wenn sich die Muskeln vom Trainingsreiz erholen. Das liegt daran, dass sie jetzt die Energiespeicher erweitern, um für zukünftige Belastungen vorzusorgen. Deshalb sollten sich Belastungs- und Erholungsphasen immer abwechseln. Also immer mindestens 24 Stunden Pause zwischen zwei Workouts einhalten. Erst durch die langsame, stetige Belastung wachsen Muskelzellen.

info

WENIGER IST MEHR

Eine Studie zum Thema »Ein-Satz- contra Mehr-Satz-Training« an der Universität Bayreuth hat gezeigt: Ein-Satz-Training ohne Ausbelastung, also nicht bis zur Erschöpfung, bringt für Neulinge ähnliche Effekte wie ein ausbelastendes Mehr-Satz-Training.

DIAGONALES
BEINHEBEN

1. Sie stehen aufrecht auf Ihrer Unterlage mit etwas mehr als hüftbreit geöffneten Beinen. Die Fußspitzen zeigen nach vorn und Ihr Gewicht ruht leicht auf den Fersen. Ihre Körperhaltung ist kontrolliert, kraftvoll und aufrecht. Schultern und Nacken sind entspannt. Ziehen Sie Ihren Bauchnabel leicht nach innen.

2. Atmen Sie aus und heben Sie Ihr linkes Bein ohne Schwung bis auf Höhe des Beckens. Führen Sie dabei die rechte Hand zum linken Knie, sodass sie sich in Höhe des Bauchnabels treffen. Heben Sie den gestreckten linken Arm zur Stabilisierung der Haltung nach links oben. Den Bauch ziehen Sie dabei weiter nach innen, der Oberkörper bleibt aufrecht. Der Blick ist nach vorne gerichtet.

3. Kommen Sie zurück in die Ausgangsposition und wechseln Sie das Bein.

4. Üben Sie langsam und kontrolliert 10 – 30 Mal. Die Kraft kommt aus dem unteren Bauch.

Kräftigt die untere Bauchmuskulatur sowie die Bein- und Armmuskulatur.

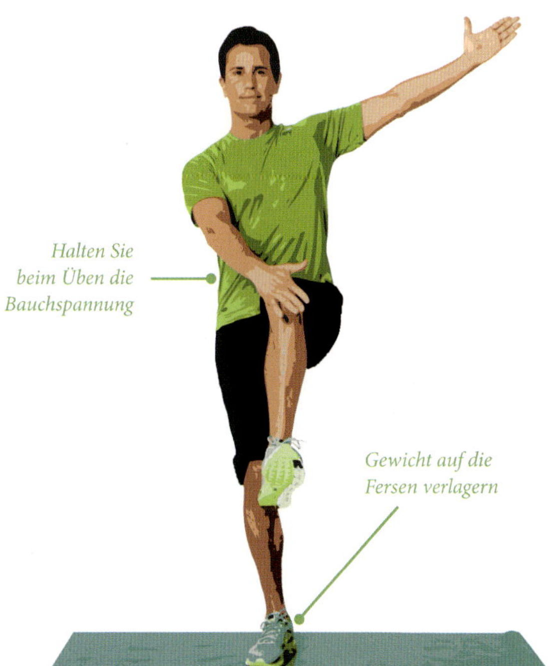

tipp

RICHTIG ÜBEN

Für das Workout auf den folgenden Seiten benötigen Sie nur eine Yoga- oder Isomatte, ca. 15 Minuten Zeit, Ihre Ruhe und – nur Ihr eigenes Körpergewicht. Die funktionellen Körperübungen wirken mobilisierend und kräftigend. Sie können sie abwechselnd mit Ihrem Yogaprogramm morgens oder zusätzlich am Abend ausführen. Denken Sie daran, dass für den Muskelaufbau immer 24 Stunden Pause zwischen zwei Trainingseinheiten liegen sollten, da Muskelzellen erst in der Regenerationsphase wachsen.

TISCH

1. Gehen Sie in den Vierfüßlerstand. Die Hände stehen dabei unter den Schultern, die Fingerspitzen zeigen nach vorne. Die Knie sind hüftbreit geöffnet, die Fußspitzen sind aufgestellt. Der Blick ist nach unten gesenkt. Kopf, Nacken und Rücken bilden eine gerade Linie. Ziehen Sie Ihren Bauchnabel leicht nach innen und atmen Sie normal weiter. Bei Problemen im Handgelenk verlagern Sie Ihr Gewicht mehr nach vorn in Richtung der Finger.

2. Gewinnen Sie nun mit Ihrem rechten Bein einen festen Stand aus der Hüfte heraus und strecken Sie das linke Bein nach hinten aus. Bauch- und Rumpfmuskulatur bleiben in Spannung.

3. Bringen Sie das gestreckte Bein bis auf Höhe des Beckens und heben Sie gleichzeitig den rechten Arm bis auf Kopfhöhe. Aus dieser Position heraus heben und senken Sie die gestreckten Gliedmaßen jeweils um 5 Zentimeter nach oben und nach unten.

4. Üben Sie langsam und kontrolliert. Ziehen Sie Ihren Bauchnabel ein und achten Sie darauf, dass Ihr Blick die ganze Zeit über nach unten gerichtet ist. Wiederholen Sie die Übung 10 – 30 Mal langsam und kontrolliert. Wechseln Sie anschließend die Seite.

Diese Übung stärkt Rücken, Beine und Bauch.

Nicht ins Hohlkreuz fallen

Ausgestreckter Arm und ausgestrecktes Bein nach oben und unten heben und senken

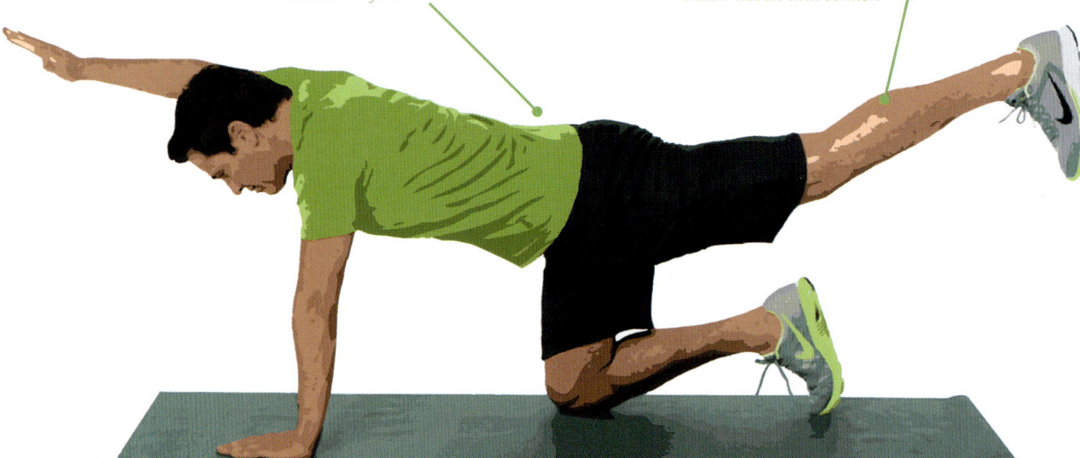

CRUNCHES

1. Gehen Sie in die Rückenlage. Stellen Sie Ihre Beine gebeugt und hüftbreit auf mit festem Stand in den Füßen und bringen Sie Ihre Arme gestreckt hinter den Körper.

2. Atmen Sie aus und bringen Ihre Arme nach vorne. Legen Sie Ihre Hände links und rechts neben Ihr Becken. Heben Sie dabei Ihre Schulterblätter vom Boden und ziehen Sie die Schultern von den Ohren weg. Ziehen Sie Ihr rechtes Bein angewinkelt an. Bewegen Sie dabei die linke Schulter in Richtung der rechten Hüfte. Wenn Sie Probleme mit dem Nacken haben, stützen Sie mit der linken Hand hinter Ihrem Kopf.

3. Halten Sie diese Position für 6–8 Sekunden und atmen Sie dabei ruhig in Ihrem Rhythmus. Der Bauchnabel sinkt dabei etwas nach innen.

4. Atmen Sie wieder ein und gehen Sie langsam und kontrolliert zurück in die Ausgangslage. Machen Sie pro Seite 10–30 Wiederholungen.

Stärkt die schrägen Bauchmuskeln und die tieferliegende Muskulatur im Unterbauch.

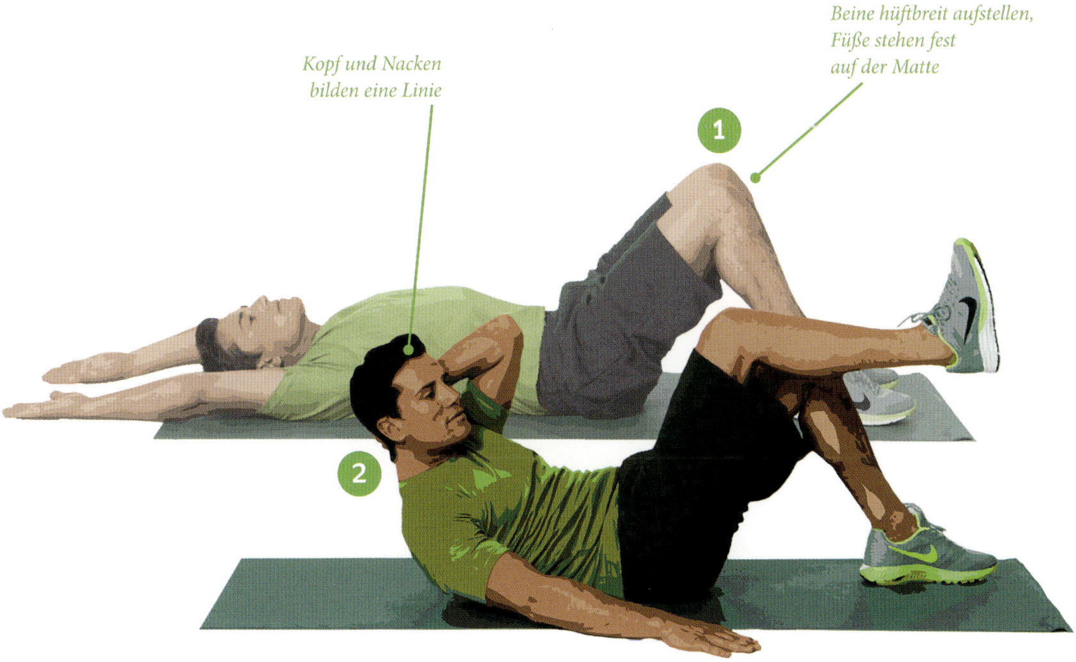

SCHULTER-BRÜCKE

1. Bleiben Sie in der Rückenlage und stellen die Beine angebeugt auf, sodass die Füße hüftbreit und parallel zueinander stehen. Die Arme liegen neben dem Körper, die Handinnenflächen liegen auf dem Boden. Drücken Sie kraftvoll mit den Außenkanten der Fersen in den Boden.

2. Heben Sie nun langsam zuerst das Becken und dann Wirbel für Wirbel den Rücken nach oben, bis Ihr Körper von den Schultern bis zu den Knien eine schiefe Ebene bildet.

3. Bringen Sie Ihre gestreckten Arme hinter den Kopf. Ziehen Sie Ihren Bauch lang, schieben Sie Ihr Becken kraftvoll nach oben.

4. Halten Sie diese Position 3–10 tiefe Atemzüge lang.

5. Beim nächsten Einatmen beginnen Sie, den Rücken Wirbel für Wirbel langsam wieder auf der Unterlage abzulegen.

Kräftigt den unteren Rücken und das Gesäß.

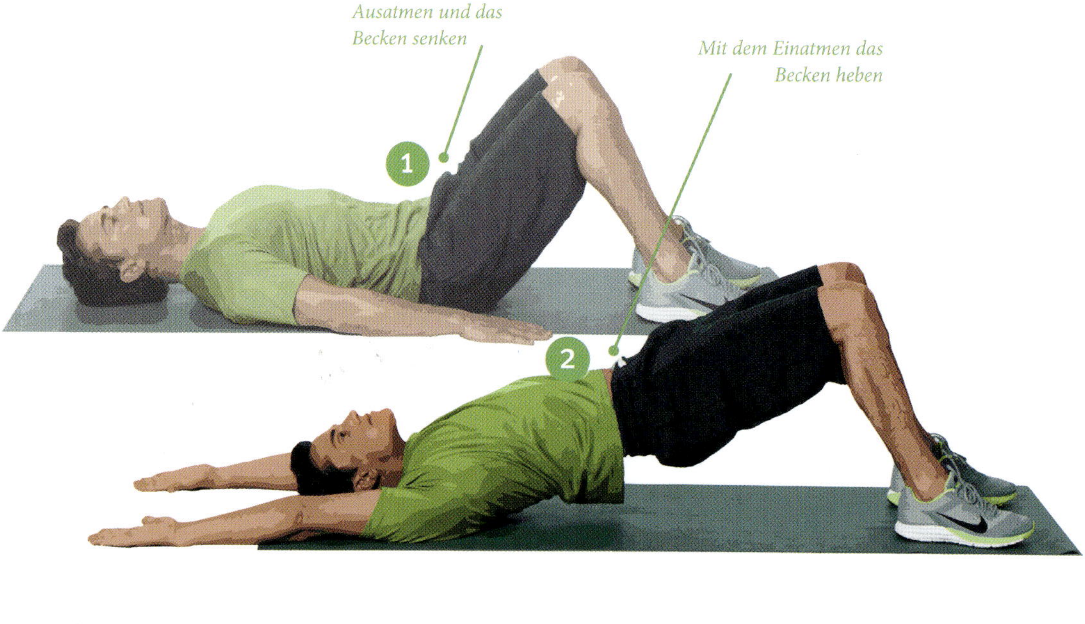

IN SEITENLAGE
BEINHEBEN

1. Rollen Sie sich aus der Rückenlage auf die rechte Seite. Der untere Arm ist nach oben gestreckt, der Kopf ruht auf der Schulter. Das untere Bein ist im 45-Grad-Winkel angebeugt. Ziehen Sie ihren Bauch leicht nach innen. Der obere rechte Arm wird im rechten Winkel angebeugt, die Hand stützt sich vor der Brust ab.

2. Strecken Sie nun Ihr oberes Bein mit dem Ausatmen und ohne Schwung gestreckt nach oben. Die Zehenspitzen sind angezogen. Die Bewegung erfolgt aus dem Becken und der Taille.

3. Mit dem Einatmen senken Sie dann das Bein langsam, jedoch ohne es abzulegen. Achten Sie darauf, dass Sie in der Hüfte nicht abknicken.

4. Wiederholen Sie die Bewegung 10 – 30 Mal.

5. Senken Sie das Bein ganz ab, drehen Sie sich über den Bauch zur anderen Seite und wiederholen Sie die Übung mit dem anderen Bein.

Kräftigt die Oberschenkelinnenseiten, Hüfte und Taille.

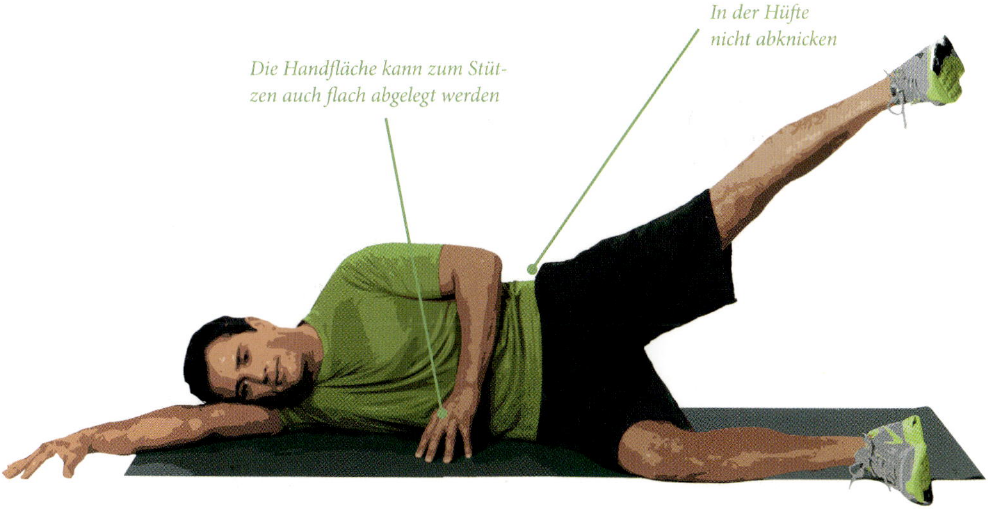

EINFACHER LIEGESTÜTZ

1. Gehen Sie in den Vierfüßlerstand. Platzieren Sie die Knie ein Stück weit hinter dem Becken. Die Arme sind unterhalb der Schultern aufgestellt. Der Blick zeigt nach unten. Stellen Sie Ihre Hände links und rechts neben der Unterlage ab. Winkeln Sie nun die Unterschenkel an und überkreuzen Sie die Fußgelenke. Achten Sie darauf, dass das Gewicht nicht auf den Kniescheiben ruht, sondern etwas höher am Ansatz der Oberschenkel. Bei Bedarf können Sie auch ein gefaltetes Handtuch unter die Knie legen. Kopf und Rücken bilden eine Linie. Ziehen Sie Ihren Bauchnabel nach innen. Der Brustkorb ist weit. Ziehen Sie die Schulterblätter zueinander.

2. Atmen Sie ein und senken Sie den Brustkorb zwischen die Hände ab. Der Kopf ragt dabei weit vor die Hände und bildet nach wie vor eine Linie mit dem Rücken. Die Bauchmuskulatur bleibt angespannt, ebenso die Beine und der untere Rücken.

3. Beim Ausatmen drücken Sie die Arme wieder durch und heben den Brustkorb nach oben.

4. Wiederholen Sie die Übung 10–30 Mal, je nachdem, wie kräftig Sie sind. Für Fortgeschrittene: Machen Sie anschließend 30 Sekunden Pause und trainieren Sie noch 2 Sätze mit derselben Wiederholungszahl.

Kräftigt Oberarme und Brustmuskulatur. Öffnet den Brustkorb, macht die Schultergelenke beweglich und stabilisiert den oberen Rücken.

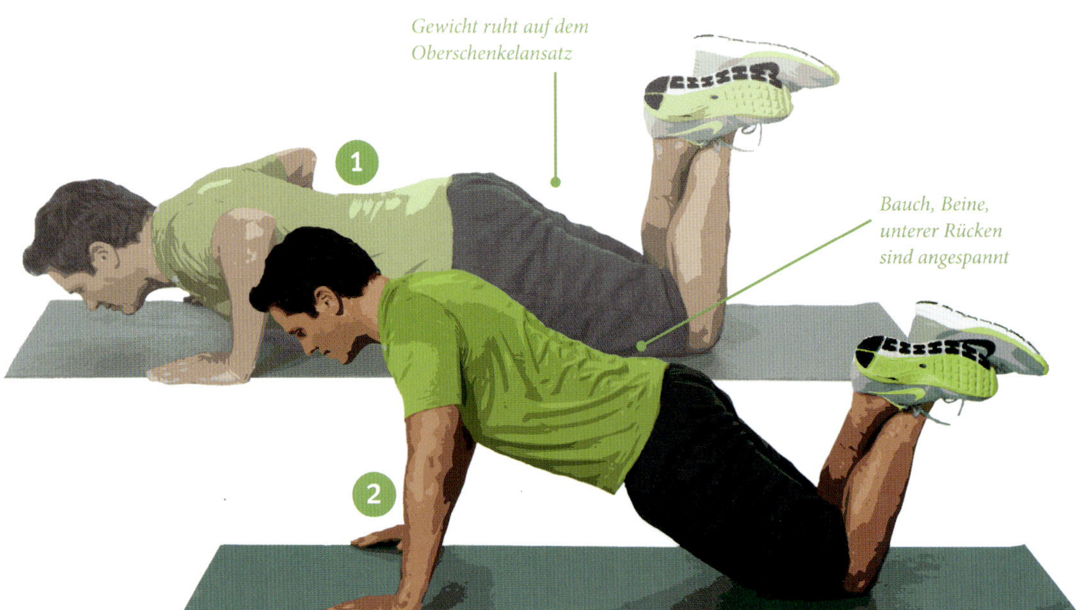

YOGA
FÜR DIE HORMON-BALANCE

Yoga als ganzheitlich angelegte Bewegungsform ist das Beste, was Sie für sich tun können. Die fernöstliche Übungsmethode macht schön, gesund, entspannt – und mit den Übungen auf den nächsten Seiten auch einen flachen Bauch.
Grundsätzlich wirkt Yoga positiv auf:

- den Hormonstoffwechsel,
- Muskulatur und Kraft,
- Beweglichkeit und Dehnbarkeit,
- die koordinativen Fähigkeiten,
- das Herz- und Kreislaufsystem,
- die Entspannungsfähigkeit,
- Konzentration und Leistungsfähigkeit,
- einen tieferen Atem,
- eine aufrechte, selbstbewusste Haltung,
- eine frischere, attraktivere Ausstrahlung.

DAS PERFEKTE RUNDUMPAKET

Der Ursprung der Übungen (Asanas) auf den nächsten Seiten liegt im Hatha Yoga. Bei dieser Form des Yoga wird das körperlich-geistige Gleichgewicht durch drei Dinge angestrebt: die Asanas selbst, einen tieferen Atem sowie die Konzentration auf das Üben (Meditation). So wird »Prana«, auf Deutsch »die Lebensenergie« wieder in Fluss gebracht und gesteigert. Je bewusster und sorgfältiger die Bewegungen und Haltungen ausgeführt werden, desto stärker wird der gesamte Organismus aktiviert. Wichtige Drüsen wie die Schilddrüse, die Hypophyse oder die Eierstöcke bei Frauen werden angeregt, was den Hormonhaushalt harmonisieren kann. Es werden Muskeln, Sehnen und Bänder gedehnt und dadurch die Beweglichkeit der Gelenke verbessert. Stoffwechsel und Verdauung werden angeregt und gestärkt. Yoga unterstützt das vegetative – für die Entspannung zuständige – Nervensystem.
Regelmäßiges Üben, zum Beispiel mit den nachfolgenden Asanas, verbessert Kraft und Dehnbarkeit, sorgt für eine straffere Silhouette und eine gute Haltung. Selbst wenn die Übungen mitunter sehr einfach aussehen, sie wirken alle auf die tieferliegende Muskulatur und fördern den Muskelaufbau, insbesondere in der Körpermitte. Idealerweise nehmen Sie sich jeden Tag 15 Minuten Zeit für Ihre Yogaübungen.

tipp

SO EINFACH, SO GUT

Sie benötigen zum Üben nur eine Yogamatte, 15 Minuten Ruhe und bequeme Kleidung, die nicht einengt. Versuchen Sie Ihr Yogaprogramm morgens durchzuführen, bevor Familie und Alltag Sie mit Beschlag belegen. Dann haben Sie es hinter sich und sind fit für den Tag. Das folgende Programm ist für Einsteiger gedacht und entfaltet vom ersten Üben an seine vollen Effekte. Gehen Sie dabei behutsam an Ihre Leistungsgrenzen und versuchen Sie immer, Verspannungen durch bewusstes Atmen zu lockern. Beim richtigen Üben darf danach nichts wehtun. Spüren Sie nach dem Üben gut nach, wie es Ihnen geht.

DREIECK

1. Stellen Sie sich mit etwas mehr als schulterbreit geöffneten Beinen auf die Yogamatte. Strecken Sie Ihre Beine kraftvoll durch. Spannen Sie Ihren Unterbauch leicht an und ziehen Sie den Bauchnabel nach innen. Atmen Sie ruhig in Ihrem Rhythmus.

2. Nun drehen Sie den linken Fuß mit der Spitze zur Seite. Heben Sie Ihren rechten Arm gestreckt bis in die Fingerspitzen nach oben. Der linke sinkt währenddessen nach unten. Legen Sie die linke Hand am Fußknöchel ab, sodass die Arme eine gerade Linie bilden. Der Blick zeigt nach oben zur rechten Hand. Achten Sie darauf, dass die Bewegung nur aus der Hüfte kommt und kippen Sie nicht nach vorne. Halten Sie die Position 2–3 Atemzüge lang.

3. Gehen Sie zurück in die Ausgangsposition.

4. Nun drehen Sie den rechten Fuß mit der Spitze zur Seite. Wiederholen Sie die Übung zur anderen Seite. Halten Sie auch dort die Position 2–3 Atemzüge lang und richten sich dann wieder auf.

Diese Übung dehnt die Flanken und Beine und kräftigt den Rumpf. Zudem streckt sie und entlastet die Wirbelsäule, vertieft den Atem und regt den Stoffwechsel an.

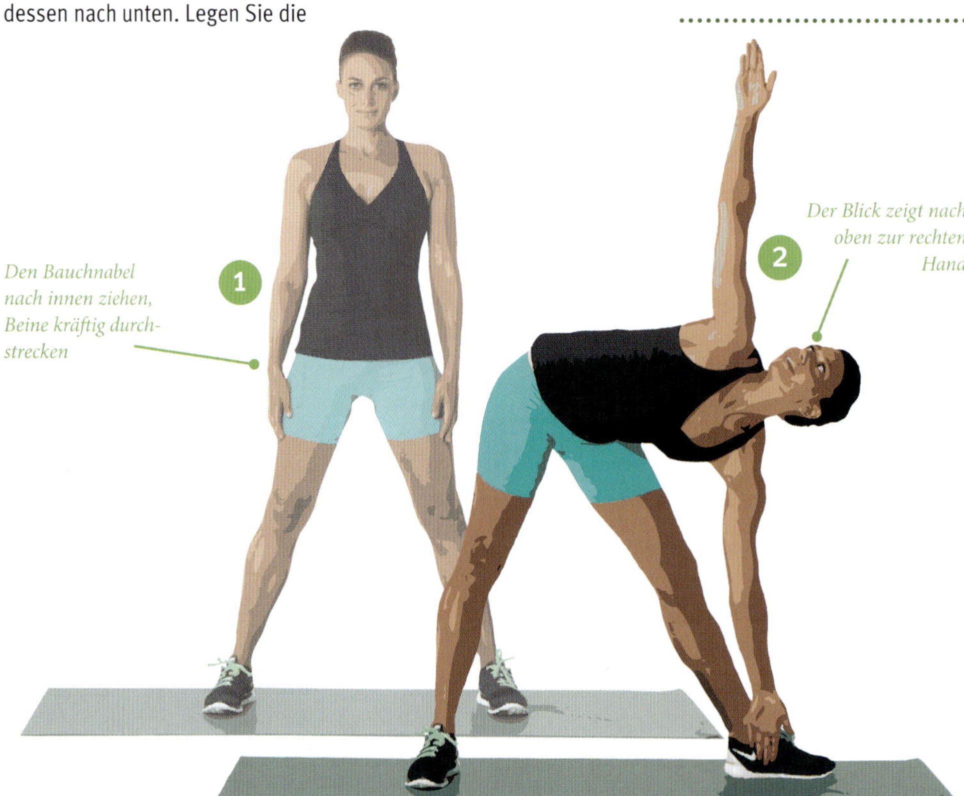

KAMEL

1. Gehen Sie auf die Knie und halten Sie diese geschlossen nebeneinander. Ihre Fußrücken liegen auf der Unterlage auf. Die Arme hängen locker an den Seiten. Die Schultern zeigen nach unten. Der Blick ist nach vorne gerichtet. Legen Sie nun Ihre flachen Hände hinten auf Ihre Lendenwirbelsäule mit den Fingerspitzen nach unten zeigend.

2. Drücken Sie Ihre Oberschenkel und das Becken nach vorne. Dabei beugen Sie Ihren Oberkörper nach hinten. Ziehen Sie den Bauchnabel kraftvoll nach innen; so bleibt der Unterbauch fest, und Sie sinken nicht ins Hohlkreuz.

3. Mit den Händen schieben Sie Ihr Becken nach vorne. Dabei spüren Sie, wie sich Ihr Oberkörper nach hinten und nach oben öffnet. Die Schultern ziehen Sie leicht nach unten und weg von den Ohren. Halten Sie nun diese Dehnung 5 – 10 Atemzüge lang.

Diese Übung streckt den Rücken und vertieft die Atmung. Sie dehnt außerdem den Bauch und die Bauchorgane.

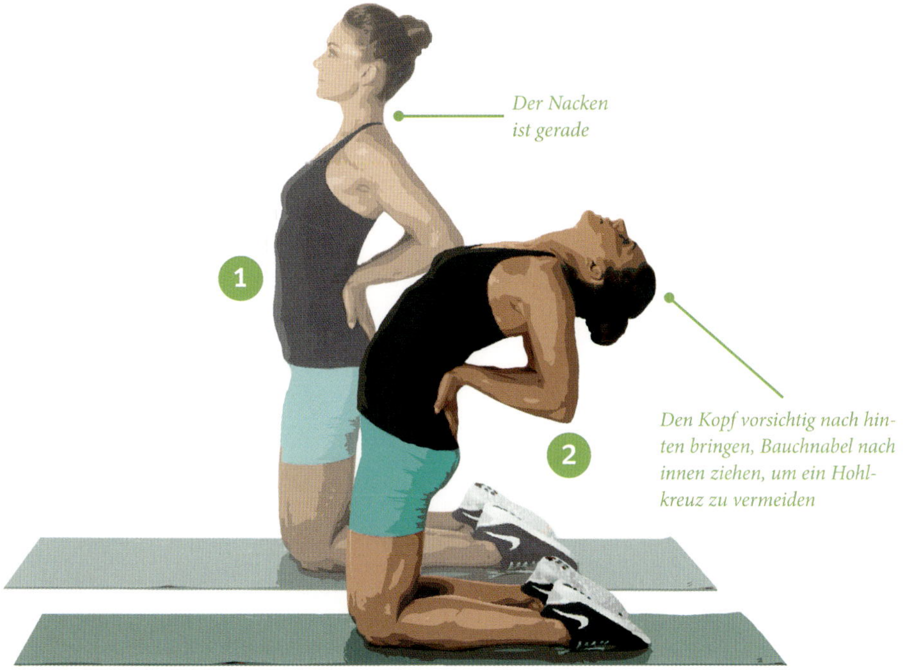

HELD

1. Kommen Sie in eine weite Grätsche. Drehen Sie dann das rechte Bein aus dem Hüftgelenk heraus, so dass das rechte Knie und die rechte Fußspitze nach rechts zeigen. Die linke Ferse etwas nach außen drehen.

2. Beugen Sie das rechte Bein möglichst in einem 90-Grad-Winkel (die Zehen stehen vor dem Knie). Das hintere Bein ist kraftvoll gestreckt. Mit beiden Füßen üben Sie einen deutlichen Druck in den Boden aus. Becken und Schultergürtel stehen parallel zum Schultergürtel und quer zur Bewegungsrichtung.

3. Heben Sie beide Arme mit einer halbkreisförmigen Bewegung über die Seiten nach oben. Sie können die Handinnenflächen zueinander legen oder – für mehr Öffnung in den Schultern – schulterbreit geöffnet halten.

4. Halten Sie die Position für 3–10 Atemzüge. Versuchen Sie, mit jedem Ausatmen noch ein wenig länger zu werden. Lösen Sie sich dann aus der Haltung und stellen Sie sich aufrecht hin. Wiederholen Sie den »Held« zur anderen Seite.

Diese Asana kräftigt Ihre Beine, macht das Becken beweglicher und stärkt die Rumpfmuskulatur.

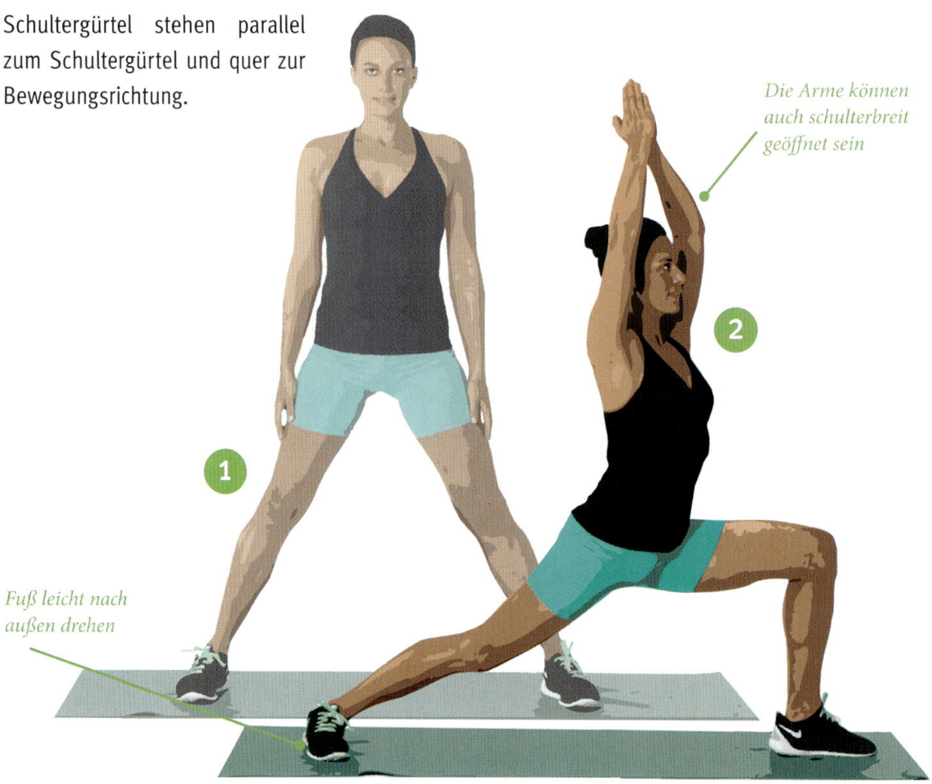

KRIEGER

1. Stellen Sie das linke Bein in einem großen Ausfallschritt nach hinten. Der linke Fuß ist dabei leicht ausgedreht, der rechte Fuß zeigt nach vorne. Das rechte Bein ist möglichst in einem 90-Grad-Winkel gedreht (die Zehen stehen vor dem Knie). Das hintere Bein ist kraftvoll gestreckt. Mit beiden Füßen üben Sie einen deutlichen Druck in den Boden aus. Becken und Schultergürtel stehen parallel und quer zur Bewegungsrichtung (in die das vordere Knie zeigt).

2. Führen Sie nun die Arme gestreckt bis auf Schulterhöhe nach oben. Die Handflächen zeigen dabei nach unten. Der Blick ist nach vorne auf die vordere Hand gerichtet. Der Oberkörper ist aufrecht, die Schultern ziehen Sie nach unten. Ziehen Sie Ihren Nabel fest nach innen, halten Sie die Spannung und atmen Sie in Ihrem Rhythmus weiter.

3. Halten Sie die Position für 3–10 Atemzüge. Lösen Sie sich dann aus der Haltung und stellen Sie sich aufrecht hin. Wiederholen Sie nun den »Krieger« zur anderen Seite.

Die Übung kräftigt und formt Ihre Beine, stärkt die Körpermitte sowie die aufrichtende Muskulatur im Bauch und im Rücken.

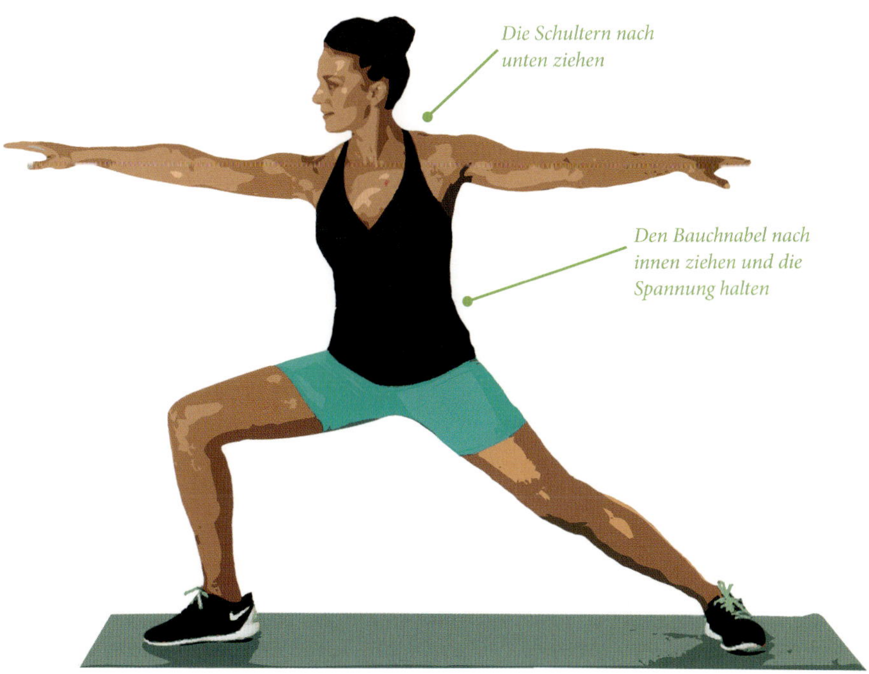

VORBEUGE

1. Sie stehen aufrecht und mit geschlossenen Beinen auf Ihrer Unterlage. Die Füße stehen parallel zueinander. Die Arme hängen locker an den Seiten herab. Der Blick ist nach vorne gerichtet. Drücken Sie Ihre Beine kraftvoll durch und atmen Sie in Ihrem Rhythmus.

2. Verlagern Sie Ihr Gewicht auf die Fußballen und lassen Sie den Oberkörper von der Lendenwirbelsäule ausgehend Wirbel für Wirbel langsam nach unten sinken. Kopf und Schultern sind dabei ganz locker.

3. Spannen Sie Ihre Oberschenkelmuskulatur an und spüren Sie, wie sich diese beim Absenken des Oberkörpers leicht nach oben zieht. Rumpf und Bauch sind in der Bewegung ganz entspannt. Platzieren Sie die Fingerkuppen (oder, wenn Sie schon geübter sind die Handflächen) in Schulterbreite etwas vor Ihren Füßen oder mit den Fingerspitzen in Richtung der Fersen.

4. Halten Sie diese Position für 3–10 tiefe und gleichmäßige Atemzüge. Lösen Sie sich aus der Haltung und richten sich wieder von der Lendenwirbelsäule ausgehend Wirbel für Wirbel auf.

Diese Übung dehnt die gesamte Körperrückseite von den Beinen über die Lendenwirbelsäule bis zum Nacken. Sie kräftigt die Bauchorgane, regt Verdauung und Stoffwechsel an und entspannt.

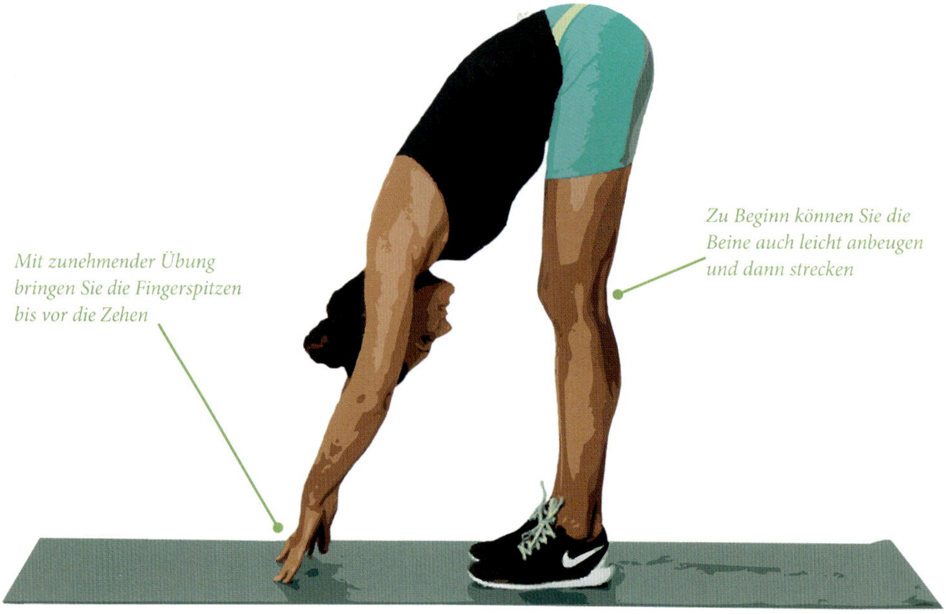

ENTSPANNEN
ZUM SCHLUSS

1. Legen Sie sich auf Ihre Yogamatte und grätschen Sie die Beine etwas weiter als hüftbreit. Die Fußspitzen fallen entspannt nach außen. Ziehen Sie Ihre Schultern von den Ohren weg nach unten. Ihre Arme liegen locker neben dem Körper, die Hände sind nach oben hin geöffnet. Der obere Rücken mit den Schulterblättern liegt ganz flach auf der Unterlage auf. Auch der Nacken liegt auf der Unterlage auf.

2. Körper und Geist sind jetzt ganz ruhig. Atmen Sie in Ihrem eigenen Rhythmus. Lassen Sie den Atem kommen und gehen, atmen Sie ein und tief aus und lassen Sie das Einatmen erst kommen, wenn es will.

3. Richten Sie Ihre Konzentration nach innen und fühlen Sie in Ihre Mitte. Wie fühlt sich Ihr Körper jetzt nach dem Üben an? Wo haben sich Verspannungen gelöst?

4. Bleiben Sie noch ein paar Atemzüge lang liegen, legen Sie sich dann auf die Seite, gehen Sie in den Vierfüßlerstand und schließlich in die Standposition. Recken und strecken Sie sich: Jetzt sind Sie fit für den Tag!

Die Übung schenkt Erholung und gibt Ihnen Zeit zum Nachspüren.

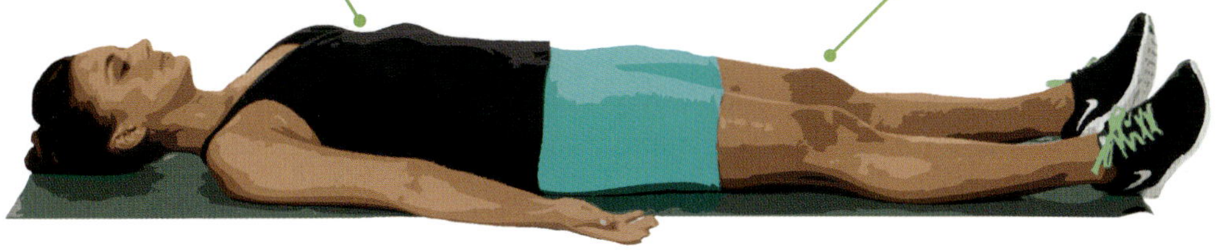

ZUR RUHE FINDEN, BESSER SCHLAFEN

Dauerstress macht dick, da er die Hormonbalance empfindlich stört und auf diese Weise indirekt dafür sorgt, dass der Körper seine Fettreserven gut festhält. Gleichzeitig bekommen wir auch noch Hunger auf die falschen Nährstoffe. Deshalb muss zu einem ganzheitlich wirksamen Abnehm- und Gesundheitsprogramm immer auch Entspannung gehören.

Lernen Sie anhand der Übungen auf den folgenden Seiten, sich durch gezielte Entspannungsübungen mehr Ruhe zu verschaffen. Das bringt Ihnen nicht nur Ihre gute Laune zurück, sondern wirkt auch ausgleichend auf Ihren Hormonspiegel.

Ein wichtiges Stichwort beim Thema Entspannung lautet Achtsamkeit. Im Alltag achtsam mit sich umgehen, sich Pausen gönnen und so mehr Gelassenheit entwickeln ist in Kombination mit einem guten Schlaf der beste Weg aus der Stressfalle und damit zum erfolgreichen Abnehmen. Ein Achtsamkeitstraining ist enorm hilfreich dabei, sich nicht wegen jeder Kleinigkeit unnötig aufzuregen.

Wir haben Ihnen die bewährtesten Entspannungstechniken und insbesondere leicht im Alltag umsetzbare Achtsamkeitsübungen auf den folgenden Seiten zusammengestellt.

DIE STRESSHORMONSPIRALE

Die Ausschüttung von Stresshormonen unterliegt, wie die der anderen Botenstoffe auch, einem bestimmten Biorhythmus: Der Spiegel des Stresshormons Cortisol beispielsweise erreicht zwischen sechs und acht Uhr morgens seinen Höhepunkt, fällt im Lauf des Vormittags ab und ist am späten Abend auf dem Tiefststand. Gegen zwei Uhr nachts beginnt der langsame Anstieg aller Stresshormone (Adrenalin, Noradrenalin), die Spiegel erreichen den Höchststand, damit Sie wach werden und sich den Belastungen des Tages stellen können.

Bei Dauerstress ist der Cortisolspiegel chronisch erhöht. Das hat verschiedene Nachteile:

- Die US-amerikanische Neurobiologin Amy Arnsten fand heraus, dass unter diesem Einfluss die Regionen im Gehirn, die für Verstandesleistungen zuständig sind, nicht mehr zwischen wichtigen und unwichtigen Informationen unterscheiden können. Das heißt, dass wir überfordert sind, weil wir völlig »verpeilt« sind, und nicht, weil wir zu wenig Zeit für unsere Termine und Erledigungen haben.
- Zum zweiten fährt das Gehirn körperliche Prozesse wie Wachstum, Reparatur, Immunabwehr herunter. So erschöpft sich die Reservemenge an weißen Blutkörperchen wie Lymphozyten (gegen Viren) und Makrophagen (Fresszellen) gegen Tumorzellen und gegen Bakterien: das Immunsystem macht schlapp.
- Außerdem begünstigt das Dauer-Cortisol-Hoch die Bildung von Bauchfett, weckt den Appetit und hier insbesondere auf Süßes und Fettes. Denn Cortisol kann Zucker aus Muskeln und Leber (Glukose) sowie Fette aus dem Hautspeicher ins Blut freisetzen. Das treibt den Insulinspiegel nach oben, und der macht Hunger. Auf Dauer baut Cortisol sogar Muskeln und Knochen (Osteoporose) ab.

Die gute Nachricht: Sie können viel dafür tun, dass sich Ihr Cortisolspiegel wieder auf ein Normalmaß einpendelt. Und das kostet nicht viel Zeit, wie Sie sehen werden. Außerdem tut es wunderbar gut (und macht nebenbei schneller schlank).

EINFACH ACHTSAM SEIN

Der Begriff Achtsamkeit entstammt dem Buddhismus. Achtsam sein bedeutet, im Hier und Jetzt zu sein, sich durch nichts ablenken zu lassen und sich seiner Gefühle, Gedanken und Handlungen in jedem Augenblick voll bewusst zu sein. Üben kann man seine Achtsamkeit durch Meditation. Großer Wert wird auch darauf gelegt, die Achtsamkeit zu einer den Alltag durchdringenden Geisteshaltung zu machen.
Wenn wir eine innere Haltung finden, die es uns ermöglicht, gelassener und widerstandfähiger zu werden, dann verliert der allgegenwärtige Stress seine Bedrohlichkeit und Macht. Durch Übungen wie den Body-Scan, Atemübungen und Meditation lernen Sie Ihre Gefühle, Gedanken und Körperempfindungen wahrzunehmen, ohne sie zu bewerten. Welche Methode Sie auch wählen, regelmäßiges Üben ist das Wichtigste.

Meditation

Meditation ist eine uralte Methode, um spirituelle Erfahrungen zu ermöglichen, aber auch um zu sich zu kommen, Körper, Geist und Seele zur Ruhe zu bringen.

Atemmeditation: Eine Meditationsmethode ist die Betrachtung des Atems. Hierbei wird der Atem nicht bewusst gesteuert, sondern dem Atemfluss zugeschaut. Beobachten Sie einfach sein Kommen und Gehen und das Heben und Senken Ihrer Bauchdecke. Atmen Sie tief aus, machen Sie eine kleine Atempause und lassen Sie erst dann den Atem wieder einströmen, wenn Ihr Körper das will. Der Atem gleicht so einer Welle, die kommt und geht.

Klangmeditation: Diese Art der Meditation empfiehlt sich in der Gruppe. Sie können dabei Ihren Atem auch in einen Ton geben. Dabei singen Sie die Töne O, M sowie OM und hören im Wechsel den andern Gruppenteilnehmern zu. OM gilt als der uranfängliche Laut, »der Klang der Lebenskraft«. Auch das aufmerksame Hören von Musik oder eines Mediationstextes von einer CD kann die innere Ruhe vertiefen.

Gegenstandsmeditation: Stellen Sie eine brennende Kerze auf und schauen Sie entspannt und mit halb geschlossenen Augen in die Flamme. Nach einiger Zeit schließen Sie die Augen ganz und bilden die Flamme vor Ihrem inneren Auge ab. Wiederholen Sie dies, bis Sie sich innerlich ruhig fühlen.

Nachdem Sie sich mit einer Meditationsmethode vertraut gemacht haben, schauen Sie deren Wirkungen einfach nur zu. Spüren Sie entspannt nach innen und richten Sie Ihren Geist in Ruhe aus. Spüren Sie, wie Ihr Atem in seinem eigenen Rhythmus fließt, wie sich Ihr Körper entspannt und Ihr Geist zur Ruhe kommt.
Kleine Meditationen können Sie ohne Aufwand überall und jederzeit durchführen. Dabei konzentrieren Sie sich nur auf das, was Sie im Moment gerade tun. Das muss nichts Weltbewegendes sein, sondern kann sich in kleinen, banalen Alltagstätigkeiten erschöpfen: Blumen gießen, sich auf ein Gespräch konzentrieren, Fenster putzen oder den Müll hinaustragen. Gerade diese sogenannten Routinearbeiten sollten wir mit einer verstärkten Bewusstheit erleben. Denn alles, was Sie tun, geschieht in Ihrer Lebenszeit (weitere Anregungen auf den folgenden Seiten).

TIPPS AUS DER ZEN-LEHRE

Aus Japan stammt diese buddhistische Richtung, die sich ganz dem achtsamen Leben im Hier und Jetzt verschrieben hat.

Seien Sie **achtsam**

Versuchen Sie allem, was Sie tun, Ihre volle Aufmerksamkeit zu schenken. Diese Achtsamkeit ist das Gegenteil von zerstreutem Nebenher und Nebeneinander. Dieses sogenannte Multitasking macht nur unruhig, hektisch und unkonzentriert, es sorgt für schlechte Stimmung, und Sie sind irgendwann nicht mehr bei sich und bei den Menschen, die Sie mögen.

Leben Sie im **Hier und Jetzt**

Das Leben steht Ihnen nur im Augenblick zur Verfügung! Darin steckt eine essenzielle Lebensweisheit. Hierzulande wird das seit Jahrhunderten durch »carpe diem«, einen Sinnspruch des römischen Dichters Horaz, beschrieben. Wörtlich übersetzt bedeutet das »Pflücke den Tag!«, im Sinne von »Nutze ihn (gut)«. Oft wird der Sinnspruch auch mit »Genieße den Augenblick« umschrieben, wobei nicht das egoistische Genießen/Ausnutzen gemeint ist, sondern ausgedrückt werden soll, dass nur das »Jetzt« zählt – gestern ist vergangen und die Zukunft noch nicht da.

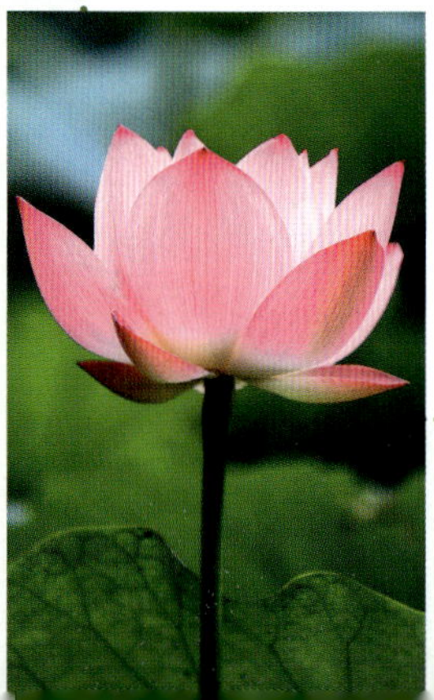

Frieden finden

Der Weg des Lebens bedeutet im Zen, seinen inneren Frieden zu finden. Je mehr und regelmäßiger Sie über die Gebote des Zen nachdenken, diese üben und in Ihren Alltag integrieren, desto weiter werden Sie kommen auf dem Weg zu ihrem inneren Frieden. Und desto mehr werden Sie auch selbst unter widrigen Umständen an Gelassenheit und Stärke gewinnen.

Lieben Sie sich selbst

Nur vorab: Mit Ich-Bezogenheit hat Selbstliebe nichts zu tun. Zen fordert vielmehr dazu auf, sich als den unvollkommenen Menschen anzunehmen, der noch auf der Reise ist, sich entwickelt und noch nicht am Ende seines Weges angekommen ist.

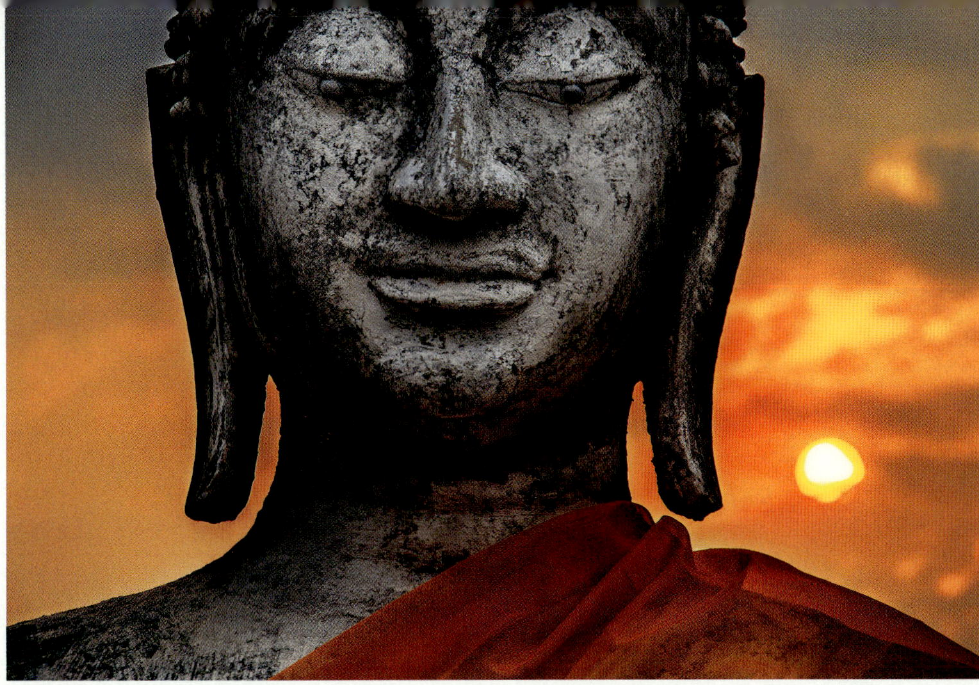

Lernen Sie loszulassen

Loslassen hat im buddhistischen Sinn nichts mit Gleichgültigkeit zu tun, sondern mit dem Erkennen, dass alle Dinge, das Leben und jedes Gefühl vergänglich sind. Was Sie heute haben und lieben, kann morgen schon fort sein – und wer mit Gedanken und Gefühlen gerade dieser einen Angelegenheit, aber auch einer Liebe anhaftet, wird sich schwertun, danach wieder glücklich und zufrieden zu werden.

Seien Sie Sie selbst

Zen bedeutet im Alltag, auf eine bestimmte Art mit all den Gefühlen umzugehen, mit denen Sie tagtäglich umgehen müssen. Dabei schlägt das Zen vor, unangenehme, Leid bringende Gefühle z. B. Ärger oder Wut, anzunehmen, sie in ihrer Veränderbarkeit zu erkennen, gegebenenfalls zu betrauern und loszulassen. Zur Authentizität eines Menschen gehört es auch, nicht absichtlich zu lügen und sich und anderen nichts vorzumachen. Nur so können Sie mit Hilfe des Zen zu sich selbst kommen.

Vertrauen Sie dem Leben

Versuchen Sie, dem Fluss des Lebens, auch wenn er immer wieder neue überraschende und gelegentlich unangenehme Windungen bereithält, keinen Widerstand entgegenzusetzen. Dinge geschehen, Beziehungen bleiben bestehen – oder gehen auseinander. Vertrauen Sie darauf, dass das Leben alles auf die einzig richtige, sinnvolle Art geschehen lässt. Kämpfen Sie nicht dagegen an, sondern lernen Sie vielmehr, auch unliebsame Entwicklungen gelassen anzunehmen. Alles hängt miteinander zusammen. Setzen Sie einen Fuß vor den anderen, gehen Sie einfach Ihren Weg.

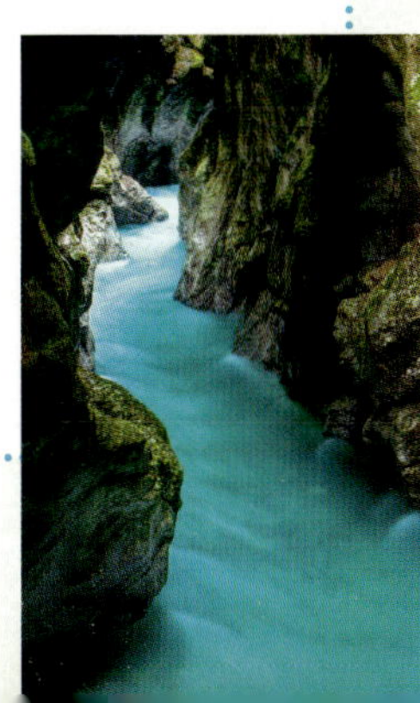

JON KABAT-ZINNS BODY-SCAN

1. Legen Sie sich in bequemer Kleidung auf den Rücken auf eine Yogamatte. Legen Sie eventuell eine Rolle unter die Knie, damit Sie bequem liegen können. Die Beine liegen leicht hüftbreit, die Füße fallen entspannt nach außen.

2. Kommen Sie zur Ruhe. Atmen Sie tief in den Bauch hinein und ebenso tief wieder aus. Lassen den Atem wieder kommen, ohne dies voranzutreiben. Spüren Sie, wie sich mit jedem Atemzug die Bauchdecke leicht hebt und senkt. Lassen Sie sich Zeit.

3. Lenken Sie nun Ihre Aufmerksamkeit in Ihren linken Fuß. Stellen Sie sich vor, dass Sie bis in die Zehen »hineinatmen«. Spüren Sie den großen Zeh, den kleinen, die Zehen dazwischen. Schenken Sie allen Empfindungen und Spannungen Ihre volle Aufmerksamkeit: Sind Ihre Zehen warm oder kalt? Wenn Sie nichts spüren, ist das auch in Ordnung. Welche Empfindungen auch auftauchen, Sie nehmen sie einfach nur wahr. Stellen Sie sich vor, dass Sie mit dem Ausatmen alle Gefühle und Spannungen loslassen.

4. Auf diese Weise lenken Sie nun Ihre Aufmerksamkeit der Reihe nach weiter: auf Ihre Fußsohle, Ihren Fußrücken, Ihr Sprunggelenk, Ihren Unterschenkel, Ihr Knie, Ihren Oberschenkel und die Leistengegend.

5. Tasten Sie so im Geiste Ihren ganzen Körper ab: vom rechten Fuß bis zur Leiste, über den Unterleib, das Gesäß und das Becken, die Wirbelsäule hinauf bis zur Schulter. Von den Fingern der linken Hand bis zur Schulter und den Fingern der rechten Hand bis zur Schulter, dann über Nacken, Hals, Gesicht und Kopf bis zum Scheitel. Atmen Sie währenddessen ruhig und in Ihrem Rhythmus.

6. Am Ende der Übung – sie dauert etwa 30 Minuten – spüren Sie noch einmal Ihrer Atmung nach, öffnen die Augen, recken und strecken sich und kommen wieder zurück ins Hier und Jetzt.

Beim Body-Scan spüren Sie Körpervorgängen, -signalen und Verspannungen nach und wenden sich dadurch ganz sich selbst zu. Das wirkt besonders in oder nach akuten Belastungssituationen sehr entspannend und ausgleichend.

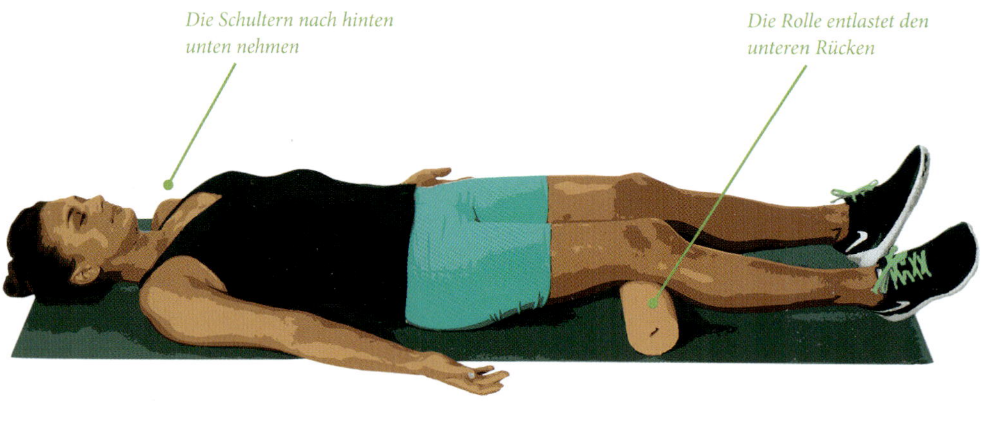

SCHLAFEN SIE SICH SCHLANK

Guter Schlaf ist für viele Menschen leider ein Luxus. Studien lassen erkennen, dass die Häufigkeit von Ein- und Durchschlafschwierigkeiten bei Frauen darüber hinaus doppelt so hoch ist wie bei Männern. Dabei wirkt sich die Schlafqualität auf die gesamte Lebensqualität aus. Allzu oft nimmt man die Anzeichen von Erschöpfung, Müdigkeit am Tag, Konzentrationsschwäche und Kopfschmerzen infolge von zu wenig Schlaf nicht ernst genug. Doch Schlaf ist ein Grundbedürfnis und deshalb genauso wichtig wie das Atmen, gesundes Essen und Trinken und regelmäßige Bewegung.

90 Prozent unserer Gesundheit sind vom Schlaf abhängig, fand der US-amerikanische Schlafpionier William C. Dement heraus. Besonders der Tiefschlaf gilt als äußerst wichtig für das Immunsystem und die Regenerationsprozesse im Körper. Auch das Gehirn sortiert sich erst im Schlaf und kommt zur Ruhe.

Nicht zuletzt sorgt ausreichend Schlaf dafür, dass wir unser Gewicht halten und bei einer insulinsensiblen Ernährungsweise sogar abnehmen können. Denn nur wer genug und ungestört schläft, lebt im richtigen Biotakt – eine wichtige Voraussetzung für den Körper, um überflüssige Pfunde loszulassen.

WIE SCHLAF FUNKTIONIERT

Für unseren Schlaf-Wach-Rhythmus ist die biologische Uhr im Gehirn zuständig. Sie steuert eine Reihe von hormonproduzierenden Drüsen oder Organen und wirkt auch auf die Produktion des schläfrig machenden Melatonins, des Wachstumshormons (HGH) zu Beginn der Tiefschlafphase oder des Cortisols am frühen Morgen. Dieser Rhythmus sorgt außerdem dafür, dass unsere Immunzellen nachmittags am meisten Antikörper herstellen oder die Muskeln besonders insulinempfindlich sind. Übrigens ist der innere Rhythmus auch dafür verantwortlich, dass wir tagsüber etwa alle vier bis fünf Stunden ein kurzes Leistungstief erleben. Bei Schlank im Schlaf ist das meistens der richtige Zeitpunkt für eine der drei Hauptmahlzeiten, die einen dann schnell wieder mit dem tageszeitlich passenden Nährstoffmix versorgt.

Unterschiedliche Schlafphasen

Der Schlaf selbst durchläuft verschiedene Stadien. Er beginnt mit der ersten leichten Schlafphase und reicht bis zur vierten Phase, das ist die sogenannte Tiefschlafphase. Sie gilt als Regenerationsphase des Körpers, jetzt werden auch überschüssige Fettreserven abgebaut: Der Organismus produziert mehr mithilfe seines Baustoffs Eiweiß als tagsüber: Muskelzellen werden aufgebaut, und die Hypophyse schüttet fast den gesamten Tagesbedarf des Körpers an Wachstumshormon aus. Mit dessen Hilfe können sich die Körperzellen teilen und reparieren, und es öffnet die Fettzellen (Lipolyse). Die Gesamtdauer des Tiefschlafs ist bei allen Menschen in etwa gleich, denn er tritt in der Regel in den ersten drei Stunden des Schlafs auf. Ein Erwachsener verbringt etwa 20 Prozent der Nacht in diesem Schlafstadium. Im Alter verkürzen sich die Tiefschlafphasen.

WENN SCHLAF FEHLT

Aus physiologischer Sicht stellt Schlaf ein bestimmtes Muster von neurochemischen und elektrischen Prozessen im Gehirn dar. Diese Vorgänge steuern über das Hormonsystem und das vegetative Nervensystem auch die Stoffwechsel- und Immunprozesse in unserem Körper. Schlafmangel bringt, so fanden US-amerikanische Wissenschaftler im Rahmen einer Studie heraus, unseren Schlaf-Wach-Rhythmus aus dem Takt und damit den Zyklus von Nahrungsaufnahme, Energieverbrauch, Stoffwechsel und Hormonhaushalt: Wer wenig schläft, wird demnach eher dick, auch wenn er nicht mehr isst als ein Langschläfer. Zwar sind die Wechselbeziehungen innerhalb des Stoffwechsels noch nicht restlos geklärt, doch empfehlen Forscher schlaffördernde Lebensgewohnheiten als Vorbeugung von Übergewicht.

Was die Nachtruhe stört

Ursachen für Schlafstörungen sind vielfältig und gehen selten allein einher. Stress, Ärger und seelische Belastungen können den Schlaf ebenso beeinträchtigen wie eine Schlafapnoe (Atemaussetzer durch Schnarchen) oder Schmerzen, Lärm oder helles Licht, Schichtarbeit oder Nebenwirkungen von Medikamenten oder Alkohol. Auch die physischen und hormonellen Veränderungen bei Frauen wirken sich auf die Schlafqualität aus. Ältere Frauen schlafen nicht mehr so tief und wachen nachts häufiger auf. Dabei brauchen wir alle ausreichenden Schlaf, um unsere Herausforderungen in Beruf und Familie zu bewältigen.

Der Versuch einer Lübecker Forschungsgruppe zeigte, dass selbst bei jungen, gesunden Testpersonen der Stoffwechsel Achterbahn fuhr, sobald sie eine Woche lang täglich nur vier Stunden schlafen durften. Ihr Blutzuckerspiegel war nicht mehr stabil und die Probanden zeigten eine erhöhte Insulinresistenz. Zudem waren der Blutdruck ebenso wie der Spiegel des Stress- und Dickmacherhormons Cortisol erhöht.

SO VIEL SCHLAF BRAUCHEN SIE

Aus der Schlafforschung wissen wir, dass eine gesunde Nachtruhe und ein reibungsloser Fettabbau eng miteinander zusammenhängen. Als Richtwert sind sieben bis acht Stunden Schlaf empfehlenswert. Orientieren Sie sich trotzdem an Ihrem persönlichen Schlafbedürfnis und an Ihrem Wohlbefinden. Je müder Sie abends beim Zubettgehen sind, desto intensiver fällt Ihr Tiefschlaf aus. Dabei erholen Sie sich am besten. Als beste Zeit gilt das Einschlafen vor 23 Uhr plus/minus eine Stunde, um die Tiefschlafphasen in der Non-REM-Zeit zwischen 23 und 2 Uhr zu nutzen.

Das hilft

Die besten Garanten für einen erholsamen Schlaf sind regelmäßige Bewegung, eine ausgewogene, insulinsensible Ernährung mit reichlich Kalzium und Eiweiß und ein harmonisches Umfeld aus Freunden und Familie. Nicht zuletzt trägt auch ein regelmäßiger Schlaf- und Wachrhythmus dazu bei, dass die Nachtruhe die nötige Erholung bringt und so auch zum aktiven Fettabbau beitragen kann. Gehen Sie deshalb möglichst an den meisten Tagen der Woche zur selben Zeit schlafen und stehen Sie immer in etwa zur selben Zeit auf. Bleiben Sie morgens nicht zu lange im Bett liegen, auch wenn Sie aufgrund einer unterbrochenen Nachtruhe noch müde sein sollten. Besser ist es, eher früh aufzustehen und sich an einen strukturierten Tagesablauf zu halten. Dabei helfen das Einhalten fester Mahlzeiten sowie Termine für Ausdauertraining, Yoga oder Krafttraining. Es spricht auch nichts gegen ein regelmäßiges, kurzes Nachmittagsschläfchen.

Sollten Sie trotz dieser Empfehlungen tagsüber weiterhin müde sein, wenden Sie sich bitte an Ihren Arzt, um etwa eine Schilddrüsenunterfunktion oder andere organische Ursachen auszuschließen.

DIE INNERE UHR

Alle Lebensvorgänge verlaufen in Rhythmen. In Millisekunden pulsieren elektrische Signale durch unser Nervensystem, Herzschlag und Atmung folgen im Abstand von Sekunden, wir schlafen und wachen im Zwölf-Stunden-Rhythmus, die weiblichen Hormone schwingen im Monatswechsel. Der zirkadiane Rhythmus (Tag-Nacht-Rhythmus) sorgt dann dafür, dass unsere Immunzellen nachmittags am meisten Antikörper herstellen, dass nachts verstärkt Haare wachsen und sich die Haut regeneriert. Insbesondere unser Hormonhaushalt und der Stoffwechsel werden von diesem unsichtbaren Taktgeber gesteuert. Aus sogenannten Bunker-Experimenten, bei denen Probanden völlig abgeschottet von der Außenwelt und von Zeitgebern wie Uhr, Tageslicht, festen Essens- oder Schlafenszeiten leben, weiß man, dass unsere biologische Uhr im Gehirn auch für unseren Schlaf-Wach-Rhythmus zuständig ist.

Alles im Takt

Nicht nur das Licht hat einen großen Einfluss auf die Periodik unseres Biorhythmus. Auch unsere innere Uhr läuft in einem Tagesrhythmus von 24 Stunden und 11 Minuten – das fand der »Vater der Schlafforschung« Charles Czeisler von der Harvard Medical School heraus. Der körpereigene Taktgeber befindet sich im Zwischenhirn im sogenannten suprachiasmatischen Kern (SCN). Diese winzige Gehirnregion steuert Ruhe und Aktivität, Hormonausschüttung und Körpertemperatur. Tatsächlich können Endokrinologen, also Wissenschaftler, die sich mit den Hormondrüsen und Hormonkreisläufen im Körper beschäftigen, heutzutage bereits anhand des Blutbilds eines Menschen feststellen, um welche Tageszeit die Blutprobe entnommen wurde.

Von Lerchen und Eulen

Unser Stoffwechsel als eher altmodisches Modell ist zudem an einen ebenfalls seit Urzeiten überlieferten Aktiväts- und Ruherhythmus gekoppelt. Das bedeutet: Sobald es hell wird, sind wir bereit für Aktivität. Mit Einbruch der Dunkelheit schaltet der Körper hingegen auf Ruhe und Regeneration – auch wenn viele Menschen heute berufs-, alters- oder typbedingt einen ganz anderen Rhythmus leben. Genetisch bedingt gibt es wiederum zwei Typen: Die Lerche ist schon frühzeitig wach, aktiv und hungrig und erreicht schon am Vormittag ihre Topform. Die Eule dagegen kommt erst später in die Gänge und bleibt dafür auch länger fit als ihr Gegenstück, das relativ früh zu Bett geht. Umtrainieren lässt sich dieser Rhythmus nicht.

Der inneren Uhr sind auch unsere Bedürfnisse nach bestimmten Nährstoffen, der Stoffwechsel, das Immunsystem und die Hormonproduktion angepasst. Tagsüber wird man daher alle vier bis fünf Stunden hungrig, auch das zeigten die Bunkerexperimente ohne äußere Taktgeber wie Uhren oder den natürlichen Wechsel zwischen Tageslicht und Dunkelheit. Halten Sie deshalb Ihre festen Mahlzeiten und Ihren Tagesrhythmus ein. Denn wenn der innere Rhythmus aus dem Takt gerät, speichert der Körper extra viel Fett. Da gilt auch bei chronischem Schlafmangel: Kann sich der Körper im Nachtschlaf nicht ausreichend erholen, werden Stellschrauben im Stoffwechsel verändert und man nimmt zu.

RUHE, RHYTHMUS, GUTER SCHLAF

Raus mit Ihnen!

Gehen Sie nach dem Mittagessen hinaus ins Freie. Setzen Sie sich in einen Park oder machen Sie einen Spaziergang. Jetzt herrscht die höchste Lichtintensität des Tages. Unter der Einwirkung von Tageslicht wird Serotonin gebildet. Dieses wird in das Einschlafhormon Melatonin umgewandelt und nachts in den Körper abgegeben.

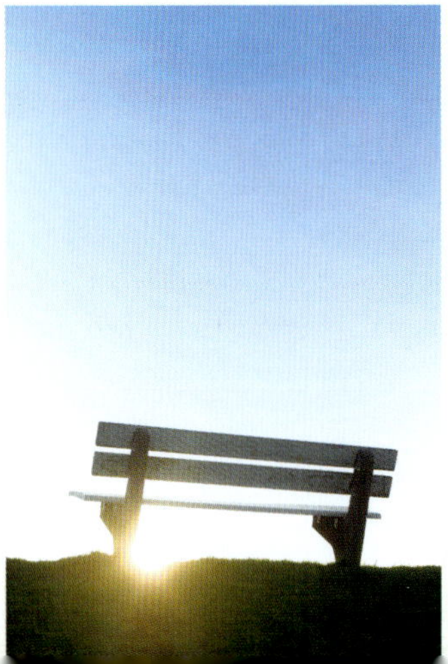

Wann zum Arzt?

Schlafstörungen werden allzu häufig als Banalitäten abgehandelt, die sich eines schönen Tages von selbst erledigen. Das ist jedoch in vielen Fällen eine Fehleinschätzung:
Ständige Schlafstörungen, die unbehandelt bleiben, können insbesondere Frauen in ihrer Leistungsfähigkeit so sehr einschränken, dass sie deren allgemeines Wohlempfinden stören und letztendlich sogar soziale Beziehungen belasten. In solchen Fällen ist es ratsam, einen Arzt aufzusuchen. Er entscheidet, ob er Sie an einen schlafmedizinischen Experten zur genaueren Untersuchung Ihres Schlafes weiterverweist. In einem schlafmedizinischen Zentrum kann der Schlaf per Monitor überwacht und bewertet werden. Diese Aufzeichnungen ermöglichen es Ihrem Arzt, einen passenden Behandlungsplan aufzustellen.

Der Rhythmus ist es

Die Insulin-Trennkost ist neben einem ausgewogenen Tagesrhythmus der Schlüssel zu einem tiefen, erholsamen Schlaf. Achten Sie auf den Biorhythmus Ihres Stoffwechsels. Denn dieser Takt entspricht genau den Vorgaben Ihrer inneren Uhr (Chronobiologie). Wenn Sie dann noch Kohlenhydrate, Fett und Eiweiß tageszeitengerecht zusammenstellen, sind Sie tagsüber fit und können nachts gut schlafen.
Essen Sie die Eiweißmahlzeit am besten zwischen 17 und 20 Uhr abends. So gönnen Sie Ihrem Körper eine extra lange Insulinpause und es wird mehr Wachstumshormon ausgeschüttet als bei einer späteren Mahlzeit.

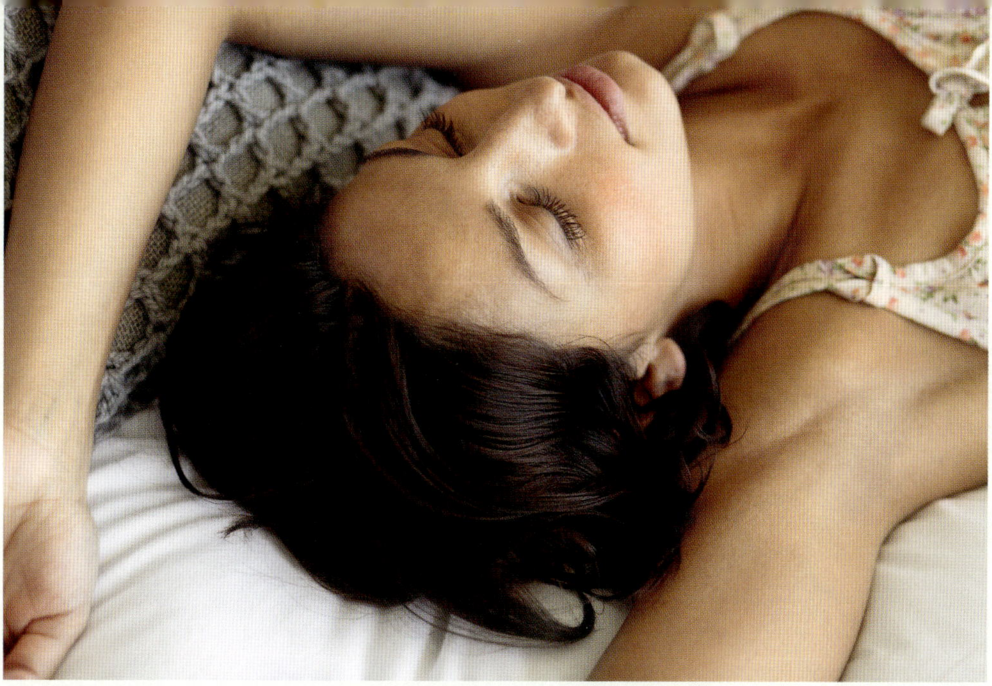

Getrennte Betten, besser schlafen

Das Ehebett ist laut dem Schlafforscher Paul Rosenblatt von der University of Minnesota nicht selten die Ursache dafür, dass Frauen schlecht schlafen. Das Schnarchen eines Partners gilt dabei als häufigster Störungsgrund. Eine Studie der britischen Gesellschaft für Schlafapnoe aus dem Jahr 2007 zeigte, dass schnarchende Schläfer ihre Partnerin um zwei Stunden ihres Schlafs brachten. Nimmt man eine Beziehungsdauer von 24 Jahren an, ergibt sich daraus der Verlust von zwei Jahren Schlafzeit. Im Zweifelsfall empfiehlt sich ein eigenes Schlafzimmer. Das verbessert nicht nur Ihren Schlaf, sondern sorgt unter Umständen auch für eine bessere Atmosphäre in der Beziehung.

Auszeit gönnen

Gerade vor und nach dem Abendessen sollten Sie sich eine bewusste Auszeit vom Tagesstress nehmen. Gehen Sie ab einer selbst gesetzten Uhrzeit nicht mehr ans Telefon und machen Sie am besten auch eine Weile vor dem Schlafengehen den Fernseher aus. Im Gehirn sorgen die Signale aus dem Fernseher für ständige Weckrufe. Genießen Sie stattdessen entspannungsfördernde Schlafrituale: ein warmes Bad, eine Kanne Schlaftee, entspannende Musik, eine Meditation ...

Eine Oase der Ruhe

Das Schlafzimmer sollte der ruhigste Raum der Wohnung sein. Ihr Bett sollte bequem und groß genug sein, Matratze und Bettwäsche aus natürlichen Materialien. Die Matratze muss den Körper v. a. in den Tiefschlafphasen, während die Muskulatur erschlafft, gut stützen. Lüften Sie vor dem Schlafengehen, aber schlafen Sie nicht im Kalten. Schlafmediziner der Charité Berlin empfehlen eine nächtliche Raumtemperatur zwischen 16 und 23 Grad. Dunkeln Sie das Schlafzimmer gut ab, bei zu hellen Räumen hilft auch eine Schlafbrille.

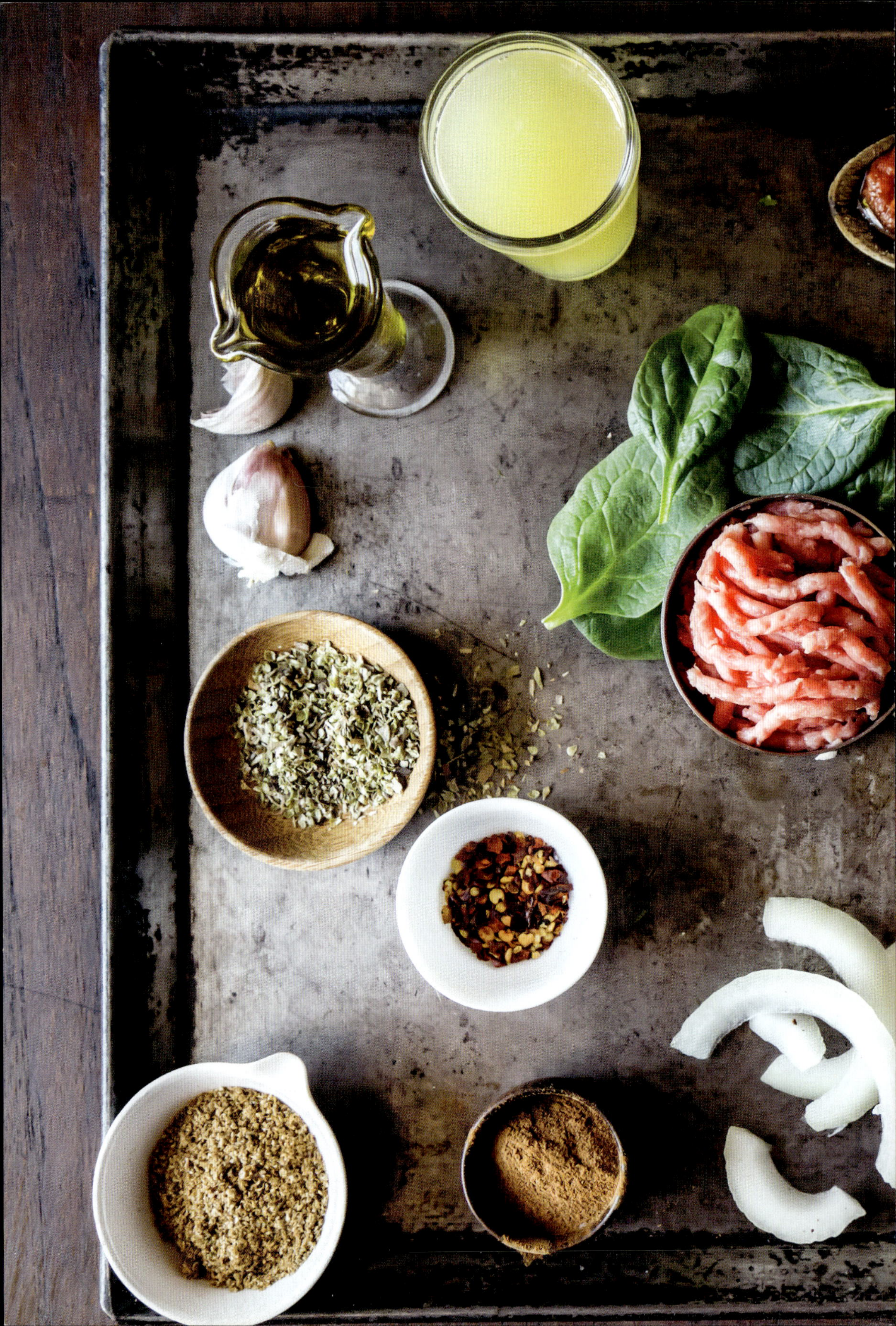

JETZT WIRD GEKOCHT

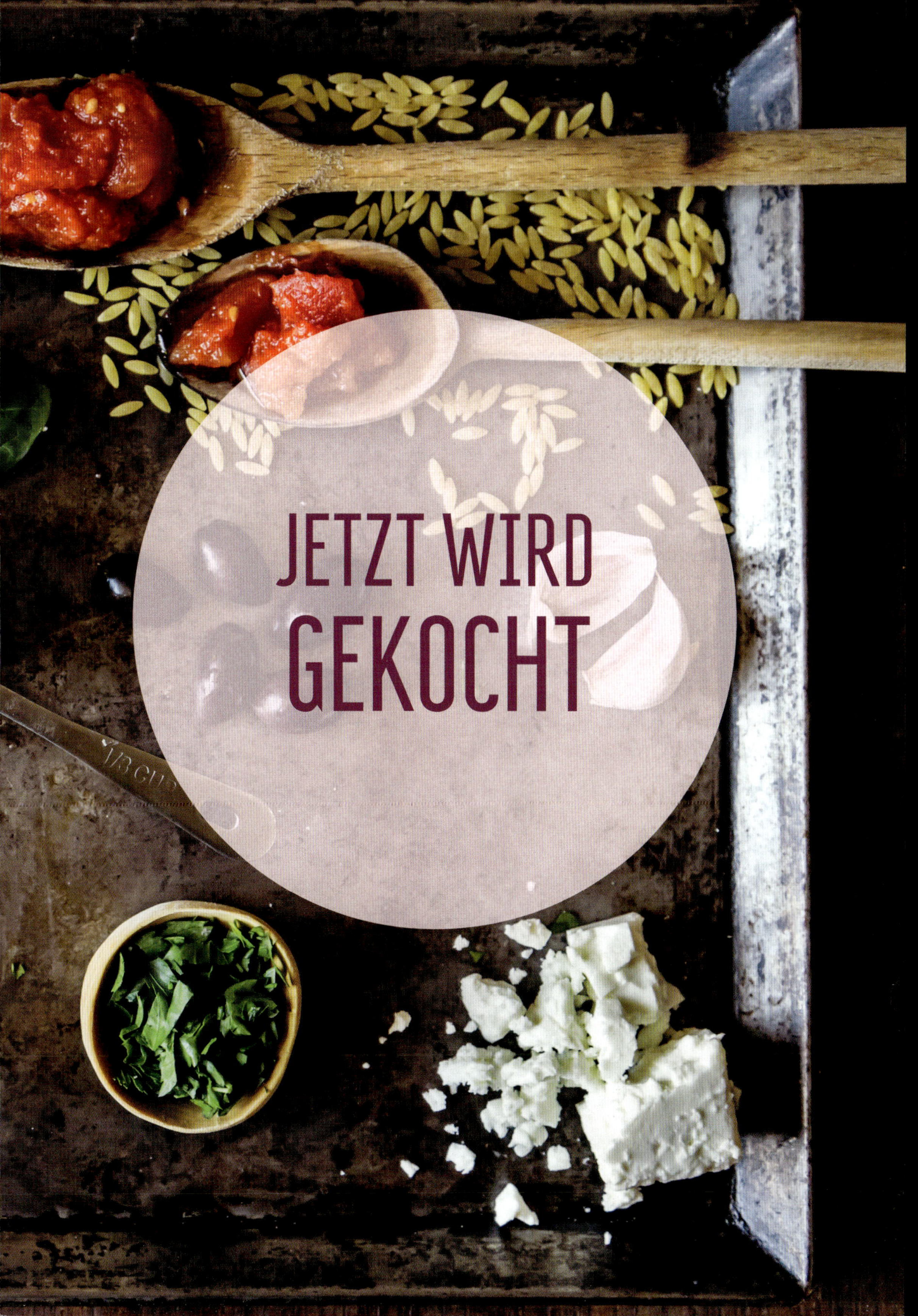

DIE SCHLANK-IM-SCHLAF-REZEPTE

Sie wissen nun, wie das Abnehmen im Takt der Bio-Uhr in der Theorie funktioniert: Dreimal täglich genießen Sie drei köstliche, sättigende Mahlzeiten und halten dazwischen Essenspausen von jeweils fünf Stunden ein. Sie werden dabei wahrscheinlich mehr essen als vorher und trotzdem abnehmen.

Jetzt geht es an die Praxis. Auf den nächsten Seiten finden Sie neben einem Baukasten für Ihr Frühstück eine Menge leckerer Rezepte für jede Tageszeit, die optimal auf die Bedürfnisse Ihres Stoffwechsels zugeschnitten sind. Mit diesen Mahlzeiten nehmen Sie vom ersten Tag an ab, balancieren Ungleichgewichte im Stoffwechsel aus und bringen ihn dadurch wieder so in Schwung, dass er gerne auf Ihre Fettreserven zugreift und sie einschmilzt.

Dass Schlank im Schlaf als Abnehmprogramm so hochwirksam ist, hat es nicht nur seinen auf die Bedürfnisse des Biorhythmus abgestimmten Rezepten zu verdanken. Im Grunde handelt es sich bei Schlank im Schlaf um eine ganze Lebensform, die optimal an den menschlichen Stoffwechsel angepasst ist. Deshalb spielen neben dem Essen und den Insulinpausen auch die Faktoren Stressausgleich, körperliche Aktivität und ein guter Schlaf eine so essenzielle Rolle. Sie alle unterstützen Sie durch einen bewusst achtsameren Umgang mit sich selbst auf verschiedenen Ebenen, wieder in Form zu kommen und sich wohl in Ihrer Haut zu fühlen. Welches Abnehmprogramm hat so viel zu bieten – und das Ganze ohne Verbote und Askeseübungen?

SCHLANK IM SCHLAF TYPGERECHT

Mit den Tests von S. 26 und 28 ff. haben Sie Ihren individuellen Stoffwechseltypus herausgefunden. Für Männer heißt das, Sie unterscheiden sich in Nomaden oder Ackerbauern. Frauen können sich dem Östrogen-, Gestagen- oder Testosteron-Hormontypus zuordnen. Die Typen unterscheiden sich darin, dass sie Kohlenhydrate unterschiedlich verwerten. Während beim Nomaden und beim weiblichen Testosterontyp dadurch hohe Insulinantworten ausgelöst werden, fallen diese bei Ackerbauern und den weiblichen Östrogen- und Gestagentypen schwächer aus.

Normalgewichtige Stoffwechseltypen – Nomade, Ackerbauer, Östrogen-, Gestagen- und Testosterontyp – genießen morgens Kohlenhydrate-Trennkost, mittags Mischkost und abends Eiweiß-Trennkost. Übergewichtige Nomaden und Testosteronfrauen essen morgens Kohlenhydrate-Trennkost, mittags kohlenhydratreduzierte Mischkost (hierbei werden die Kohlenhydratmengen bei den Rezepten halbiert) und abends Eiweiß-Trennkost.

Übergewichtige Ackerbauertypen und Östrogen- sowie Gestagenfrauen genießen morgens Kohlenhydrate-Trennkost, mittags eiweißreduzierte Mischkost (hierbei werden die Eiweißmengen bei den Rezepten halbiert oder ganz weggelassen) und abends Eiweiß-Trennkost.

Abnehmturbo für Nomadentyp und Testosteronfrauen – Wenn die Pfunde besonders schnell purzeln sollen, gibt es zum Frühstück Kohlenhydrate-Trennkost, mittags und abends Eiweiß-Trennkost.

Abnehmturbo für Ackerbauertypen, Gestagen- und Östrogenfrauen – Sie schmelzen Fettpolster besonders rasch ein, wenn morgens und mittags Kohlenhydrate-Trennkost auf den Tisch kommt und abends Eiweiß-Trennkost.

SELBST KOCHEN MACHT SPASS UND LEICHTER

Jetzt möchten Sie gerne loslegen und brauchen einen Plan. Der Grundstein für eine stoffwechselgerechte Ernährung ist die Auswahl der richtigen Lebensmittel und deren Zubereitung in der Küche. Das heißt, ab heute werden Sie sich mit Ihrem neuen Hobby – dem Kochen und geschickten Einkaufen (dann kann das Kochen auch mal ausfallen) – anfreunden. Das schaffen Sie, auch wenn Sie viel zu tun haben. Sie sollen bei Schlank im Schlaf schließlich Zeit übrig haben, um körperlich aktiv zu sein und um Erholungspausen zu machen, – auch dann, wenn Sie vorher noch nie den Kochlöffel geschwungen haben und nur mit dem Einschaltknopf Ihrer Mikrowelle vertraut sind.

Die Küchenkreativität haben wir Ihnen abgenommen, indem wir Ihnen in diesem Buch und den zahlreichen Themenkochbüchern von Schlank im Schlaf hunderte köstlicher kulinarischer Kreationen für jeden Geschmack zusammengestellt haben. Ganz davon abgesehen ist Kochen eine erfüllende und entspannende Tätigkeit zugleich, mit der Sie nicht nur sich, sondern auch Ihrer Familie und Freunden Glücksmomente bescheren können.

Einfach, aber gut

Die Schlank-im-Schlaf-Küche ist ganz unkompliziert. Und schnell! Stundenlange Vor- und Zubereitungen kommen in unseren Rezepten nicht vor. Und wenn Sie klug bevorraten und geplant einkaufen, können Sie mehrmals in der Woche kochen, ohne vorher noch in einen Lebensmittelladen zu sprinten (siehe S. 99).

Wichtig sind bestimmte Basiszutaten. Neben länger haltbaren Produkten für den Vorratsschrank gehören dazu auch die alle paar Tage frisch zu besorgenden Lebensmittel wie Obst, Gemüse, Milchprodukte, Fleisch und Fisch. Sie sollten möglichst aus artgerechter Tierhaltung stammen, dann schmecken sie nicht nur besser, sondern sind auch gesünder.

Für ein gutes Essen brauchen Sie übrigens keine japanischen Messer, Kalahari-Salz oder Emaille-Kasserollen, sondern eine einfache, funktionale Basisausstattung (siehe S. 98).

Gut geplant ist halb gekocht

Sie können alle Rezepte aus diesem Buch mithilfe eines Vorrats aus gekauften und selbst gemachten Zutaten schnell und einfach zubereiten. Wenn Sie gut planen, sitzen Sie schon nach einer Viertelstunde am Tisch und genießen ein richtig gutes Essen.

Für eine noch effizientere Planung lohnt sich ein Wochenplan. So können Sie auf individuelle Vorlieben Rücksicht nehmen und vermeiden einseitige Ernährungsweisen.

Suchen Sie sich vor dem Einkaufen die Rezepte aus, die Sie zubereiten möchten, und schreiben Sie sich einen Einkaufszettel. So haben Sie alles im Blick und geraten auch nicht in Gefahr, den Einkaufswagen im Supermarkt zu überladen.

Lassen Sie sich Fleisch zum Kurzbraten und Grillfleisch vom Metzger Ihres Vertrauens in Portionsgrößen vakuumieren. Anschließend einfrieren und bei Bedarf verarbeiten.

DIE WICHTIGSTEN KÜCHEN-BASICS

• Bei Töpfen sind drei Größen empfehlenswert (5, 3 und 1 – 2 Liter). Stielkasserolen in zwei Größen sind praktisch für kleinere Mengen.

• Für ganz Eilige ist ein Schnellkochtopf ideal. Darin sparen Sie bei Beilagen, Gemüse, Fisch oder Fleisch bis zu 70 Prozent der herkömmlichen Garzeit. Außerdem bleiben die wertvollen Vitamine und Mineralstoffe besonders gut erhalten. Zartes Gemüse und Fisch gelingen im Schnellkochtopf perfekt.

• Ein Wasserkocher ist praktisch und spart Energie, er eignet sich für Nudeln, Reis, Bulgur & Co, Eier oder Tee.

• Bei Pfannen sind auch verschiedene Größen praktisch. Ideal sind beschichtete Pfannen aus Aluguss. So sparen Sie beim Anbraten Fett.

• Eine Auflaufform aus Metall, Porzellan oder Glas ist ideal für das Garen im Ofen.

• Küchenwaage (möglichst bis auf 5 Gramm genau oder Digitalwaage) und Messbecher helfen beim Einteilen der Zutaten.

• Hilfreich sind ein Durchschlag und feine Siebe in unterschiedlichen Größen. Darin können Gemüse und Obst abtropfen, Saucen durchgeseiht und gegarte Nudeln, Reis und Getreide abgegossen werden.

• Sie benötigen ein oder zwei Schneidebretter zum Schnippeln und Schneiden. Schneidebretter aus Holz sind hygienischer als Kunststoffbretter, denn die Harze im Holz sorgen für einen Selbstreinigungseffekt. Immer mit der Hand spülen!

• Auf einer Vierkantreibe können Sie Möhren, Gurken oder Parmesan hobeln oder reiben.

• Ohne Messer geht gar nichts. Ideal sind ein kleines Gemüsemesser, ein größeres Wiegemesser, ein mittlerer Ausbeiner mit gebogener Klinge, ein größeres Sägemesser, um Brot zu schneiden. Dazu unbedingt einen guten Wetzstahl besorgen. Ein Sparschäler ist praktisch zum Putzen und Schälen.

• Rührschüsseln in verschiedenen Größen sind wichtig zum Sahne- und Eiweißschlagen oder zum Saucenrühren.

• Zum Aufschlagen von flüssigen Zutaten, Suppen und Saucen und zum Backen brauchen Sie ein Handrührgerät mit Quirlen und Knethaken. Besonders praktisch sind Geräte mit Aufsatz für einen Pürierstab.

• An Kleinutensilien unverzichtbar sind ein Schneebesen zum Verquirlen von Flüssigkeiten, Kochlöffel aus Holz, Suppenlöffel und Schaumkelle aus Edelstahl, ein Pfannenwender, eine Universalzange oder Pinzette zum Wenden.

• Praktisch ist eine Salatschleuder, mit der Sie Blattsalate und Kräuter schnell trocken bekommen, sodass die Sauce anschließend nicht verwässert wird.

• Eine gute Pfeffermühle mit einem hochwertigen Mahlwerk und eine kleine Muskatreibe sollten im Gewürzregal nicht fehlen.

• Last but not least benötigen Sie verschließbare Boxen und Gläser für Ihre Vorräte und Gewürze. Ein Dosenöffner für Tomatendosen, Sauerkraut oder weiße Bohnen. Eine Zitruspresse tut gute Dienste beim Entsaften.

TIPPS FÜR DEN VORRAT

Mit den folgenden Nahrungsmitteln können Sie unendlich viele schmackhafte, gesunde Gerichte zaubern und gleichzeitig Ihre Fettverbrennung ankurbeln. Dazu gehören Basics für den Vorratsschrank mit Fertiggerichten aus dem Kühlregal und frischen Lebensmitteln.

Alles frisch:

- frisches Gemüse und Blattsalate, je nach Angebot und Jahreszeit im Gemüsefach im Kühlschrank lagern (außer wasserreiche Gemüse wie Tomaten oder Gurken); genauso gesunde Alternative: TK-Gemüse
- frische oder TK-Kräuter wie Basilikum, Oregano, Thymian oder Rosmarin
- Obst, je nach Angebot und Jahreszeit (v. a. Apfel, Ananas, Beeren, Birne, Grapefruit, Papaya, Melone, Orange, Zitrone)
- Brot, Brötchen
- Fisch und Meeresfrüchte (auch TK)
- Pute oder anderes mageres Geflügel, mageres Wildfleisch, magerer Geflügelaufschnitt (für den Vorrat einfrieren)
- Aufschnitt
- Rind- und Kalbfleisch, Lammfleisch, Schweinefleisch aus artgerechter Haltung (für den Vorrat einfrieren)

Vorratsschrank:

- getrocknete Hülsenfrüchte (Bohnen, Erbsen, Linsen, Kidneybohnen in der Dose)
- Soja- und Lupinenproduke (Sojadrink, Sojasauce, Sojaöl, Lupinensteaks)
- Naturreis, Basmatireis, Risottoreis
- Getreide (Gerste, Haferkleie, Couscous, Buchweizen, Hirse, Quinoa, Dinkel, Grünkern, Leinsamenschrot)
- Vollkornprodukte (Müsli, Vollkornbrot, Pumpernickel, Reis, Vollkornnudeln)
- Trockenfrüchte
- kalt gepresstes Olivenöl, Sonnenblumenöl, Rapsöl
- Essig
- Tomaten (ganz und stückig), Sauerkraut, Mais und weiße Bohnen in der Dose
- Gewürzgurken, Mixed Pickles, Rote Bete (im Glas)
- Fischkonserven
- Knoblauch und Zwiebeln (dunkel und kühl lagern)
- Kartoffeln (dunkel und kühl und nicht neben Zwiebeln lagern)
- gekörnte Gemüsebrühe (ohne Zusatzstoffe wie Glutamat)
- Meersalz, schwarzer Pfeffer, Cayennepfeffer
- Tomatenmark
- Senf
- Stevia, Salz und Pfeffer
- Kürbiskerne, geschälte Mandeln, Sonnenblumenkerne
- Gewürze und getrocknete Kräuter
- Mehl
- nach Belieben ein Glas Geflügel-, Rinder- oder Fischfond
- je eine kleine Packung Walnüsse, Haselnüsse, Erdnüsse oder Mandeln

Kühlschrank:

- Käse (Edamer, Hütten- oder Harzerkäse)
- Frischkäse (fettreduziert)
- Quark, Joghurt (fettreduziert), Tofu
- Mozzarella (light)
- frische Nudeln und Kartoffelprodukte (z. B. Gnocchi)
- Pizzateig
- Butter
- Milch 1,5 % und 3,5 % Fett
- (Bio-) Eier
- Fruchtsaft

WAS DARF ICH ESSEN?

AUSWAHLTABELLE

Morgens: Kohlenhydrate – ja! Tierisches Eiweiß – nein!

pro 100 g Nahrungsmittel	KH	E	F	Energie	Portionsgröße
Brot und Backwaren					
Croissants	30 g	7 g	30 g	420 kcal	1 Stück = 50 g
Knäckebrot	66 g	10 g	2 g	318 kcal	1 Scheibe = 10 g
Mischbrot/Graubrot	48 g	6 g	1 g	226 kcal	1 Scheibe = 50 g
Rosinenbrötchen	48 g	7 g	8 g	297 kcal	1 Stück = 45 g
Vollkornbrot	41 g	8 g	1 g	204 kcal	1 Scheibe = 50 g
Vollkorntoastbrot	40 g	10 g	3 g	233 kcal	1 Scheibe =30 g
weiße Brötchen	56 g	8 g	2 g	272 kcal	1 Stück = 50 g
Eiweiß-Abendbrot	7,2 g	26 g	11 g	255 kcal	1 Scheibe = 35 g
Fette und Öle					
Butter	1 g	1 g	83 g	754 kcal	1 TL = 5 g
Halbfettbutter	+	5 g	41 g	385 kcal	1 TL = 5 g
Halbfettmargarine	+	2 g	40 g	368 kcal	1 TL = 5 g
Margarine	+	+	80 g	722 kcal	1 TL = 5 g
Süße und pikante Brotaufstriche					
(Erbeer-)Konfitüre	63 g	+	0 g	256 kcal	1 TL = 10 g
(Johannisbeer-)Gelee	63 g	+	0 g	256 kcal	1 TL = 10 g
Nuss-Nugat-Creme	60 g	4 g	30 g	522 kcal	1 TL = 10 g
Rübenkraut	70 g	1 g	0 g	273 kcal	1 TL = 10 g
Sojaaufstrich	6 g	8 g	20 g	237 kcal	30 g
Getreideprodukte					
Cornflakes	80 g	7 g	1 g	356 kcal	10 EL à 4 g = 40 g
Früchtemüsli	60 g	10 g	6 g	340 kcal	5 EL à 10 g = 50 g
Haferflocken	58 g	12 g	8 g	354 kcal	5 EL à 10 g = 50 g
Haferkleie	48 g	15 g	9 g	350 kcal	5 EL à 10 g = 50 g
Schokomüsli	60 g	10 g	12 g	390 kcal	5 EL à 10 g = 50 g
Weizenkeime	31 g	29 g	9 g	320 kcal	5 EL à 10 g = 50 g
Früchte					
Apfel	11 g	+	+	54 kcal	1 Stück = 150 g
Banane	21 g	1 g	+	94 kcal	1 Stück = 125 g

pro 100 g Nahrungsmittel	KH	E	F	Energie	Portionsgröße
Birne	12 g	1 g	+	55 kcal	1 Stück = 125 g
Erdbeere	6 g	1 g	+	32 kcal	125 g
Kiwi	10 g	1 g	+	50 kcal	1 gr. Stück = 100 g
Orange	8 g	1 g	+	42 kcal	1 Stück = 125 g
Pfirsich	10 g	1 g	+	43 kcal	1 Stück = 125 g

Mittags: Kohlenhydrate – ja! Eiweiß – ja!

pro 100 g Nahrungsmittel	KH	E	F	Energie	Portionsgröße
Getreideprodukte					
Eierteigwaren	70 g	13 g	3 g	347 kcal	100 g
Hartweizennudeln	75 g	13 g	1 g	362 kcal	100 g
Naturreis	73 g	7 g	2 g	343 kcal	10 EL à 10 g = 100 g
Reis, poliert	78 g	7 g	1 g	344 kcal	10 EL à 10 g = 100 g
Vollkornnudeln	64 g	15 g	3 g	343 kcal	100 g
Kartoffelprodukte					
Kartoffeln, gekocht	15 g	2 g	0 g	70 kcal	1 mittelgr. Stück = 70 g
Kartoffelpüree	13 g	2 g	3 g	92 kcal	200 g
Pommes frites (Backofen)	28 g	3 g	6 g	174 kcal	150 g
Hülsenfrüchte, getrocknet					
Bohnen	40 g	22 g	2 g	262 kcal	100 g (roh)
Erbsen	41 g	23 g	1 g	69 kcal	100 g (roh)
Linsen	52 g	24 g	1 g	315 kcal	100 g (roh)
Gemüse/Rohkost					
Blumenkohl/Brokkoli	2 g	2,5 g	+	20 kcal	200 g
Champignons	1 g	4 g	+	22 kcal	200 g
Eisbergsalat	4 g	3 g	+	40 kcal	50 g
grüne Bohnen	5 g	2 g	+	32 kcal	200 g
Grünkohl	3 g	4 g	1 g	37 kcal	200 g
Knollensellerie	2 g	2 g	+	18 kcal	200 g
Kohlrabi	4 g	2 g	+	24 kcal	1 mittelgr. Stück = 200 g

Alle Nährwerte sind gerundet. *+: Spuren des Nährstoffs vorhanden.*
Quelle: Der Große Klever: Kalorien & Nährwerte 2010/2011. GU, 2009.

pro 100 g Nahrungsmittel	KH	E	F	Energie	Portionsgröße
Möhre	3 g	1 g	+	18 kcal	1 kl. Stück = 50 g
Paprikaschote	3 g	1 g	+	19 kcal	1 Stück = 150 g
Rote Bete	8 g	2 g	+	41 kcal	1 mittelgr. Stück = 150 g
Rotkohl	3 g	2 g	+	21 kcal	200 g
Salatgurke	2 g	1 g	+	12 kcal	½ Stück = 200 g
Spargel	1 g	2 g	+	13 kcal	200 g
Spinat	1 g	2 g	+	14 kcal	200 g
Staudensellerie	2 g	1 g	+	15 kcal	200 g
Tomate	3 g	1 g	+	17 kcal	1 gr. Stück = 100 g
Zucchini	2 g	2 g	+	19 kcal	1 mittelgr. Stück = 125 g
Milchprodukte/Käse/Tofu					
wie abends					
Fleisch/Fleischwaren					
wie abends					
Fisch/Ei					
wie abends					

Abends: Tierisches Eiweiß – ja! Kohlenhydrate – nein!

pro 100 g Nahrungsmittel	KH	E	F	Energie	Portionsgröße
Fleisch / Geflügel					
ganzes (Brat-)Hähnchen	+	20 g	10 g	166 kcal	125 g
Ente	+	18 g	17 g	227 kcal	125 g
Hackfleisch (halb/halb)	+	20 g	20 g	260 kcal	125 g
Hähnchenbrustfilet	+	23 g	1 g	100 kcal	125 g
Lammkotelett	+	15 g	32 g	348 kcal	125 g
Putenbrust	+	24 g	1 g	105 kcal	125 g
Rinderfilet	+	21 g	4 g	121 kcal	125 g
Rinderschulter	+	20 g	5 g	129 kcal	125 g
Schweinefilet	+	21 g	2 g	104 kcal	125 g
Schweineschnitzel	+	22 g	2 g	106 kcal	125 g
Fisch und Ei					
Forelle	+	20 g	3 g	102 kcal	1 mittelgr. Stück = 180 g
Kabeljau (Dorsch)	+	17 g	0,6 g	75 kcal	150 g
Lachs	+	20 g	14 g	202 kcal	150 g

pro 100 g Nahrungsmittel	KH	E	F	Energie	Portionsgröße
Lachs, geräuchert	0 g	28 g	19 g	288 kcal	50 g
Makrele, geräuchert	+	21 g	16 g	222 kcal	1 mittelgr. Stück = 250 g
Pangasius	+	11 g	2 g	62 kcal	150 g
Rotbarsch	+	18 g	4 g	105 kcal	150 g
Seelachsfilet	+	18 g	1 g	80 kcal	150 g
Hühnerei	1 g	13 g	12 g	160 kcal	1 Stück = ca. 60 g
Milchprodukte					
Crème fraîche (40 % Fett)	3 g	2 g	40 g	378 kcal	1 Becher = ca. 100 g
fettarmer Joghurt (1,5 % Fett)	5 g	3 g	1,5 g	47 kcal	1 kl. Becher = ca. 150 g
Joghurt (3,5% Fett)	4 g	3 g	3,5 g	61 kcal	1 kl. Becher = ca. 150 g
Magerquark	3,2 g	13 g	+	72 kcal	125 g
saure Sahne	4 g	3 g	10 g	117 kcal	1 kl. Becher = ca. 150 g
Käse/Tofu					
Bergkäse (45 % F. i. Tr.)	+ g	27 g	32 g	396 kcal	30 g
Camembert (30 % F. i. Tr.)	+	23 g	13 g	206 kcal	30 g
Camembert (60 % F. i. Tr.)	+	17 g	33 g	366 kcal	30 g
Frischkäse (20 % F. i. Tr.)	3 g	13 g	8 g	134 kcal	1 EL = 30 g
Gouda (48 % F. i. Tr.)	+	23 g	28 g	343 kcal	1 Scheibe = 30 g
Harzer/Korbkäse	+	30 g	1 g	126 kcal	30 g
Mozzarella (45 % F. i. Tr.)	+	19 g	20 g	255 kcal	30 g
Schafskäse (45 % F. i. Tr.)	+	17 g	19 g	236 kcal	30 g
Tofu	1 g	8 g	5 g	77 kcal	100 g
Gemüse/Rohkost					
wie mittags, jedoch keine Möhren, Roten Beten, Kürbis					
Eiweiß-Abendbrot	7,2 g	26 g	11 g	255 kcal	1 Scheibe = 35 g

Alle Nährwerte sind gerundet. +: Spuren des Nährstoffs vorhanden.
Quelle: Der Große Klever: Kalorien & Nährwerte 2010/2011. GU, 2009.

RICHTIG GENIESSEN

Bewusstes und genussvolles Essen ist ein optimaler Helfer beim Abnehmen. Bei Schlank im Schlaf dürfen Sie alles genießen, das aber möglichst nur in Ruhe und mit allen Sinnen.

Verbote sind verboten

Machen Sie aus Ihrem Essen keine Verzichtsübung. Wird der Druck zu groß, verursacht das nur Stress und es kommt fast zwangsläufig zu Heißhungerattacken auf Süßes und Fettes und vor allem viel zu viel. Ernährungspsychologen wissen, dass radikaler Verzicht auf Schokolade & Co die Dämme irgendwann brechen lassen wird. Bei Schlank im Schlaf ist grundsätzlich alles erlaubt. Nutzen Sie das Angebot an Leckereien zu den jeweils passenden Tageszeiten.

Bloß kein Stress

Versuchen Sie, aktiv Stress abzubauen. Denn Stress fördert die Einlagerung von Fettreserven. Bewegung (z. B. ein Spaziergang oder eine Runde mit dem Fahrrad) ist hilfreich beim Entstressen, aber auch bewusst eingelegte Pausen, Entspannungstechniken (z. B. Progressive Muskelentspannung, Autogenes Training oder Yoga) und ein strukturierter Alltag. Und: Machen Sie sich bitte auch keinen Abnehmstress. Aus der Psychologie weiß man, dass Druck immer nur Gegendruck erzeugt. Ein Misserfolg ist vorprogrammiert. Genießen Sie einfach die leckeren Gerichte von Schlank im Schlaf zu den biorhythmisch passenden Tageszeiten und kontrollieren Sie höchstens einmal pro Woche Bauchumfang oder Gewicht.

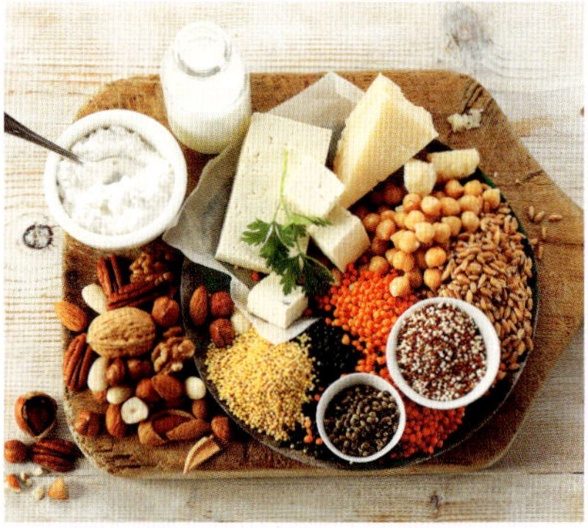

Eiweiß für die Muskeln

Behalten Sie Ihren Eiweißverzehr im Auge. Vor allem, wenn Sie regelmäßig Sport treiben. Eiweiß ist die Grundlage für Muskelwachstum und -erhalt. 1 Gramm pro Kilo Körpergewicht sollten es pro Tag sein, andernfalls baut der Körper insbesondere bei intensiverem Training die eigenen Muskeln wieder ab, anstatt sie zu vergrößern. Ihre Muskeln sind die wichtigsten Verbündeten beim Abnehmen, sorgen Sie deshalb gut für sie!

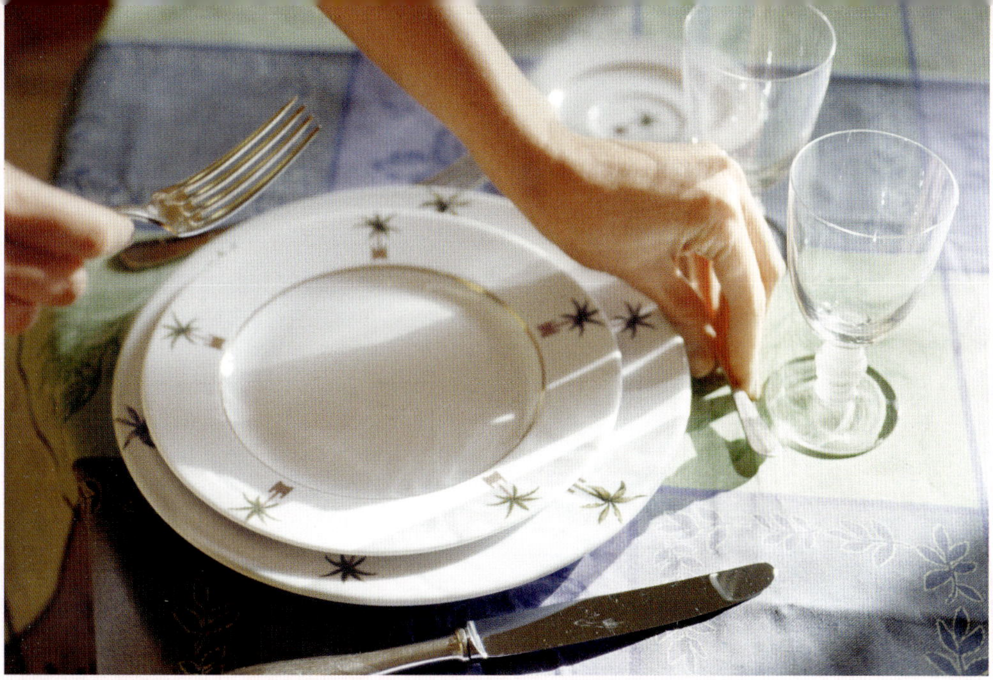

Bewusst essen

Machen Sie Schluss damit, nebenher zu essen. Zu essen, ohne dass Sie wirklich wahrnehmen, was Sie sich eigentlich in den Mund schieben. Essen Sie ab heute ganz bewusst:
Nehmen Sie sich für jede Mahlzeit genug Zeit. Setzen Sie sich zum Essen hin, schaffen Sie sich eine angenehme Atmosphäre und decken Sie den Tisch schön ein (auch wenn Sie alleine essen). Der Fernseher bleibt selbstredend aus, da Sie sich sonst nicht richtig aufs Essen konzentrieren können. Und auch die Zeitungslektüre sollten Sie auf die Zeit nach dem Essen verschieben. Gehen Sie nicht ans Telefon, schalten Sie Ihr Handy aus.
Schmecken Sie jeden Bissen, nachdem sie ihn gründlich gekaut haben. Wie sieht ihr Essen aus, wie duftet es, welche geschmacklichen Nuancen hat es zu bieten? Wie geht es Ihnen, nachdem Sie gegessen haben? Fühlen Sie sich wohl?

Gut geplant und mit Lust einkaufen

Nehmen Sie sich Zeit für Ihren Einkauf. Planen Sie feste Tage dafür ein und machen Sie sich einen Einkaufszettel (das funktioniert am besten, wenn Sie sich einen Speiseplan für zwei bis drei Tage oder sogar die ganze Woche machen). So haben Sie anschließend die richtige Menge und Auswahl an Lebensmitteln zu Hause. Gehen Sie außerdem nie hungrig los. Ein leerer Magen verführt dazu, den Ein kaufswagen zu überladen. Lassen Sie dann beim Einkaufen die Eindrücke auf sich wirken. Schlendern Sie auf dem Wochenmarkt an den Ständen mit Obst, Gemüse und frischen Kräutern, italienischen Antipasti, türkischen Vorspeisen, Ölen und Käse vorbei. Genießen Sie beim Bäcker den Duft von frischem Brot, unterhalten Sie sich beim Metzger Ihres Vertrauens über das Fleisch und woher es kommt. Lassen Sie sich von Ihrem Fischhändler beraten. So wächst die Lust auf frische Lebensmittel und wirklich gutes Essen, das nicht dick macht, sondern das Leben bereichert.

MORGENS: ALLES AUF ZUCKER

Stoffwechselgerecht essen bedeutet essen nach der Bio-Uhr. Um einen zu langsamen oder gestörten Stoffwechsel wieder in Schwung zu bringen, wird bei Schlank im Schlaf regelmäßig gegessen. So sind Sie tagsüber immer gut gesättigt, fallen in keine Hungerlöcher (und falls doch zu Anfang, gibt es dafür den Notfallkoffer, siehe S. 47) und nehmen ausreichend Kalorien auf, die tagsüber verbrannt werden. Eingebettet sind die Mahlzeiten idealerweise in einen aktiven Alltag, bei dem auch die Pausen nicht zu kurz kommen sollten. Nach der nächtlichen, mehrstündigen Fastenphase im Schlaf braucht das Gehirn morgens Zucker. Nachts hat es dazu die Glykogenspeicher der Leber angezapft.

WARUM ESSEN JETZT SO WICHTIG IST

Tagsüber bezieht der Körper seine Energie zu 70 Prozent aus Zucker und nur zu 30 Prozent aus Fett. Deshalb steht als erste Mahlzeit des Tages für alle Stoffwechseltypen eine Kohlenhydratmahlzeit auf dem Tisch. Eiweiß aus tierischen Quellen ist jetzt nicht empfehlenswert, da es das Insulin zusätzlich erhöht. Der Zucker aus Müsli, Obst, Brot, Gebäck und süßen oder pikanten Aufstrichen dagegen sorgt dafür, dass sich ein wohliges Wärmegefühl im Körper ausbreitet. Und Sie sind angenehm satt, sodass Sie die fünfstündige Insulinpause gut durchhalten. Wenn Sie bisher zu den Nicht-Frühstückern gehörten, empfehlen wir Ihnen wärmstens, sich auf einen Mahlzeitenrhythmus mit Frühstück umzustellen. Erst wenn Sie in Ihrem physiologischen Tag-und-Nacht-Rhythmus optimal mit den jeweils wichtigen Nährstoffen versorgt sind, können Sie auf gesunde und vor allem langfristige Art und Weise abnehmen. Eine US-amerikanische Studie aus dem Jahr 2013 hat außerdem belegt, dass dauerhaftes Nicht-Frühstücken das Risiko für Herz-Kreislauf-Erkrankungen erhöht. Vermutlich deshalb, weil Nicht-Frühstücker vormittags häufiger zu ungesunden, hochkalorischen Snacks wie Schokoriegeln und Ähnlichem greifen. Zwischenmahlzeiten und unausgewogene Hauptmahlzeiten machen auf lange Sicht gesehen aber dick, mit allen bekannten negativen Folgen für Herz und Kreislauf. (Quelle: Apothekenmagazin, Diabetes-Ratgeber 11/13) Das Umgewöhnen fällt übrigens mit der abendlichen Eiweißmahlzeit gar nicht so schwer. Da haben Sie morgens richtig Appetit auf Zucker und Stärke.

Frühstücken wie ein Kaiser …

Die Kohlenhydratmengen mögen für manch einen morgens etwas überwältigend wirken. Sie müssen aber nicht zwingend vier Nutella-Brötchen verzehren. Kombinieren Sie einfach Trockenobst, einen süßen Smoothie oder einen Obstsalat zu Ihrem Frühstück. So kommt auch einiges an Volumen zusammen, das die Magenwände dehnt und den Körper jetzt mit seinem Lieblingstreibstoff versorgt.

Der Frühstücks-Baukasten auf S. 108 hilft Ihnen unkompliziert, Ihr Frühstück optimal zusammenzustellen. Auch die idealen Fettmengen pro Mahlzeit sind hier berücksichtigt.

• Morgens können Sie sich zwischen Lieblings-Müslivarianten, aber auch Cornflakes und Co., Obst sowie verschiedenen süßen oder herzhaften Brotfrühstücken entscheiden. Anrühren können Sie Ihr Müsli mit Saft, Sojajoghurt, Soja-, Hafer-, Reisdrink oder mit 50 ml Sahne, gemischt mit 150 ml Wasser.

• Wenn Sie Süßes mögen, haben Sie es mit dem Insulin-Trennkost-Frühstück richtig gut. Erlaubt ist (fast) alles: jede Brot- oder Toastsorte, egal ob weiß oder aus Vollkorn, aber auch Croissants. Dazu gibt es Ihre Lieblingsmarmelade, Honig, Butter oder Nuss-Nugat-Creme.

• Wer morgens lieber würzig isst, greift zu vegetarischen Aufstrichen aus dem Bio-Laden – die gibt es sogar mit Leberwurstgeschmack –, kombiniert mit allen Brot- und Gebäcksorten sowie Gemüserohkost nach Geschmack. Ausreichend Volumen bekommen Sie zusammen, indem Sie belegte Brötchen im Ganzen oder Sandwiches verzehren. Die pflanzlichen Eiweiße in den Aufstrichen sorgen im Gegensatz zu tierischem Eiweiß, etwa aus Aufschnitt und Käse, nur für eine schwache Insulinantwort der Bauchspeicheldrüse und die pflanzlichen Fette blockieren nicht die Insulinrezeptoranteile in den Zellen.

• Zum Frühstück trinken Sie nach Belieben Tee und Kaffee mit etwas Sahne oder Sojadrink, oder auch ein bis zwei Esslöffel Milch und ein Glas Fruchtsaft oder einen Obstsmoothie.

Vom richtigen Zeitpunkt

Wann Sie Frühstücken, bleibt Ihnen überlassen, am besten jedoch ca. 30 Minuten nach dem Aufstehen. Falls Sie das zeitlich nicht hinbekommen, weil Sie morgens noch eine Runde walken oder Yoga machen wollen, packen Sie Ihr Frühstück ein und nehmen es mit in die Arbeit. Ideal sind hierfür vorbereitete Müslis, Säfte, Smoothies, Sandwiches und geschnittenes Obst. Schneiden Sie dazu eine Ananas oder Papaya in Würfel und frieren Sie sie portionsweise in Gefrierbeuteln ein. Morgens einfach aus dem Tiefkühler nehmen und kalt zum Frühstück genießen. Wichtig für das weitere Timing ist die fünfstündige Insulinpause. Wenn Sie also erst um 9 Uhr frühstücken, gibt es um 14 Uhr Mittagessen. Entsprechend verschiebt sich auch das Abendessen auf 19 Uhr.

info

AUF EINEN BLICK

Passen Sie die morgendliche Kohlenhydratportion an Ihren BMI an (siehe S. 39). Das heißt, jetzt stehen 75 bis 125 g Gramm Brot, Brötchen und Gebäck, Müsli, Flocken und Getreide mit Soja-, Mandel- oder Haferdrink oder mit Sojajoghurt auf den Speiseplan.
Dazu gibt es süße oder pikante Brotaufstriche (z. B. Marmelade, Honig, Nuss-Nugat-Creme, Butter oder vegetarischer Brotaufstrich),
und/oder Gemüserohkost (z. B. Tomaten-, Gurken- oder Radieschenscheiben)
und/oder Obstsalat, frische Früchte, einen vitalstoffreichen Smoothie aus Obst oder Gemüse oder Fruchtsaft.
Getränke: Kaffee, Espresso, Fruchtsäfte, Sojadrink-Cappuccino, grüner Tee, schwarzer Tee oder Kräutertee verfeinert mit Sojadrink, Sahne oder veganen Drinks
Das brauchen Sie jetzt nicht:
alle Produkte aus tierischem Eiweiß (Aufschnitt, Käse, Milch- und Milchprodukte).

FRÜHSTÜCKS-BAUKASTEN

Planen Sie Ihre täglichen Kohlenhydratmengen vor Beginn der Ernährungsumstellung auf das Schlank-im-Schlaf-Prinzip. Das geht ganz einfach: Sie berechnen Ihren BMI nach der Formel auf S. 39 und stellen damit Ihren Kohlenhydratbedarf fest.

- Frauen: Bei einem BMI unter 25 gibt es 75 g Kohlenhydrate zum Frühstück. Liegt der BMI über 25, gibt es 100 g Kohlenhydrate morgens.
- Männer: Bei einem BMI unter 30 gibt es 100 g Kohlenhydrate zum Frühstück. Liegt der BMI über 30, gibt es 125 g Kohlenhydrate morgens.

Die Zutaten für Ihr Müsli-, Obst- oder Brotfrühstück kombinieren Sie mithilfe des folgenden Baukastens – er ist sortiert nach Kohlenhydratgehalt. Ihr Morgengetränk und Müsli können Sie nach Belieben mit etwas Honig, Agavendicksaft, Zucker oder auch Stevia süßen.

Variante 1: Müsli & Co.

Die Getreidebasis (à ca. 50 g KH)
90 g Amaranth, gepufft
90 g Quinoa, gepufft
65 g Cornflakes, ungesüßt
60 g Cornflakes, gesüßt
8 EL Flockenmischung (80 g)
8 EL Früchtemüsli, ungesüßt (85 g)
8 EL Getreideschrot (80 g)
8 EL Haferflocken, kernig (80 g)
7 EL Knuspermüsli
8 EL Mehrkornflocken (80 g)
8 EL Schokomüsli (85 g)
4 Stück Weetabix (75 g)
60 g Weizen- bzw. Dinkelpops
Trockenobst (à 20 – 25 g KH)
30 g Ananas
40 g Apfelringe
50 g Aprikosen
40 g Bananenchips
5 Datteln oder Feigen
30 g Papaya
5 Pflaumen (50 g)
30 g Rosinen

Damit wird angerührt (Säfte à 20 – 25 g KH)
200 ml Ananassaft
200 ml Apfelsaft/Multivitaminsaft
250 ml Grapefruitsaft/Sauerkirschsaft
250 ml Orangensaft
150 ml Traubensaft
3 EL Sahne = 10 g Fett
150 g Sojadrink = 2,5 g Fett
250 g Vanille-Sojadrink (ca. 15 g KH)
Nüsse (1 Portion pro Tag, wahlweise abends, à 10 g Fett)
25 g Cashewkerne (25 Stück)
2 EL Kürbiskerne
6 TL Leinsamen (30 g)
15 Haselnüsse (15 g)
15 Mandeln (20 g)
4 TL Sonnenblumenkerne (20 g)
7 Walnüsse (15 g)

Variante 2: Brotfrühstück

Brot & Gebäck (à ca. 50 g KH)
1 Baguettebrötchen (100 g)
2 Scheiben Bauernbrot (100 g)
2 große Croissants (120 g)

7 Scheiben Knäckebrot (70 g)
1 – 2 Laugenbrezeln, je nach Größe (100 g)
1 – 2 Laugenstangen, je nach Größe (100 g)
2 Milchbrötchen (100 g)
2 ½ Scheiben Mischbrot (100 g)
3 Scheiben Roggenbrot (120 g)
2 Roggenbrötchen (100 g)
2 Rosinenbrötchen (100 g)
2 ½ Scheiben Vollkornbrot (125 g)
1 ½ Vollkornbrötchen (120 g)
2 ½ Scheiben Weißbrot (100 g)
3 – 5 Scheiben Weizentoast (100 g)
2 Weizenbrötchen (100 g)
7 Scheiben Zwieback (70 g)
3 – 4 Scheiben Pumpernickel (120 g)
Süße Aufstriche (à ca. 13 g KH)
2 geh. TL Fruchtkonfitüre
2 TL Orangenmarmelade
2 TL Honig
2 TL Nuss-Nugat-Creme
2 TL Pflaumenmus
2 TL Rübenkraut
Herzhafte Aufstriche (1 EL = 10 g)
5 EL vegetarischer Brotaufstrich = 20 g Fett
2 ½ EL Butter = 20 g Fett
2 ½ EL Erdnussbutter, gesalzen = 20 g Fett
2 ½ EL Pflanzenmargarine = 20 g Fett
Dazu: frische Früchte (à ca. 13 g* bzw. 25 g KH) ...
200 g Ananas
2 kleine Äpfel
6 Aprikosen
1 mittelgroße Banane
2 kleine Birnen
250 g Beeren*
1 Grapefruit
½ kleine Honigmelone
1 ½ Kiwi*
2 – 3 Mandarinen*
1 Mango (ca. 200 g)*
1 Pfirsich*
1 große Orange*
75 g Weintrauben*
... oder Gemüserohkost (à ca. 5 g KH)
½ Kohlrabi
2 große Tomaten
½ Salatgurke
½ Paprikaschote
4 Radieschen

Getränke zum Frühstück

Wasser mit oder ohne Kohlensäure
Ingwer- oder Zitronentee
Tee (z. B. grüner Tee, schwarzer Tee, Kräuterteemischungen) mit oder ohne Zucker oder Honig
schwarzer Kaffee oder Espresso mit oder ohne Zucker
1 Tasse Kaffee mit 2 TL Sojadrink oder Kuhmilch, mit oder ohne Zucker
1 Tasse Kaffee mit 1 TL Kondensmilch oder fettarmer Sahne mit oder ohne Zucker
1 Glas Sojadrink mit oder ohne Vanille- bzw. Schokoladenaroma (bis zu ca. 20 g KH)
1 Glas Orangen-, Grapefruit-, Apfel-, Trauben- oder Ananassaft (20 – 25 g KH)

*Hinweis: Obstsorten mit * enthalten nur 13 g Kohlenhydrate, alle anderen 25 g Kohlenhydrate.*

NUSSMÜSLI
MIT ORANGEN-TOPPING

3 – 4 EL Walnusskerne (ca. 20 g)
3 EL gehackte Pistazienkerne (ca. 15 g)
20 g getrocknete Apfelringe
 bzw. Apfelchips
100 g gemischte Getreideflocken
1 Bio-Orange
300 g Sojajoghurt
2 EL Ahornsirup

10 Min.

Pro Portion 440 kcal, 16 g EW, 18 g F, 53 g KH

1. Die Walnüsse grob hacken und mit den Pistazien in einer kleinen beschichteten Pfanne ohne Fett leicht rösten, herausnehmen.

2. Die Apfelringe klein schneiden, mit Nüssen, Pistazien und Getreideflocken mischen. In 2 Schälchen verteilen.

3. Die Orange heiß waschen, abtrocknen und die Schale abreiben. Dann die Orange schälen und das Fruchtfleisch klein schneiden. Orangenschale und -fruchtfleisch mit Sojajoghurt und Ahornsirup verrühren und zum Servieren über das Müsli geben.

CRUNCHY-MÜSLI
MIT APFEL-SOJAJOGHURT

2 TL Butter
3 – 4 EL Pinienkerne (ca. 25 g)
3 – 4 EL gehackte Mandeln (ca. 20 g)
80 g Dinkelflocken
3 EL Honig (ca. 45 g)
2 kleine süße Äpfel
300 g Sojajoghurt
½ TL Zimtpulver

10 Min.

Pro Portion 490 kcal, 16 g EW, 23 g F, 56 g KH

1. Die Butter in einer Pfanne zerlassen und die Pinienkerne zusammen mit den Mandeln darin goldgelb rösten. Die Dinkelflocken einrühren und mit anrösten, dann den Honig darüber verteilen und schmelzen lassen. Alles gut mischen, einige Minuten garen und dadurch etwas trockener werden lassen. Dann die Masse auf einem Bogen Alufolie ausbreiten und bis zum Servieren abkühlen lassen.

2. Die Äpfel waschen, abtrocknen und bis auf die Kerngehäuse grob raspeln. Die Raspel sofort mit Sojajoghurt und Zimtpulver verrühren. Mit dem Crunchy-Müsli anrichten.

HEIDELBEER-BIRNEN-SMOOTHIE

150 g Heidelbeeren (frisch oder TK)
1 große Birne
½ Salatgurke
Saft von ½ Zitrone
1 – 2 EL Ahornsirup oder flüssiger Honig
etwas Zimtpulver oder gemahlene Vanille (nach Belieben)
etwas Mineralwasser

2 Personen · 10 Min.

Pro Portion 100 kcal, 2 g EW, 1 g F, 20 g KH

1. Die Heidelbeeren verlesen und waschen, TK-Früchte rechtzeitig auftauen lassen. Die Birne vierteln, schälen und vom Kerngehäuse befreien, dann grob würfeln. Die Gurke schälen, längs halbieren, die Kerne auskratzen und das Fruchtfleisch grob würfeln.

2. Beeren, Birne und Gurke mit dem Zitronensaft mit dem Stabmixer fein pürieren. Den Smoothie mit Ahornsirup oder Honig süßen und nach Belieben mit Zimtpulver oder Vanille abschmecken. Falls der Smoothie zu dickflüssig ist, können Sie ihn noch mit etwas Mineralwasser aufgießen.

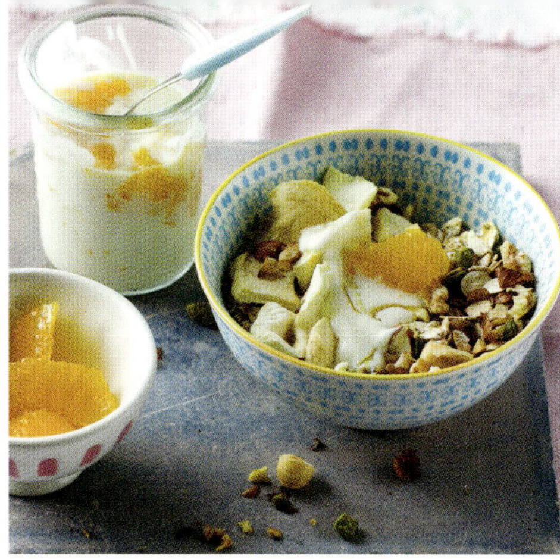

Nussmüsli mit Orangen-Topping

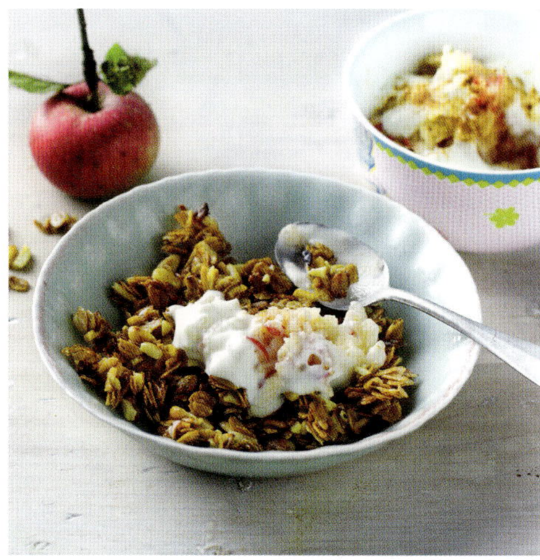

Crunchy-Müsli mit Apfel-Sojajoghurt

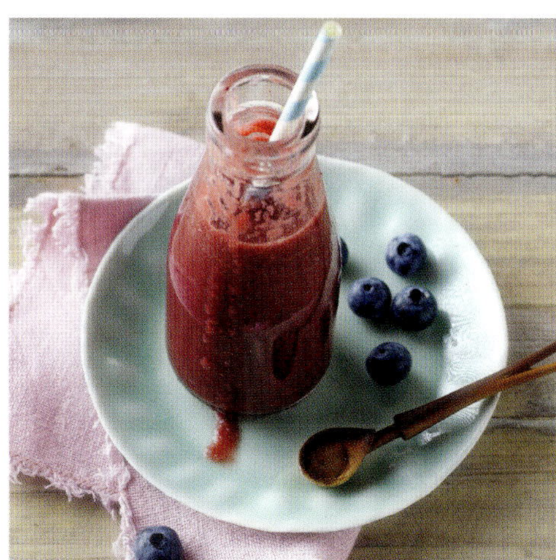

Heidelbeer-Birnen-Smoothie

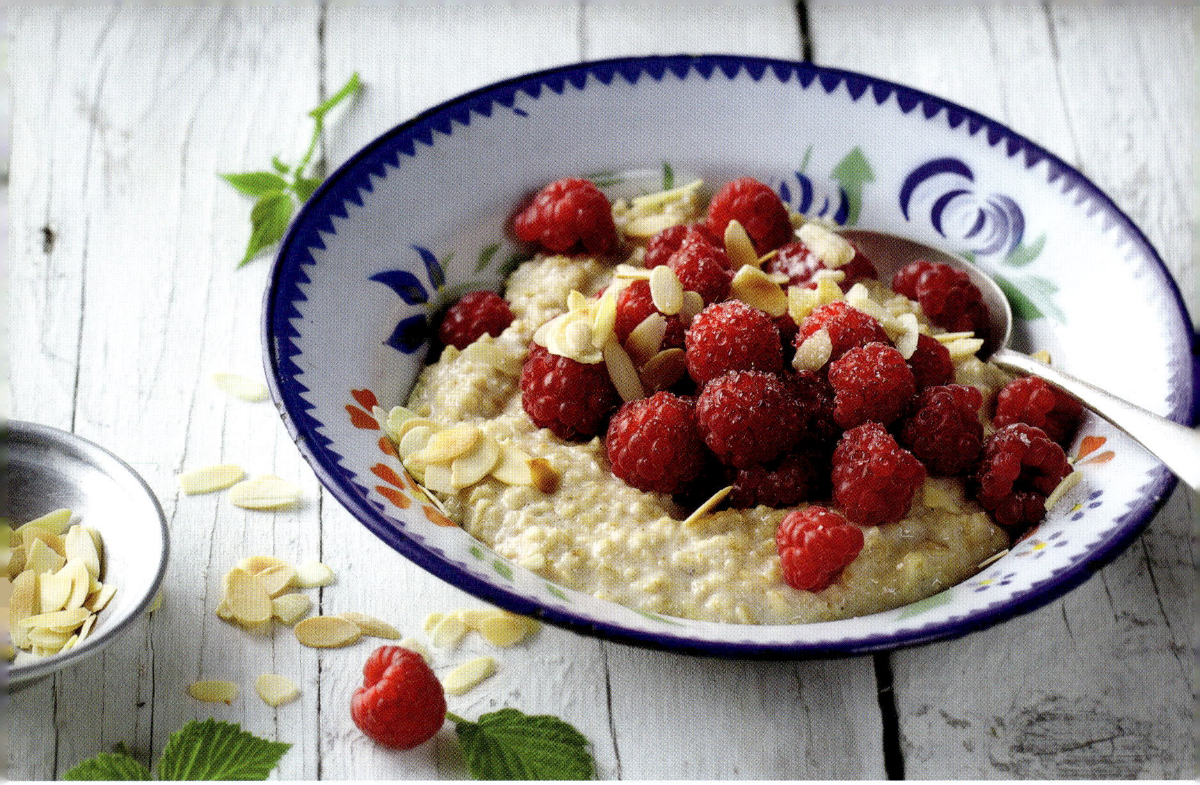

HIMBEEREN
MIT WARMER HAFERCREME

300 g Himbeeren (frisch oder TK)
2 Pck. Vanillezucker
½ l Sojadrink
100 g Haferflocken
4 EL Mandelblättchen (ca. 30 g)

15 Min.

Pro Portion 420 kcal, 18 g EW, 14 g F, 50 g KH

1. Die Himbeeren verlesen und waschen, TK-Früchte rechtzeitig auftauen lassen. Mit 1 Pck. Vanillezucker bestreuen.

2. Den Sojadrink aufkochen und den übrigen Vanillezucker und die Haferflocken einrühren. Alles bei schwacher Hitze 3–4 Min. köcheln lassen.

3. Die Hafercreme auf tiefe Teller geben und die Himbeeren darübergeben. Die Mandelblättchen in einer kleinen beschichteten Pfanne ohne Fett rösten und obenauf streuen.

tipp Mit zarten Flocken zubereitet, entsteht eine nahezu glatte Creme, bei kernigen Haferflocken behält die Mischung etwas mehr Biss.

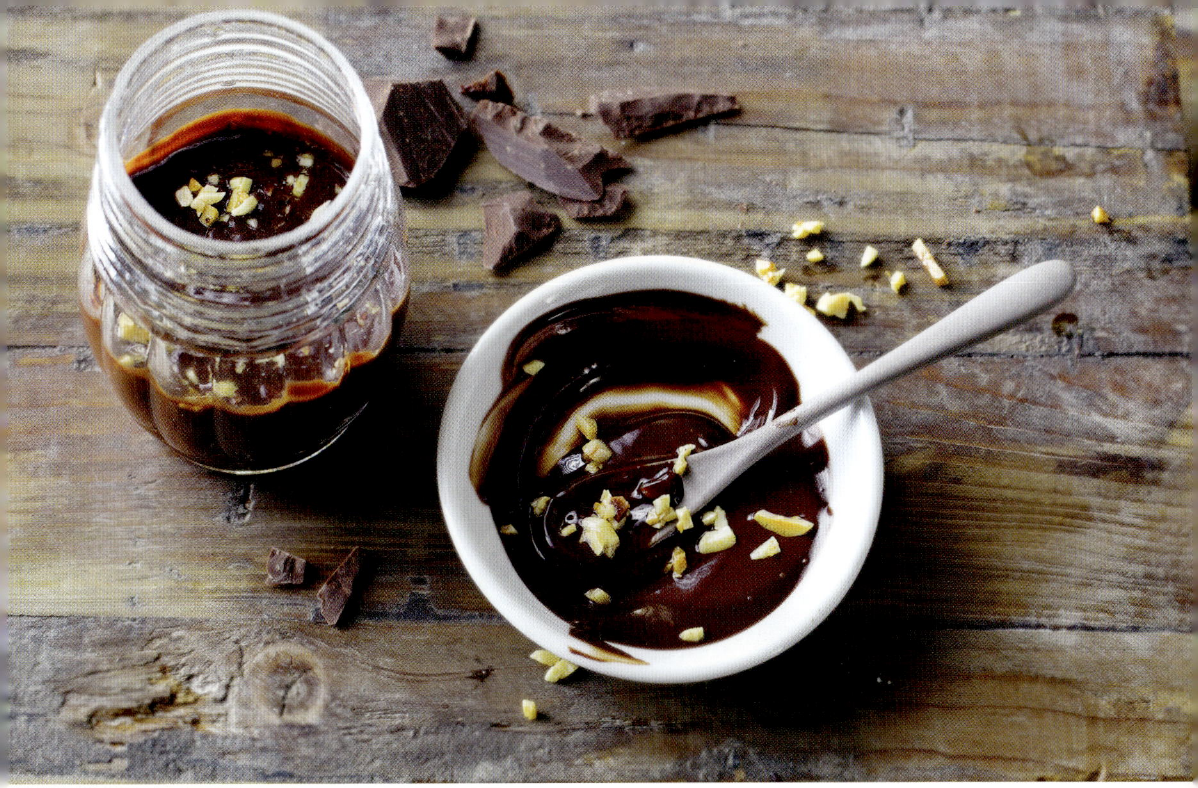

SCHOKOCREME
MIT MANDELN

100 g Zartbitterschokolade
80 ml Sojadrink
1 EL Butter
3 EL gehackte Mandeln (ca. 25 g)
¼ TL gemahlene Vanille

Außerdem:
1 kleines Einmachglas (200 ml Inhalt)

15 Min.

Bei 10 Portionen à ca. 20 g (1 EL) pro Portion
84 kcal, 2 g EW, 7 g F, 4 g KH

1. Die Schokolade hacken und mit dem Sojadrink in einen kleinen Topf geben. Alles unter Rühren bei schwacher Hitze erwärmen, bis die Schokolade geschmolzen ist.

2. Die Butter in einer kleinen Pfanne zerlassen, die Mandeln darin leicht rösten und unter die Schokocreme rühren. Die Creme mit Vanille verfeinern, in das Glas füllen und gut verschlossen fest werden lassen.

ERDBEERAUFSTRICH
MIT PFIRSICH

1 Pfirsich
200 g Erdbeeren
125 g Gelierzucker für Fruchtaufstrich ohne Kochen
2 EL gehackte Pistazienkerne (ca. 10 g)

Außerdem:
2 kleine Einmachgläser (à 150 ml Inhalt)

15 Min.

Bei 15 Portionen à ca. 20 g (1 EL) pro Portion
43 kcal, 0,3 g EW, 0,4 g F, 9 g KH

1. Den Pfirsich waschen, entsteinen und klein schneiden. Die Erdbeeren waschen, entkelchen und unschöne Stellen wegschneiden. Die Beeren dann grob zerkleinern.

2. Das Obst (es sollten 250 g sein) abwiegen und mit dem Gelierzucker in einen hohen Rührbecher geben. Alles mit dem Stabmixer ca. 45 Sek. pürieren, bis die Masse zu gelieren beginnt. Dann die Pistazien unterrühren, den Aufstrich in die Gläser füllen und gut verschließen.

TOFUCREME
MIT RADIESCHEN

½ – 1 Bund Radieschen mit Grün
125 g Seidentofu
Salz | Pfeffer aus der Mühle
etwas edelsüßes Paprikapulver

10 Min.

Pro Portion 60 kcal, 6 g EW, 3 g F, 2 g KH

1. Einige zarte Radieschenblätter abzupfen, waschen, trocken schütteln und fein hacken. Die Radieschen putzen, waschen und klein würfeln oder raspeln.

2. Den Seidentofu in einem Schälchen glatt rühren und mit den gewürfelten oder geraspelten Radieschen sowie den gehackten Blättern mischen. Den Aufstrich mit Salz, Pfeffer und Paprikapulver abschmecken.

LINSENAUFSTRICH
MIT APFEL

150 ml Tomatensaft
60 g rote Linsen
1 kleiner säuerlicher Apfel
1 EL Zitronensaft
Salz | Pfeffer aus der Mühle
1 Prise gemahlener Kardamom

15 Min.

Pro Portion 123 kcal, 8 g EW, 1 g F, 20 g KH

1. In einem kleinen Topf den Tomatensaft mit den Linsen aufkochen und zugedeckt ca. 10 Min. köcheln lassen, bis die Linsen weich sind. Anschließend alles kräftig durchrühren oder mit dem Stabmixer pürieren.

2. Den Apfel waschen, abtrocknen und bis auf das Kerngehäuse fein raspeln. Die Raspel sofort mit dem Zitronensaft mischen und unter die Linsencreme rühren. Den Aufstrich mit Salz, Pfeffer und Kardamom abschmecken.

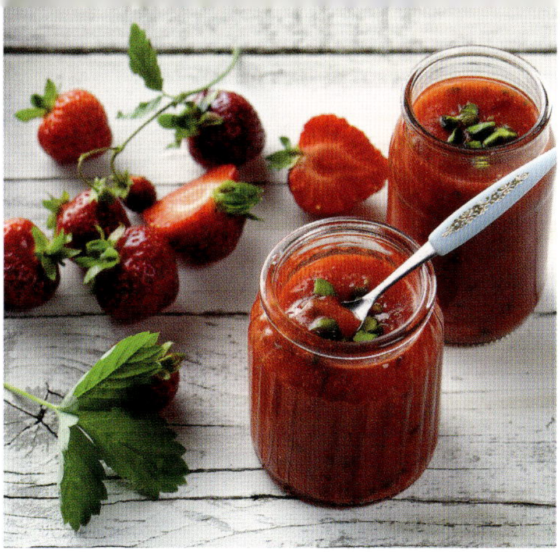

Erdbeeraufstrich mit Pfirsich

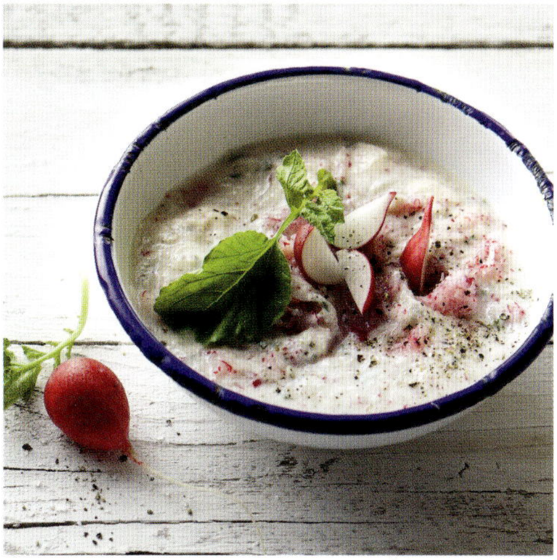

Tofucreme mit Radieschen

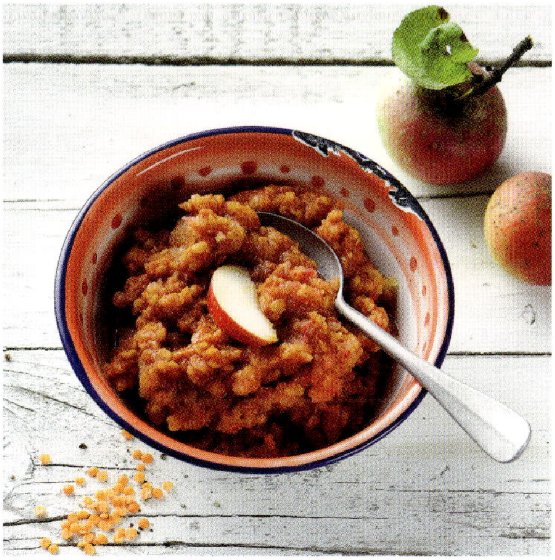

Linsenaufstrich mit Apfel

MITTAGS: IN DIE VOLLEN!

Das Frühstück ist für alle Abnehmtypen gleich, ganz gleich ob Sie Ackerbauer oder Nomade sind oder welchem weiblichen Hormontyp Sie angehören. Dann, zwischen 11 und 16 Uhr, sind die Insulinrezeptoren voll auf Tagesaktivität eingestellt: Jetzt können Ihre Muskelzellen Kohlenhydrate und Eiweiß besonders schnell aufnehmen.

AUF EINEN BLICK: MITTAGESSEN

Das optimale Zeitfenster für Ihr Schlank-im-Schlaf-Mittagessen ist zwischen 11 und 14 Uhr, so wird es für die Abendmahlzeit nicht zu spät.

- Passen Sie Ihre Mittags-Kohlenhydratportion an Ihren individuellen BMI an (siehe S. 39). Das heißt, jetzt stehen 75 bis 125 g Gramm Kohlenhydrate aus Kartoffeln, Reis, Nudeln, Brot und Co. oder Hülsenfrüchten auf dem Plan.

Wenn Sie in der Kantine, im Restaurant oder an der Imbissbude essen, rechnen Sie überschlagsmäßig eine Handvoll für 50 g Kohlenhydrate. Weitere hilfreiche Schätzmengen: 75 g Kohlenhydrate entsprechen 5 bis 6 mittelgroßen Kartoffeln à 70 g oder 3 Brötchen à 50 g oder 100 g rohen Nudeln (bzw. 200 g gekochten Nudeln) oder 100 g Reis (bzw. 300 g gekochtem Reis).

Zusammen mit der kohlenhydratliefernden Mahlzeitenkomponente gibt es

- Gemüse, Pilze und Salat
- plus wertvolle Pflanzenöle, Nüsse und Samen
- plus Fleisch, Geflügel, Fisch und Meeresfrüchte, Eier, Milchprodukte und Käse oder Soja- und Lupinenprodukte für Vegetarier
- plus Getränke (siehe Tabelle rechts).
- Wer mag, kann auch ein Glas Wein oder Bier zum Essen genießen.

Wenn Sie gerne eine Nachspeise essen, greifen Sie entweder zu einem Schlank-im-Schlaf-Dessert mit Stevia – dieses Süßungsmittel ist kohlenhydratfrei. Oder Sie wählen ein Stück Obst- bzw. Nusskuchen oder zwei bis drei Kugeln Eis oder eine halbe Tafel Schokolade oder einen Obstsalat. Die damit aufgenommen Kohlenhydrate zählen allerdings zur Gesamtmenge für das Mittagessen dazu. Damit stehen für Ihr Hauptgericht 10 bis 20 Prozent Kohlenhydrate weniger zur Verfügung.

Individuell optimiert

Doch mittags darf auch variiert werden. Jetzt können Sie, je nachdem zu welchem Stoffwechsel- oder Abnehmtyp Sie gehören, auswählen zwischen einer Mischkost-Mahlzeit (z. B. Spaghetti Carbonara mit einem Salat), einem Low-Carb-Mittagessen (z. B. Hähnchenbrustfilet mit Gemüse und wenig Reis) oder einem reinen Eiweißgericht (z. B. Lachsfilet mit Spinat und einem Quark-Dessert). Zum Essen passen alle kalorienfreien Getränke wie Wasser oder Tee. Säfte und Saftschorlen sind auch erlaubt im Normalprogramm, sie müssen aber auf der Kohlenhydratrechnung berücksichtigt werden.

Mischkost für jeden Typ

Eine ausgewogene Mahlzeit aus Kohlenhydraten in Kombination mit eiweißhaltigen Lebensmitteln und/oder Süßspeisen passt im Grunde mittags immer. Sie liefert Energie und Baustoffe für die Wärmeversorgung, für Muskelaktivitäten, die Auffüllung der Energiespeicher und den Erhalt von Eiweißstrukturen (z. B. Muskeln). Alle Stoffwechseltypen – Ackerbauer wie Nomade sowie Östrogen-, Gestagen- und Testosterontyp bei Frauen – fahren gut mit der Kombination aus morgens Kohlenhydrate-Trennkost, mittags Mischkost und abends Eiweiß-Trennkost. So nimmt jeder langfristig ab und kann problemlos sein Wunschgewicht halten. Wer den Abnehmeffekt jedoch beschleunigen will, ohne Jojo-Effekt und Abbau wertvoller Eiweißstrukturen, der kann zu den folgenden Trennkostvarianten greifen:

Typgerechte Mittagsvariante

Verlangsamt sich das Tempo, in dem Sie abnehmen, bei der normalen Standard-Mischkost, können Sie zwischendurch auf folgende typgerechte Mittags-Variante umsteigen:

- Nomaden-Typen sowie gestagen- oder testosterongeprägte Frauen halbieren die Menge aller kohlenhydrathaltigen Lebensmittel in den Rezepten (Nudeln, Reis, Brot, Wurzelgemüse).
- Die genetischen Ackerbauertypen sowie Östrogenfrauen reduzieren die eiweißhaltigen Produkte um die Hälfte (Fleisch, Wurst, Eier, Milchprodukte, Fisch).

Der Abnehmturbo

Die nachfolgend beschriebene optimierte Insulin-Trennkost bietet sich an, wenn Sie sich mit den obigen Varianten beim Abnehmen schwertun, z. B. aufgrund eines verlangsamten Stoffwechsels infolge einer Schilddrüsenunterfunktion oder als Folge von Reduktionsdiäten. Der Turbo ist aber auch hilfreich für »kosmetische« Gewichtsabnahmen, wenn Sie vor dem Urlaub sichergehen wollen, dass Sie wieder in Ihren Lieblingsbikini passen, oder wenn Sie einmal über die Stränge geschlagen haben.

- Der Nomadentyp und Testosteronfrauen wählen bei dieser Variante mittags eine reine Eiweißmahlzeit mit Salat und kohlenhydratarmem Gemüse (siehe Abendessen-Rezepte oder Mittags-Rezepte ohne kohlenhydrathaltige Beilagen). Dazu gibt es kohlenhydratfreie oder -arme Getränke (Wasser, Light- oder Zero-Getränke). Dies sollte aber nur in einem zeitlich begrenzten Rahmen geschehen, da zweimal täglich Eiweiß-Trennkost langfristig zu wenig Energie liefert, infolgedessen der Grundumsatz sinkt und sich der Stoffwechsel verlangsamt.
- Ackerbauertypen, Gestagen- und Östrogenfrauen können noch schneller abnehmen, wenn sie mittags auf Eiweiß verzichten und auf Kohlenhydrate setzen (sie essen z. B. Pasta mit Tomatensauce, Steinpilzrisotto oder eine Quiche).

Energieliefernde Getränke für mittags*:

pro 100 g Nahrungsmittel	KH	E	F	Energie
Buttermilch	4 g	4 g	0,5 g	35 kcal
Colagetränk	11 g	0 g	0 g	57 kcal
Diät-Fruchtsaftgetränk	4 g	1 g	+	23 kcal
Gemüsesaft	3 g	2 g	+	22 kcal
Kefir (1,5 % Fett)	4 g	3 g	2 g	50 kcal
Limonade	12 g	0 g	0 g	49 kcal
Molke, süß	5 g	1 g	+	25 kcal
Orangensaft	9 g	1 g	+	44 kcal
Saftschorle (Apfel)	5 g	+	+	25 kcal
Tomatensaft	2 g	1 g	+	15 kcal

* *Für Genießer, die mittags oder abends auf ihren Wein oder ein Bier nicht verzichten möchten, sind darüber hinaus 0,2 Liter Wein oder 0,3 Liter Bier (mit oder ohne Alkohol) täglich erlaubt.*

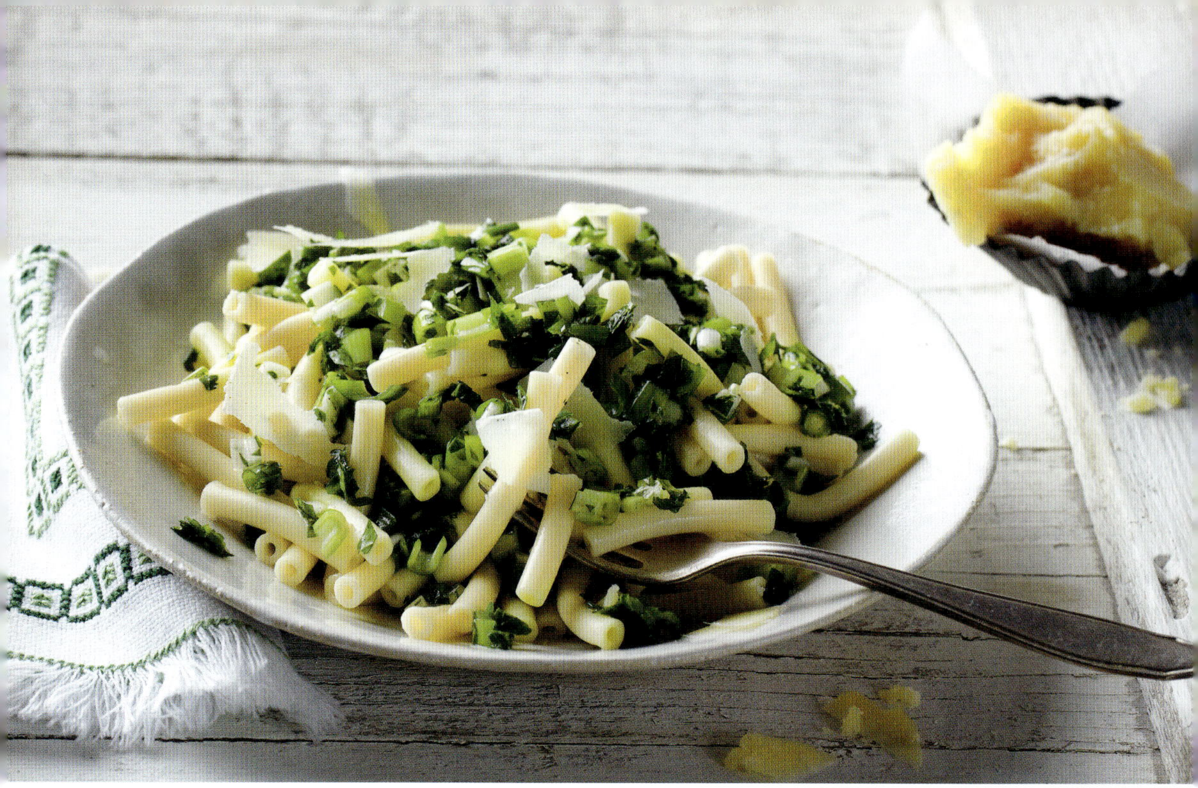

MAKKARONI
MIT FRÜHLINGSZWIEBELPESTO

Salz
250 g Makkaroni
50 g Parmesan (am Stück)
1 – 2 Bund Frühlingszwiebeln (ca. 250 g)
1 Bund Petersilie
3 EL Olivenöl
100 ml kräftige Gemüsebrühe
Pfeffer aus der Mühle

30 Min.

Pro Portion 750 kcal, 30 g EW, 25 g F, 98 g KH

1. Reichlich Salzwasser in einem großen Topf zum Kochen bringen und die Makkaroni darin nach Packungsanweisung bissfest garen. Den Parmesan grob hobeln.

2. Inzwischen die Frühlingszwiebeln putzen, waschen und in sehr feine Würfel schneiden. Dafür am besten die Zwiebeln erst längs in schmale Streifen schneiden, diese dann quer fein schneiden und zuletzt mit einem großen, scharfen Messer fein hacken.

3. Die Petersilie waschen, trocken schütteln. Die Blättchen abzupfen und fein hacken. Mit den Frühlingszwiebeln, dem Öl und der Brühe verrühren, mit Salz und Pfeffer abschmecken.

4. Die fertig gegarten Makkaroni in ein Sieb abgießen und gut abtropfen lassen. In einer großen Schüssel mit dem Frühlingszwiebelpesto mischen, mit Parmesan bestreut servieren.

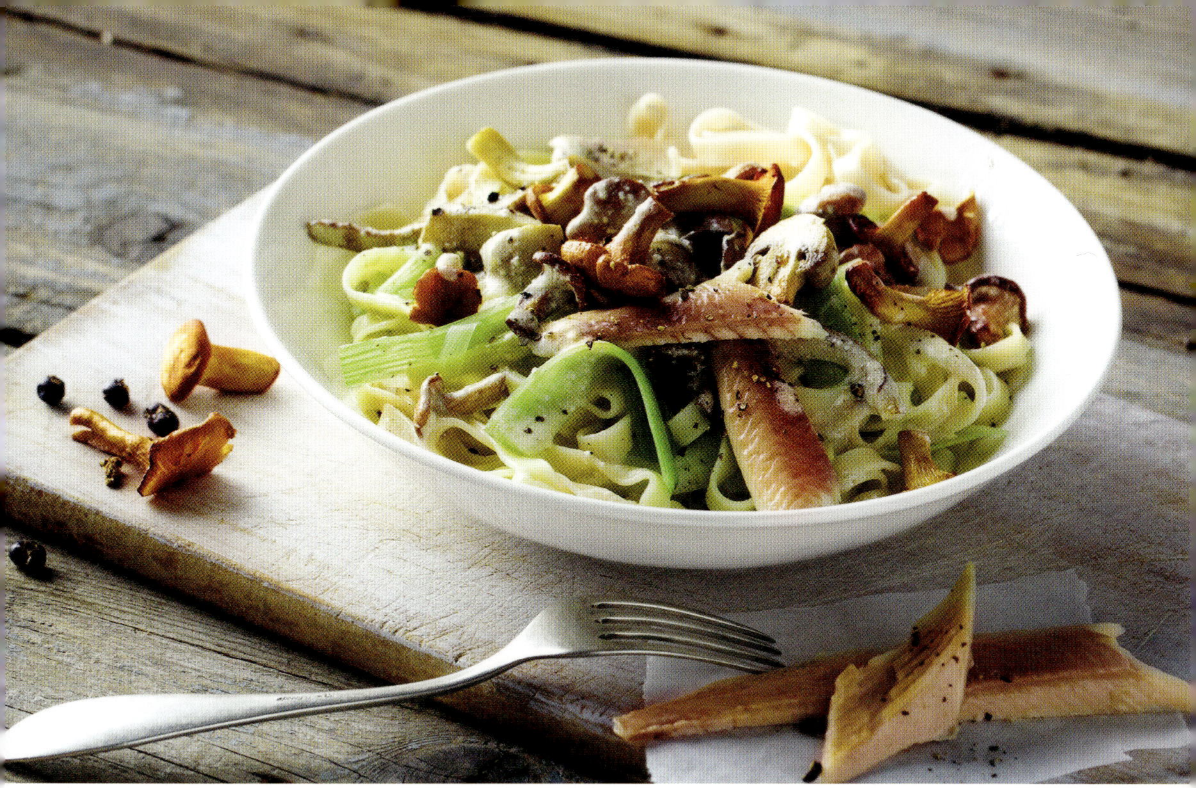

PILZ-TAGLIATELLE
MIT RÄUCHERFORELLE

Salz
300 g gemischte Pilze (z. B. Egerlinge, Pfifferlinge, Kräuterseitlinge, Austernpilze)
1 kleine Stange Lauch
125 g Räucherforellenfilet
250 g Tagliatelle
1 EL Öl
1 EL Mehl | 100 ml Gemüsebrühe
5 Wacholderbeeren | 2 EL Schmand
Pfeffer aus der Mühle

30 Min.

Pro Portion 700 kcal, 38 g EW, 17 g F, 98 g KH

1. In einem Topf Salzwasser für die Nudeln zum Kochen bringen. Inzwischen die Pilze putzen und klein schneiden. Lauch putzen, gründlich waschen und längs in schmale Streifen schneiden. Den Räucherfisch grob zerzupfen.

2. Die Tagliatelle im kochenden Wasser nach Packungsanweisung bissfest garen, in den letzten 2–3 Min. den Lauch mitgaren. Nudeln und Lauch in einem Sieb gut abtropfen lassen. Währenddessen das Öl in einer Pfanne erhitzen und die Pilze darin unter Rühren ca. 2 Min. anbraten. Das Mehl darüberstäuben und die Brühe unter Rühren angießen.

3. Die Wacholderbeeren im Mörser zerdrücken oder fein hacken und mit dem Schmand zu den Pilzen geben. Die Pilze mit Salz und Pfeffer würzen und das Forellenfilet behutsam untermischen. Die Pilzmischung mit den Nudeln und den Lauchstreifen servieren.

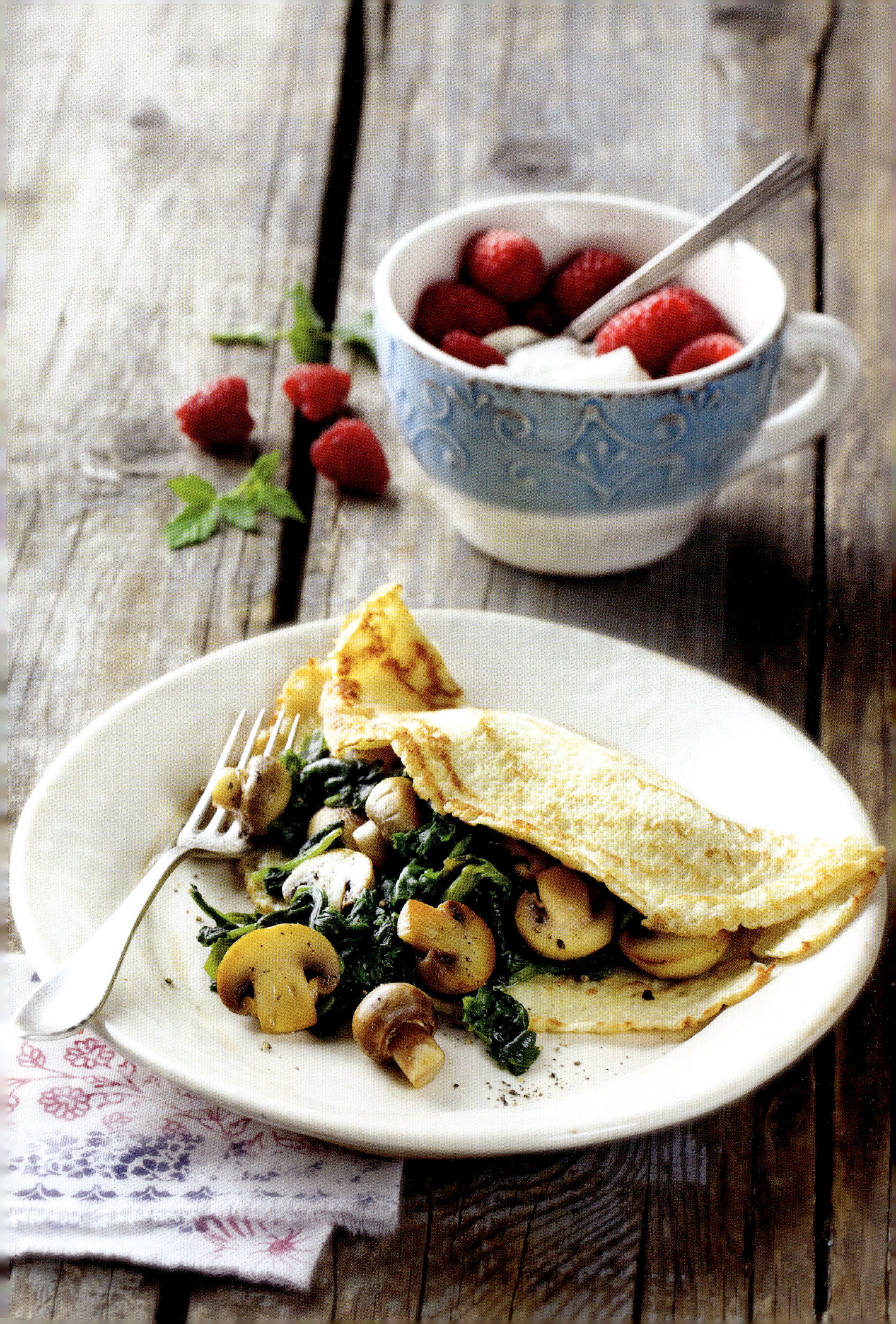

MANDEL-SPINAT-PFANNKUCHEN
UND HIMBEERBECHER

Für die Pfannkuchen:
100 g Weizenmehl (Type 1050)
30 g gemahlene Mandeln
30 g gehackte Mandeln
Salz
2 Eier
200 ml Mineralwasser mit Kohlensäure
250 g Champignons
300 g TK-Blattspinat
Pfeffer aus der Mühle
1 EL Öl

Für den Himbeerbecher:
500 g Himbeeren
30 g Zucker
250 g Magerquark

30 Min. Zubereitung | 30 Min. Quellen

Pro Portion 730 kcal, 42 g EW, 26 g F, 72 g KH

1. Für die Pfannkuchen das Mehl mit den gemahlenen und den gehackten Mandeln sowie mit ½ TL Salz mischen. Das Ganze mit Eiern und Mineralwasser zu einem glatten Teig verrühren. Diesen Teig zugedeckt ca. 30 Min. ausquellen lassen.

2. Inzwischen die Champignons putzen und halbieren oder vierteln. In einem Topf bei mittlerer Hitze ohne Zugabe von Öl andünsten. Den Blattspinat dazugeben und langsam auftauen lassen. Mit Salz und Pfeffer würzen.

3. In einer breiten beschichteten Pfanne ½ EL Öl verteilen und erhitzen. Die Hälfte des Teigs hineingießen und zu einem beidseitig goldbraunen Pfannkuchen backen. Den fertigen Pfannkuchen warm stellen, einen zweiten Pfannkuchen backen.

4. Inzwischen für den Himbeerbecher die Himbeeren verlesen, waschen, mit dem Zucker mischen und abwechselnd mit dem Quark in hohe Gläser schichten.

5. Die Pfannkuchen mit dem Gemüse anrichten – entweder das Gemüse obenauf häufen oder die Pfannkuchen mit dem Gemüse dazwischen halb zusammenklappen. Den Himbeerbecher als süßen Abschluss genießen.

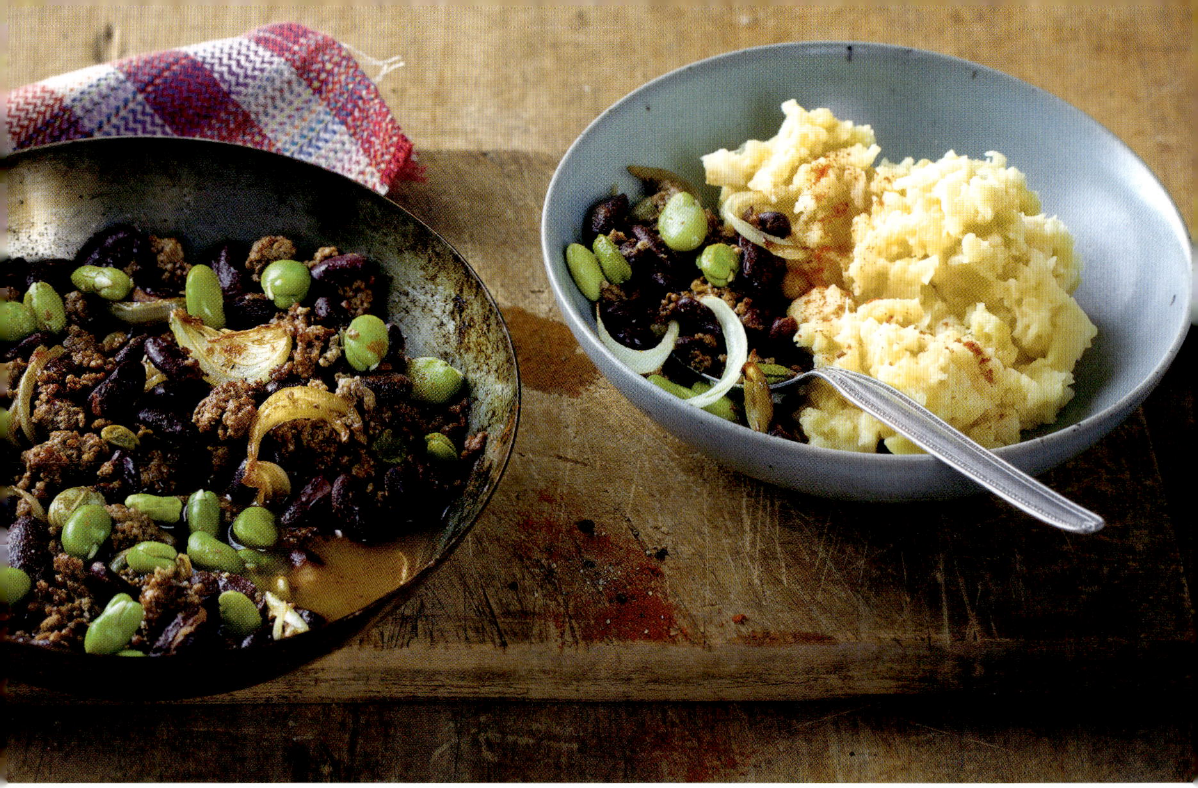

BOHNENPFANNE
MIT KARTOFFELSTAMPF

400 g Kartoffeln | 250 g Pastinaken | Salz
1 große Zwiebel | 1 EL Olivenöl
300 g mageres Rinderhackfleisch
100 ml Fleischbrühe
1 kleine Dose Kidneybohnen (140 g Abtropfgewicht)
300 g dicke Bohnen (TK)
½ TL Zimtpulver
1 TL scharfes Paprikapulver
Pfeffer aus der Mühle
100 ml Milch

40 Min.

Pro Portion 710 kcal, 49 g EW, 20 g F, 81 g KH

1. Die Kartoffeln und die Pastinaken schälen, grob würfeln und zugedeckt in wenig Salzwasser ca. 20 Min. garen. Inzwischen die Zwiebel schälen, halbieren und in schmale Streifen schneiden. Diese in einer Pfanne im Öl leicht anbraten. Das Hackfleisch dazugeben und darin krümelig anbraten.

2. Mit der Brühe ablöschen. Die Kidneybohnen in ein Sieb abgießen, abbrausen und zum Hackfleisch geben. Die dicken Bohnen ebenfalls untermischen. Alles mit Zimt, Paprika, Salz und Pfeffer würzen und zugedeckt ca. 10 Min. köcheln lassen.

3. Die Kartoffel-Pastinaken-Mischung abgießen und wieder auf den Herd stellen. Die Milch dazugießen und alles mit einem Kartoffelstampfer zerdrücken. Die Bohnen-Hack-Pfanne nochmals abschmecken und mit dem Kartoffel-Pastinaken-Stampf servieren.

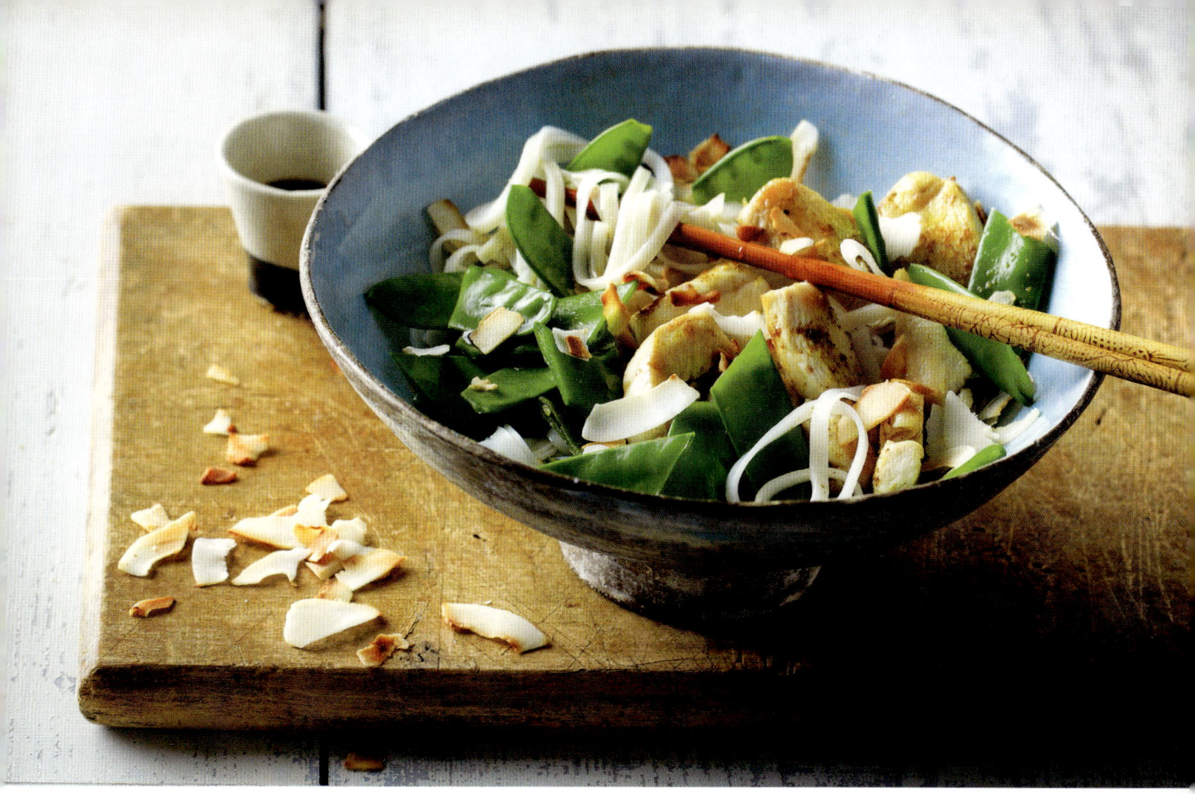

KOKOSGESCHNETZELTES MIT REISNUDELN

200 g Reisbandnudeln (Asialaden oder Asiaregal im Supermarkt) | Salz
200 g Zuckerschoten
300 g Hähnchenbrustfilet
30 g Kokos-Chips
1 EL Öl
1 EL Garam Masala (ersatzweise Currypulver)
4 EL helle Sojasauce
100 ml Geflügelbrühe
Pfeffer aus der Mühle

30 Min.

Pro Portion 800 kcal, 52 g EW, 18 g F, 107 g KH

1. Die Reisnudeln in Stücke brechen und in kochendem Salzwasser nach Packungsanweisung bissfest garen. Inzwischen die Zuckerschoten putzen, waschen und schräg dritteln. Das Hähnchenbrustfilet abbrausen, trocken tupfen und in Streifen schneiden.

2. In einem Wok oder in einer breiten beschichteten Pfanne die Kokos-Chips ohne Fett goldgelb rösten, wieder herausnehmen. 1 TL Öl im Wok erhitzen und das Fleisch darin rundum goldbraun anbraten, mit Garam Masala würzen und wieder aus der Pfanne nehmen.

3. Das übrige Öl erhitzen und die Zuckerschoten darin unter Rühren ca. 2 Min. braten. Mit Sojasauce und Brühe ablöschen und aufkochen. Abgetropfte Reisnudeln und das Hähnchenfilet untermischen, alles gut verrühren. Zum Servieren mit Salz und Pfeffer abschmecken und mit den Kokos-Chips bestreuen.

POLENTA-QUICHE
MIT ZWIEBELN

1 Gemüsezwiebel | 1 TL Olivenöl
½ l Gemüsebrühe | 1 TL getrockneter Thymian
120 g Polenta (Maisgrieß)
150 g Kirschtomaten
Salz | Pfeffer aus der Mühle
100 g Gorgonzola | 25 g Pinienkerne
3 Stiele Basilikum
2 große Äpfel | 300 g gemischte Beeren

20 Min. Zubereitung | 20 Min. Backen

Pro Portion 680 kcal, 22 g EW, 26 g F, 85 g KH

1. Die Zwiebel schälen und fein würfeln, in einem Topf im Öl leicht anbraten. Mit der Brühe ablöschen und mit Thymian würzen. Die Polenta einrühren, aufkochen und bei schwacher Hitze unter Rühren ca. 10 Min. garen.
2. Ofen auf 200° vorheizen. Die Polenta in einer Quicheform verstreichen. Tomaten waschen, halbieren und mit der Rundung nach unten auf der Polenta verteilen, salzen und pfeffern. Den Gorgonzola zerbröckeln und über die Tomaten streuen, die Pinienkerne darüber verteilen. Die Quiche im Ofen (Mitte) ca. 20 Min. backen. Inzwischen das Basilikum waschen, trocken schütteln, die Blättchen abzupfen und nach Belieben in Streifen schneiden. Zum Servieren über die Quiche streuen.
3. Äpfel waschen, ohne Kernhaus klein würfeln. Beeren verlesen und waschen, mit den Äpfeln mischen und als Dessert genießen.

GEBRATENER REIS
MIT SÜSSEN MÖHREN

1 Bund Frühlingszwiebeln
30 g Mandelstifte | 2 EL Olivenöl
150 g Langkornreis | 300 ml Gemüsebrühe
1 TL Ras el Hanout (orient. Gewürzmischung)
30 g Sultaninen
500 g Möhren | 30 g Ingwer
2 EL flüssiger Honig
Salz | Pfeffer aus der Mühle

35 Min.

Pro Portion 636 kcal, 13 g EW, 21 g F, 98 g KH

1. Die Frühlingszwiebeln putzen, waschen und in dünne schräge Ringe schneiden. Mandeln in einem Topf in 1 EL Öl goldgelb rösten. Zwiebelringe, bis auf einige zum Garnieren, zugeben und leicht anbraten. Dann den Reis kurz mit anbraten. Mit der Brühe ablöschen, Ras el Hanout und Sultaninen dazugeben. Alles aufkochen, zugedeckt 15 – 20 Min. garen.
2. Inzwischen die Möhren schälen, dicke Exemplare längs halbieren oder vierteln. Ingwer schälen und fein würfeln. Das restliche Öl in einem breiten Topf erhitzen und die Möhren darin leicht anbraten. Den Ingwer mit anbraten, dann den Honig einrühren. Mit 5 – 6 EL Wasser ablöschen, mit Salz und Pfeffer würzen und alles zugedeckt ca. 10 Min. dünsten.
3. Den Reis abschmecken und mit den Möhren anrichten, zum Servieren die beiseitegestellten Zwiebelringe darüberstreuen.

PIZZATASCHEN
MIT RUCOLASALAT

1 Rolle backfertiger Pizzateig (ca. 400 g, Kühlregal)
6 TL Tomatenmark
6 eingelegte Sardellenfilets
25 g Trüffel-Salami in dünnen Scheiben
1 Kugel fettarmer Mozzarella (125 g)
1 – 2 EL Pizzagewürz | Pfeffer aus der Mühle
3 EL Aceto balsamico | Salz | 1 EL Olivenöl
2 – 3 EL kräftige Gemüsebrühe | 1 Bund Rucola

30 Min. Zubereitung | 15 Min. Backen

Pro Portion 690 kcal, 31 g EW, 20 g F, 94 g KH

1. Den Ofen auf 200° vorheizen. Den Teig auslegen, längs halbieren, dann quer dritteln (ergibt 6 Teigstücke). Jedes Teigstück in der Mitte mit 1 TL Tomatenmark bestreichen. Sardellenfilets, Salami und Mozzarella klein schneiden. Alles auf den Teigstücken verteilen und mit Pizzagewürz und Pfeffer würzen.

2. Jedes Teigstück zum Dreieck zusammenklappen. Ränder rundum mit den Zinken einer Gabel zusammendrücken. Das Backpapier aus der Teigpackung auf ein Blech legen, Pizzataschen daraufsetzen, mit Pizzagewürz bestreuen, im Ofen (unten) ca. 15 Min. backen.

3. Inzwischen Essig mit Salz und Pfeffer verrühren, das Öl und die Brühe unterschlagen. Rucola verlesen, waschen und trocken schütteln. Grobe Stiele entfernen, die Blätter etwas kleiner schneiden, ins Dressing geben. Den Salat abschmecken, zu den Pizzataschen servieren.

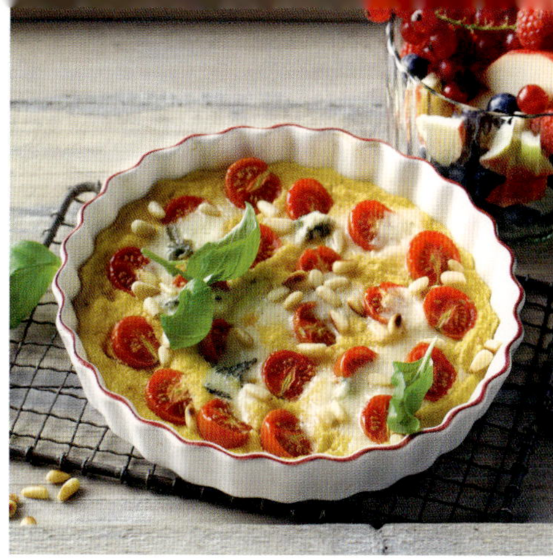

Polenta-Quiche mit Zwiebeln

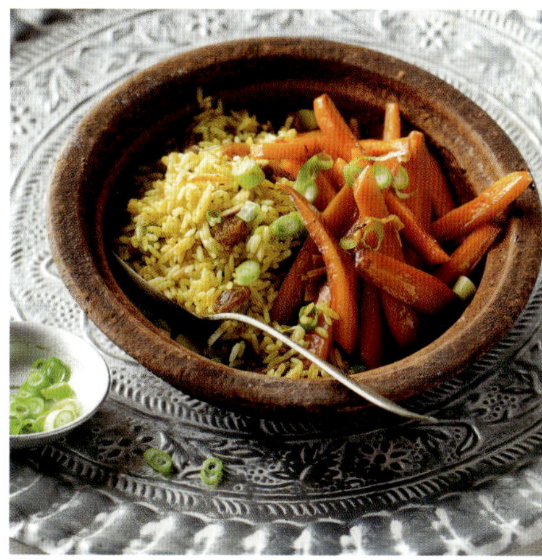

Gebratener Reis mit süßen Möhren

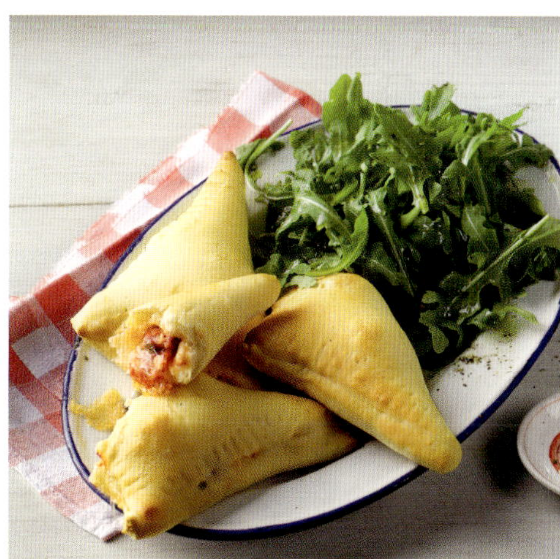

Pizzataschen mit Rucolasalat

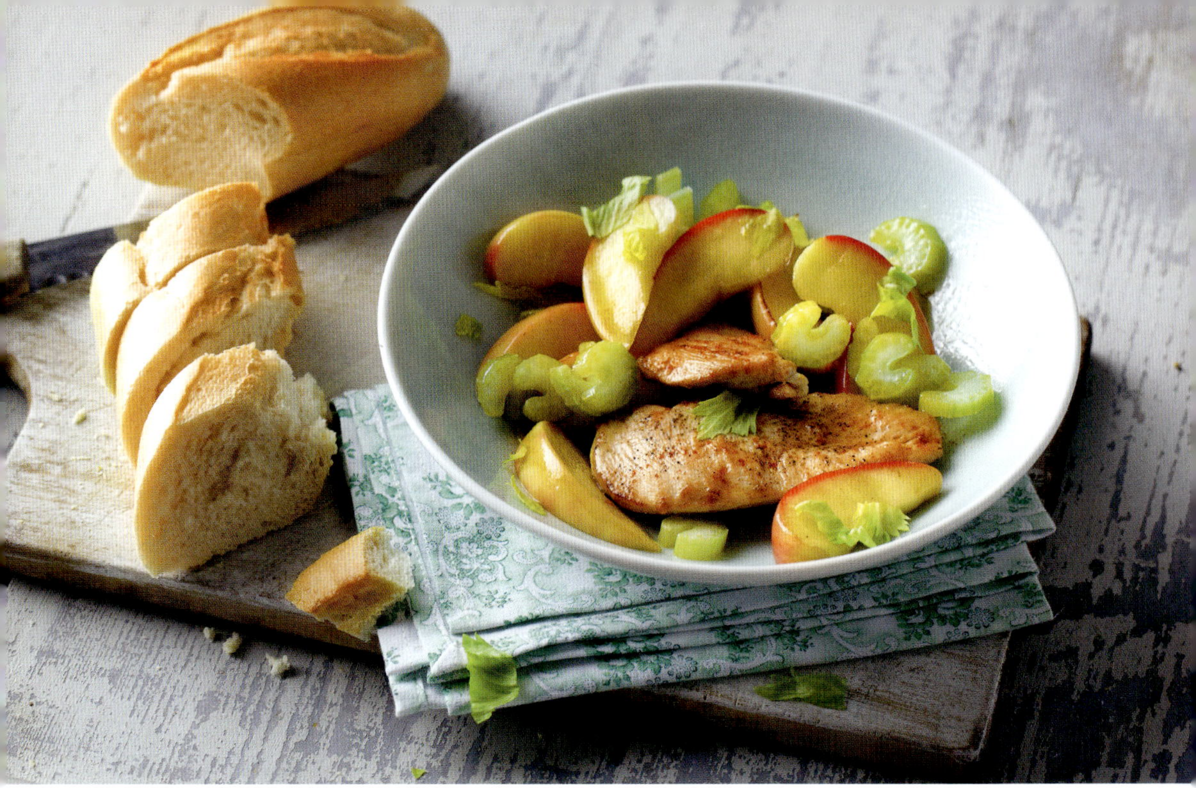

HÄHNCHEN-SCHNITZEL MIT ÄPFELN

400 g Staudensellerie
2 kleine säuerliche Äpfel
2 EL Zitronensaft
2 Hähnchenschnitzel (à ca. 150 g)
1 EL Öl
Salz | Pfeffer aus der Mühle
edelsüßes Paprikapulver
100 ml Geflügelbrühe
2 EL Aceto balsamico | 1 EL Apfeldicksaft
1 kleines Baguette (250 g)

30 Min.

Pro Portion 640 kcal, 49 g EW, 11 g F, 87 g KH

1. Sellerie putzen und waschen. Die Blätter beiseitelegen, die Stangen schräg in Scheiben schneiden. Äpfel waschen, vierteln und entkernen, jedes Viertel nochmals längs halbieren. Äpfel mit dem Zitronensaft beträufeln.

2. Das Fleisch abbrausen und trocken tupfen. Das Öl in einer beschichteten Pfanne erhitzen und die Schnitzel darin von jeder Seite ca. 30 Sek. scharf anbraten. Mit Salz, Pfeffer und Paprika würzen. Schnitzel auf einem Teller beiseitestellen. Sellerie und Apfelspalten in die Pfanne geben und leicht anbraten. Dann mit der Brühe ablöschen und zugedeckt ca. 3 Min. köcheln lassen.

3. Die Schnitzel wieder in die Pfanne geben, mit Essig und Apfeldicksaft beträufeln und zugedeckt noch ca. 5 Min. garen. Das Selleriegrün hacken und zum Servieren aufstreuen, das Baguette dazu genießen.

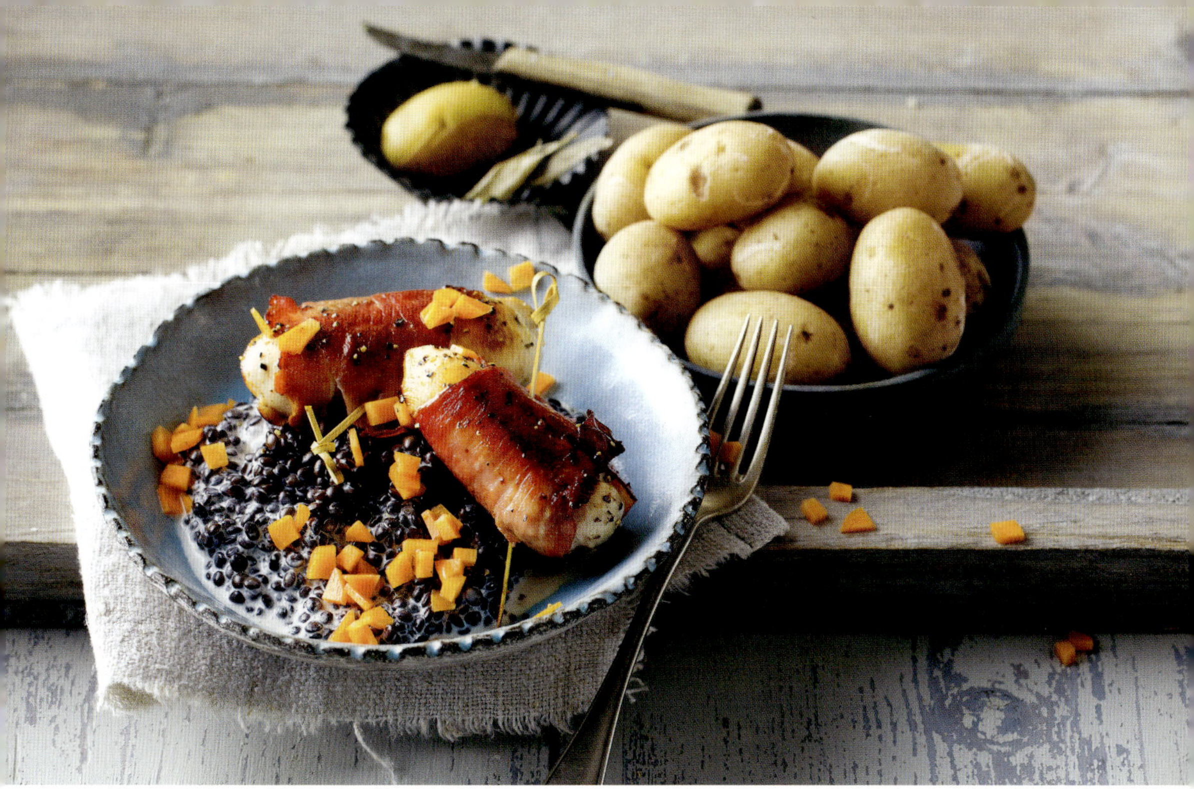

PUTENMEDAILLONS
MIT SAHNELINSEN

750 g kleine festkochende Kartoffeln | Salz
4 Putenmedaillons (à ca. 80 g)
Pfeffer aus der Mühle | Zitronenpfeffer
2 Scheiben magerer roher Schinken
125 g Beluga- oder Puy-Linsen
250 ml Geflügelbrühe
1 EL Öl | 1 Möhre | 50 g Schmand

Außerdem:
4 kleine Holzspieße

45 Min.

Pro Portion 770 kcal, 67 g EW, 16 g F, 87 g KH

1. Die Kartoffeln waschen und in Salzwasser in 16 – 20 Min. gar kochen. Inzwischen die Medaillons abbrausen und trocken tupfen, mit Salz, Pfeffer und Zitronenpfeffer würzen. Die Schinkenscheiben längs halbieren, die Medaillons damit umwickeln, die Enden mit Spießchen fixieren.

2. Die Linsen in einem Sieb abbrausen. In einem Topf mit der Brühe aufkochen, zugedeckt bei schwacher Hitze in 15 – 20 Min. bissfest garen. Inzwischen das Öl in einer Pfanne erhitzen und die Medaillons darin beidseitig scharf anbraten. Dann bei schwacher Hitze von jeder Seite noch ca. 5 Min. weiterbraten.

3. Die Möhre schälen und sehr klein würfeln. Die gegarten Kartoffeln abgießen und pellen. Den Schmand unter die Linsen rühren. Medaillons, Pellkartoffeln und Linsen auf Tellern anrichten, mit Möhrenwürfeln bestreuen.

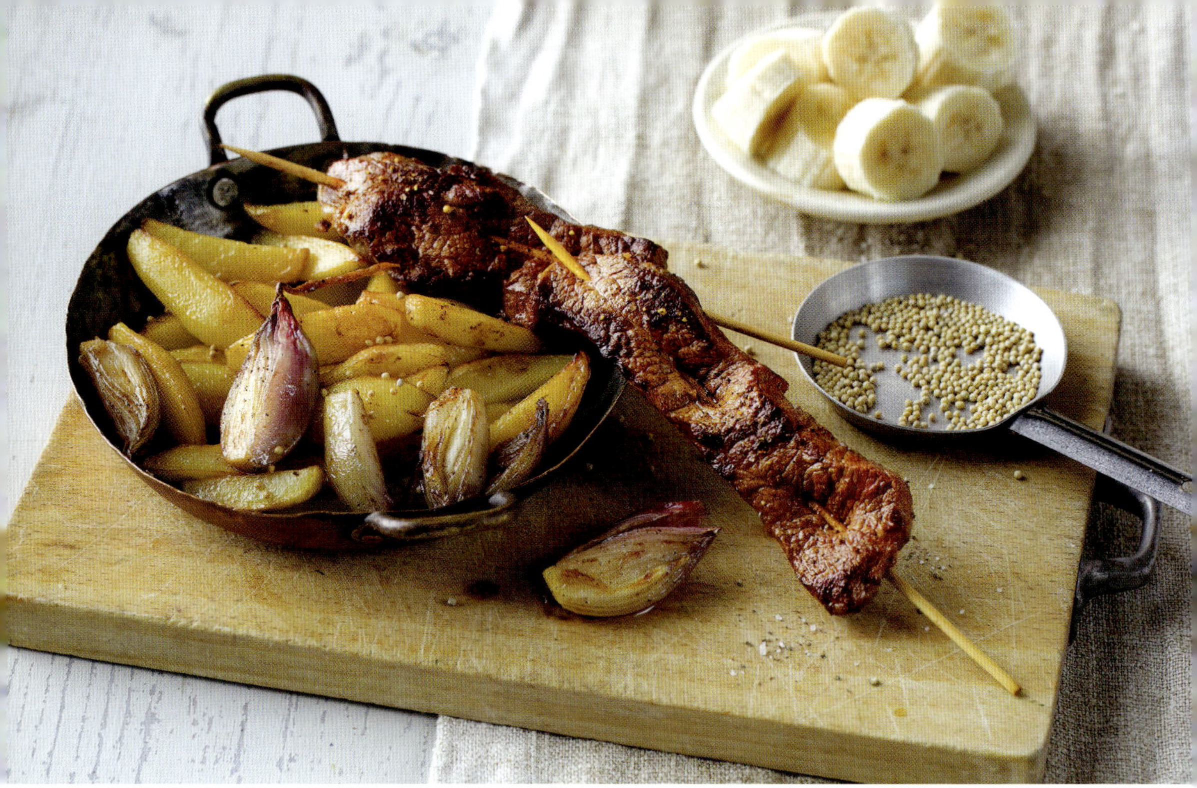

ROASTBEEF-SPIESS
MIT KARTOFFELSPALTEN

750 g mittelgroße festkochende Kartoffeln
2 EL Olivenöl | 2 – 3 EL Senfkörner
Salz | Pfeffer aus der Mühle
2 Roastbeef-Steaks (à ca. 180 g)
100 g kleine Schalotten
125 ml Fleischbrühe
2 große Bananen

Außerdem:
4 Holz- oder Metallspieße

40 Min.

Pro Portion 745 kcal, 49 g EW, 18 g F, 91 g KH

1. Kartoffeln schälen, längs halbieren, die Hälften längs in Spalten schneiden. In einer großen beschichteten Pfanne in 1 EL Öl die Kartoffeln rundum in ca. 30 Min. goldbraun braten. Zwischendurch die Senfkörner einstreuen, mit Salz und Pfeffer würzen.

2. Das Fleisch in 1 – 2 cm dicke Streifen schneiden, diese locker wellenförmig auf die Spieße stecken. Schalotten schälen, längs vierteln. 1 EL Öl in einer zweiten Pfanne erhitzen. Die Spieße darin scharf anbraten, salzen, pfeffern und bei schwacher Hitze noch 3 Min. braten. Dabei die Schalotten mit anbraten.

3. Die Spieße auf einem Teller zugedeckt nachziehen lassen. Die Schalotten weiterbraten, mit der Brühe ablöschen und diese etwas einkochen lassen. Kartoffelspalten mit Spießen und Schalotten samt Bratfond anrichten. Die Bananen als süßen Nachtisch genießen.

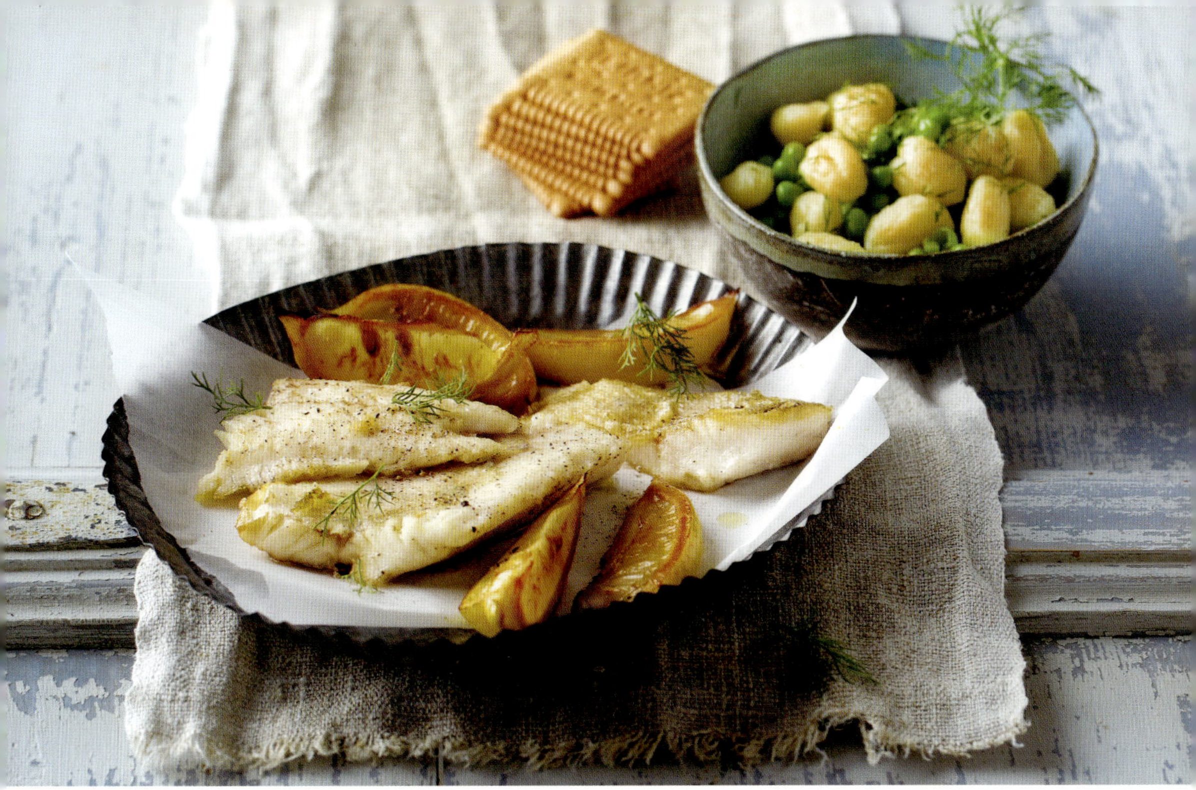

ZANDERFILET
MIT ERBSEN-DILL-GNOCCHI

1 kleine Bio-Zitrone
2 Zanderfilets (à ca. 150 g)
Salz | Pfeffer aus der Mühle
400 g Gnocchi (aus dem Kühlregal)
300 g TK-Erbsen
1 EL Butter
½ – 1 Bund Dill

Außerdem:
75 g Butterkekse

20 Min.

Pro Portion 737 kcal, 43 g EW, 17 g F, 100 g KH

1. Die Zitrone heiß waschen, abtrocknen und in dünne Scheiben oder Spalten schneiden. Die Zanderfilets abbrausen, trocken tupfen und mit Salz und Pfeffer würzen. In einem breiten Topf etwa 3 l Salzwasser zum Kochen bringen. Die Gnocchi und die Erbsen darin in ca. 5 Min. gar kochen.

2. Inzwischen die Butter in einer beschichteten Pfanne leicht bräunen und die Zanderstücke darin von jeder Seite 2 – 3 Min. braten. Dabei nach dem ersten Anbraten die Zitronenstücke mit in die Pfanne geben.

3. Den Dill waschen, trocken schütteln, die Blättchen fein hacken. Erbsen und Gnocchi abtropfen lassen, mit dem Dill mischen und mit dem Zanderfilet anrichten.

4. Die Butterkekse als süßen Abschluss genießen – gern mit einer Tasse Kaffee.

ABENDS: EIWEISS
FÜRS FATBURNING

Bei Schlank im Schlaf sind im Grunde genommen alle Mahlzeiten wichtig, um sicher und langfristig abzunehmen. Die vitalstoffreichen, kohlenhydrat- und ballaststoffhaltigen Frühstücks- und Mittagsmahlzeiten haben Ihnen geholfen, gut über den Tag zu kommen. Die Kohlenhydrate haben Sie durch Alltagsaktivitäten oder auch sportliche Trainingseinheiten verbrannt. Denn tagsüber bezieht der Körper seine Energie etwa zu 70 Prozent aus Zucker und Stärke und nur zu 30 Prozent aus Speicherfett.

Fünf Stunden nach dem Mittagessen steht nun zwischen 18 und 20 Uhr das Schlank-im-Schlaf-Gericht schlechthin auf dem Programm. Seinem Abnehm-Effekt in der Nacht verdankt die in diesem Buch vorgestellte Insulin-Trennkost ihren Namen.

Abends gibt es Eiweiß pur in den verschiedensten kulinarischen Kombinationen und ganz nach Geschmack aus tierischen oder pflanzlichen Quellen. Je nachdem, ob Sie selbst kochen oder im Restaurant essen, stehen nun beispielsweise Schnitzel, Steak, Lachsfilet, Tofu oder Eier auf dem Speiseplan. Dabei kombinieren Sie jede Eiweißportion mit bis zu 500 Gramm Gemüse oder Salat. So werden Sie gut satt, da sich der Magen durch die volumenhaltigen Beilagen dehnt und der Stoffwechsel einige Zeit braucht, um das Eiweiß in Aminosäuren zu zerlegen. Gleichzeitig löst die Proteinmahlzeit eine sehr niedrige Insulinausschüttung aus.

SICHER ABNEHMEN

Entscheidend für die Gesundheit Ihrer Zellen und Ihres Stoffwechsels sowie für das sichere und langfristige Einschmelzen überflüssiger Pfunde ist die nächtliche Fettverbrennung. Jetzt bezieht Ihr Körper die Energie für den Regenerationsstoffwechsel zu 70 Prozent aus Fetten und zu 30 Prozent aus Zucker – genau andersherum als tagsüber. Um diese Energie anzuzapfen, schüttet der Körper Tag und Nacht Wachstumshormon (HGH) aus. Dieser Botenstoff spielt eine entscheidende Rolle bei allen Wachstums-, Aufbau- und Heilungsprozessen und benötigt für seine Arbeit Speicherfett. HGH wirkt so als Gegenspieler zum Insulin, welches die Ausgangstüren des Fettspeichers blockiert. Das geschieht, wenn abends Mischkost oder Kohlenhydrate, zum Beispiel in Form einer Brotzeit (Ausnahme: Eiweiß-Abendbrot, siehe Kasten), von Pastagerichten oder Beilagen wie Kartoffeln oder Möhren auf dem Teller landen.

Um den Weg für die mehrstündige Fettverbrennung im Schlaf bereit zu machen, benötigt der Stoffwechsel eine Portion Eiweiß und die darin enthaltenen Aminosäuren. Essen Sie sich deshalb abends satt mit einer Portion Fleisch, Fisch, Eiern oder Sojaprodukten, alles lecker kombiniert mit Gemüse oder Salat. Die Kohlenhydrate fallen dabei fast komplett weg.

Tabu sind jetzt: Brot, Kartoffeln, Mais, Reis, Nudeln, Hülsenfrüchte (Bohnenkerne, Erbsen, Linsen), Wurzelgemüse (Möhren, Rote Beten, Pastinaken, Petersilienwurzeln), Kürbis, Obst oder Süßigkeiten!

Eine Ausnahme sind mit Stevia gesüßte eiweißreiche Desserts (z. B. aus Quark, Joghurt). Stevia liefert keine Kohlenhydrate.

Satt und glücklich einschlafen

Durch das eiweißreiche Abendessen werden neben dem Fettabbau auch das Muskelwachstum (insbesondere nach Krafttraining) sowie alle Regenerations- und Aufbauarbeiten im Organismus angeregt. Der hohe Eiweißanteil in den Speisen sorgt für ein lang anhaltendes Sättigungsgefühl. Zusätzlich werden bei der Verarbeitung von Eiweiß im Stoffwechsel etwa 20 Prozent seiner Kalorien in Wärme umgesetzt und sind damit keine Fettpolstermäster mehr.

Wenn Sie Ihre Fettdepots so schnell wie möglich loswerden wollen, sollten Sie abends zum Essen kalorienfreie Getränke wie Wasser oder Tee trinken. Haben Sie es weniger eilig, können Sie sich auch ein Glas Wein, Sekt oder Bier zum Essen gönnen. Mehr sollte es nicht sein, denn der in den Getränken enthaltene Zucker regt den Insulinausstoß an und macht schnell wieder hungrig. Außerdem schadet ein hoher Blutzuckerspiegel am Abend den Zellen: Es kommt zu schadlichem oxidativem Stress.
Bei mehr als 200 Milliliter Wein oder 300 Milliliter Bier belastet die höhere Menge an Alkohol die Leber. Sie muss dann erst den Alkohol abbauen, statt Fett zu verbrennen.

Gönnen Sie sich ausreichend Schlaf, um die Fettverbrennung in der nächtlichen Fastenphase voll auszuschöpfen. Das Einschlafen vor 24 Uhr gilt in der Schlafforschung als besonders günstig. Denn ab Mitternacht wird die Tageshöchstmenge an Wachstumshormon ausgeschüttet. Trinken Sie daher abends lieber keine koffeinhaltigen Getränke wie grünen und schwarzen Tee oder Kaffee. Sie halten vom Schlankschlaf ab.

AUF EINEN BLICK: ABENDESSEN

Pro Portion gibt es:
etwa 500 Gramm Gemüse, Pilze und Salat
- plus wertvolle Pflanzenöle, Nüsse/Samen
- plus Fleisch, Geflügel, Fisch und Meeresfrüchte, Eier, Milchprodukte und Käse oder Tofu- und Lupinenprodukte

oder Eiweiß-Abendbrot mit Käse, magerem Aufschnitt und vegetarischen Aufstrichen.
Dazu:
- kalorienfreie Getränke (Wasser pur, Wasser mit Ingwer, Zitrone oder Kräuterblättern aromatisiert, Kräutertees, Zero-Getränke)
- nach Belieben ein Glas Wein oder Bier
- Desserts aus Quark/Joghurt mit Stevia gesüßt

info

EIWEISS-ABENDBROT

Keine Nation kennt so viele Brotsorten wie wir. Rund 56 Kilo Brot isst jeder Deutsche pro Jahr. Für Schlank im Schlaf ist Brot morgens und mittags eine wertvolle Kohlenhydratquelle. Abends stört die Stärke dagegen die nächtliche Fettverbrennung: für passionierte Brotzeiter ein Minuspunkt. Mit der Entwicklung von Eiweiß-Abendbrot ist diesem Missstand ein Ende bereitet. Das Original Eiweiß-Abendbrot enthält nicht nur 10,6 Gramm wichtige Ballaststoffe je 100 Gramm sondern auch 11 Gramm pflanzliche Fette aus Leinsaat, Sonnenblumenöl und Sesam in einem besonders günstigen Fettsäurenmuster, die die Stärke- und Zuckeraufnahme verzögern. Das absichtlich fettreichere Original Eiweiß-Abendbrot sättigt sehr gut und ist mit besonders niedrigen Blutzucker- und Insulinkurven ein effektiver Schutz vor Übergewichts-Diabetes.

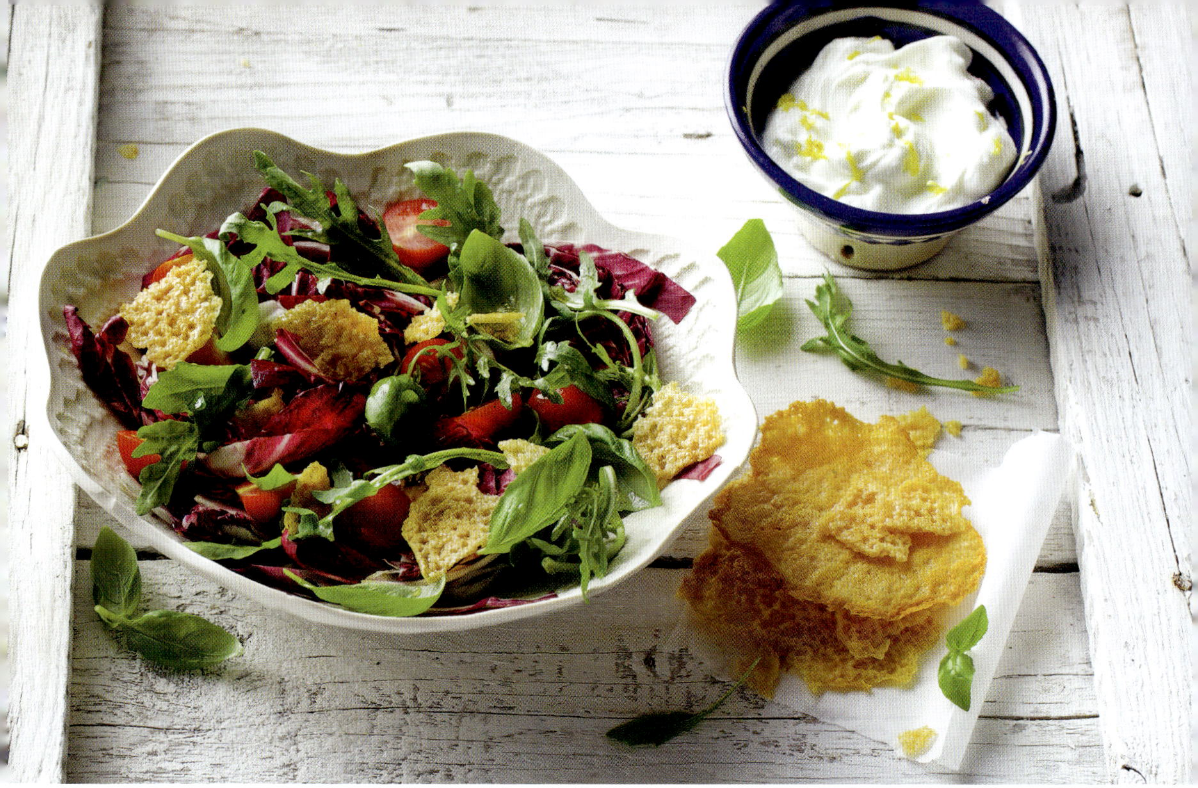

ITALO-SALAT
MIT PARMESAN-CRUMBLE

100 g Kirschtomaten | 1 kleiner Radicchio
1 Handvoll Rucola | 1 Bund Basilikum
4 EL Weißweinessig
Salz | Pfeffer aus der Mühle
2 EL Olivenöl
4 EL kräftige Gemüsebrühe
60 g Parmesan, grob gerieben
500 g Magerquark
Saft und abgeriebene Schale von ½ Bio-Zitrone
etwas Stevia (nach Belieben)

30 Min.

Pro Portion 410 kcal, 44 g EW, 19 g F, 11 g KH

1. Tomaten waschen und halbieren. Radicchio zerteilen, putzen, waschen und trocken schütteln, dann in Streifen schneiden. Rucola und Basilikum waschen, große Blätter etwas kleiner schneiden, grobe Stiele entfernen.

2. In einer Schüssel Essig mit Salz und Pfeffer verquirlen. Das Öl und die Brühe einrühren. Das Dressing abschmecken. Radicchio, Rucola und Basilikum darin wenden, mit den Tomaten auf Tellern anrichten.

3. Eine beschichtete Pfanne erhitzen. Den Parmesan löffelweise hineingeben und schmelzen lassen. Ist er unten goldgelb, ihn mit einem Pfannenwender wenden und auf der anderen Seite kurz bräunen. Die Taler grob zerbröckeln, auf den Salat streuen.

4. Quark mit Zitronensaft, -schale und etwas Stevia verrühren, nach dem Salat genießen.

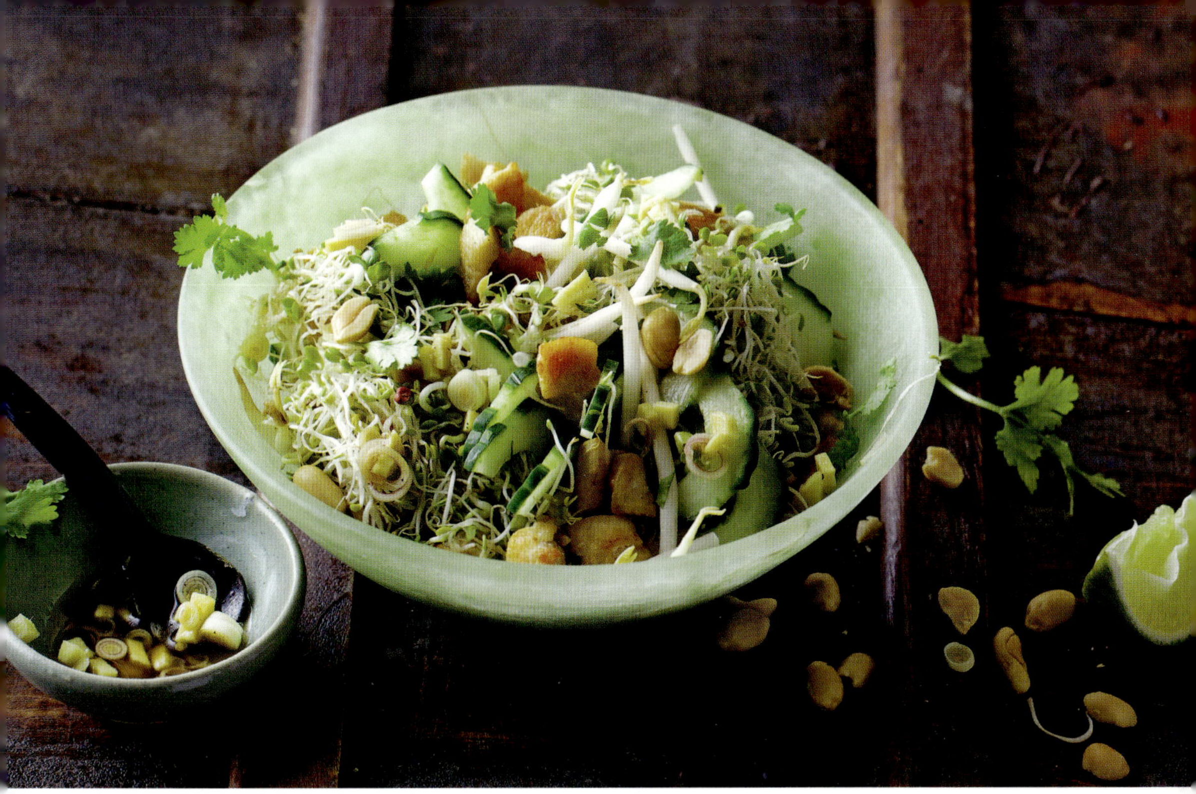

THAILÄNDISCHER SPROSSENSALAT

2 Stängel Zitronengras
20 g Galgant oder Ingwer
3 EL Limettensaft | 2 EL Fischsauce
Salz | Pfeffer aus der Mühle
100 g gemischte Sprossen (z. B. Alfalfa, Rettich)
150 g frische Mungobohnenkeime
1 kleine Salatgurke
200 g Hähnchenbrustfilet | 1 EL Sojaöl
1 Handvoll Koriandergrün
30 g geröstete Erdnusskerne, grob gehackt

30 Min.

Pro Portion 300 kcal, 34 g EW, 14 g F, 8 g KH

1. Das Zitronengras von den äußeren Blättern befreien, das untere weiche Drittel fein hacken. Den Galgant oder Ingwer schälen und ebenfalls fein hacken. Beides mit Limettensaft, Fischsauce, Salz und Pfeffer mischen.

2. Die Sprossen und die Mungobohnenkeime abbrausen und abtropfen lassen. Die Gurke schälen, längs halbieren und die Kerne mit einem Teelöffel herauskratzen. Dann die Gurkenhälften quer in Halbmonde schneiden.

3. Das Hähnchenbrustfilet abbrausen, trocken tupfen und sehr fein würfeln. In einer kleinen beschichteten Pfanne im Öl unter Rühren ca. 2 Min. braten. Mit Salz und Pfeffer würzen.

4. Sprossen, Keime, Gurke und Hähnchenfleisch in der Marinade wenden. Koriandergrün waschen, trocken schütteln und grob hacken, mit den Erdnüssen über den Salat streuen.

RADIESCHEN-TATAR
AUF RICOTTASPIEGEL

1 Bund Radieschen (ca. 200 g)
3 dünne Frühlingszwiebeln
2 EL Walnussöl
Salz | Pfeffer aus der Mühle
250 g Ricotta
5 – 6 EL Milch
30 g Walnusskerne

20 Min.

Pro Portion 380 kcal, 19 g EW, 30 g F, 7 g KH

1. Einige zarte Radieschenblätter abzupfen, waschen, trocken schütteln und fein hacken. Die Radieschen putzen, waschen und ebenfalls fein hacken. Die Frühlingszwiebeln putzen, waschen, längs vierteln und quer in feine Scheiben schneiden. Radieschen und Frühlingszwiebeln mit dem Öl mischen und mit Salz und Pfeffer abschmecken.

2. Den Ricotta mit der Milch glatt rühren und die Creme mit Salz und Pfeffer würzen. Die Ricottacreme als Spiegel auf 2 tiefen Tellern verstreichen und das Radieschen-Tatar in der Mitte daraufhäufen. Die Walnusskerne hacken und zum Servieren darüberstreuen.

tipp Dieses feine Essen sieht in farbigen Tellern am schönsten aus – die helle Ricottacreme hebt sich darin appetitlich ab.

PAPRIKAOMELETT
MIT SPINAT

1 große Zwiebel | 1 EL Butter
300 g TK-Blattspinat
Salz | Pfeffer aus der Mühle
1 rote Paprikaschote
4 Eier
100 ml fettarme Milch
scharfes Paprikapulver

25 Min.

Pro Portion 350 kcal, 24 g EW, 23 g F, 11 g KH

1. Die Zwiebel schälen und fein würfeln. 1 TL Butter in einem Topf zerlassen, die Zwiebel darin glasig braten. Den Spinat zugeben und bei schwacher Hitze erst auftauen, dann aufkochen lassen. Mit Salz und Pfeffer würzen.

2. Während der Spinat auftaut, die Paprikaschote längs halbieren, entkernen, waschen und klein würfeln. Die restliche Butter in einer beschichteten Pfanne zerlassen und die Paprikawürfel darin 3 – 4 Min. leicht anbraten.

3. Die Eier mit der Milch verquirlen und mit Salz, Pfeffer und etwas Paprikapulver würzen. Die Eiermilch zu den Paprikawürfeln in die Pfanne geben, in der Pfanne verteilen und das Omelett zugedeckt bei schwacher Hitze in ca. 5 Min. stocken lassen.

4. Das Omelett in Stücke geschnitten mit dem Spinat anrichten. Nach Belieben noch etwas Paprikapulver obenauf streuen.

SELLERIEPUFFER
MIT KRESSE-TOPPING

3 Frühlingszwiebeln
2 Kästchen Gartenkresse
2 EL Apfelessig
1 EL Walnussöl
Salz | Pfeffer aus der Mühle
1 kleiner Knollensellerie (ca. 600 g)
3 Eier (Größe S)
1 EL Sojaöl

30 Min.

Pro Portion 300 kcal, 19 g EW, 20 g F, 8 g KH

1. Die Frühlingszwiebeln putzen, waschen, erst längs in Streifen schneiden und dann quer in möglichst feine Stücke schneiden. Die Kresse vom Beet schneiden. Frühlingszwiebeln und Kresse mit Essig und Öl mischen und mit Salz und Pfeffer herzhaft abschmecken.

2. Den Sellerie schälen und grob raspeln. Die Eier verquirlen, mit den Raspeln mischen und mit Salz und Pfeffer würzen.

3. Eine breite beschichtete Pfanne erhitzen und ein paar Tropfen Öl darin verteilen. Die Selleriemasse löffelweise hineingeben und zu Puffern braten. Dabei die Puffer erst wenden, wenn die Unterseite goldbraun geworden ist, und ab und zu zusätzliche Tropfen Öl in die Pfanne geben.

4. Die Selleriepuffer mit dem Kresse-Topping auf zwei Tellern anrichten.

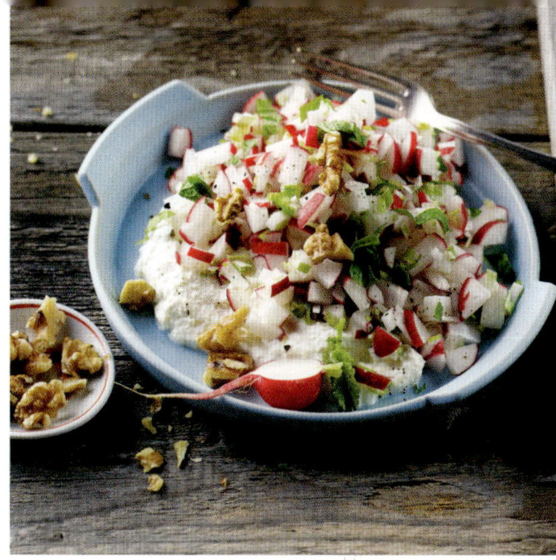

Radieschen-Tatar auf Ricottaspiegel

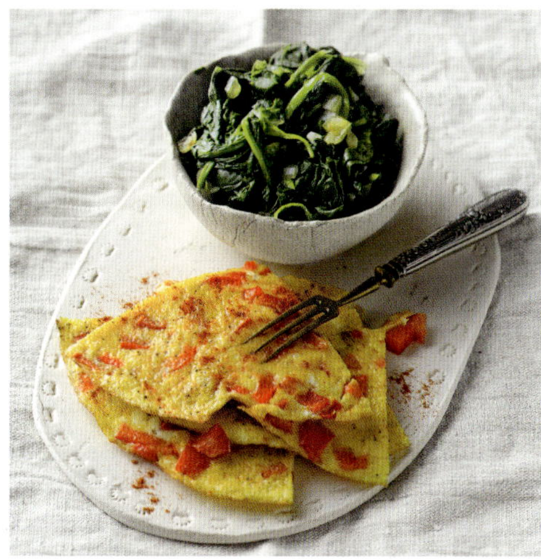

Paprikaomelett mit Spinat

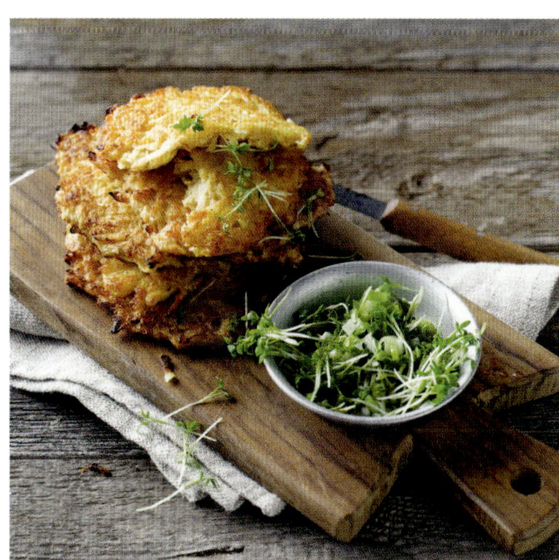

Selleriepuffermit Kresse-Topping

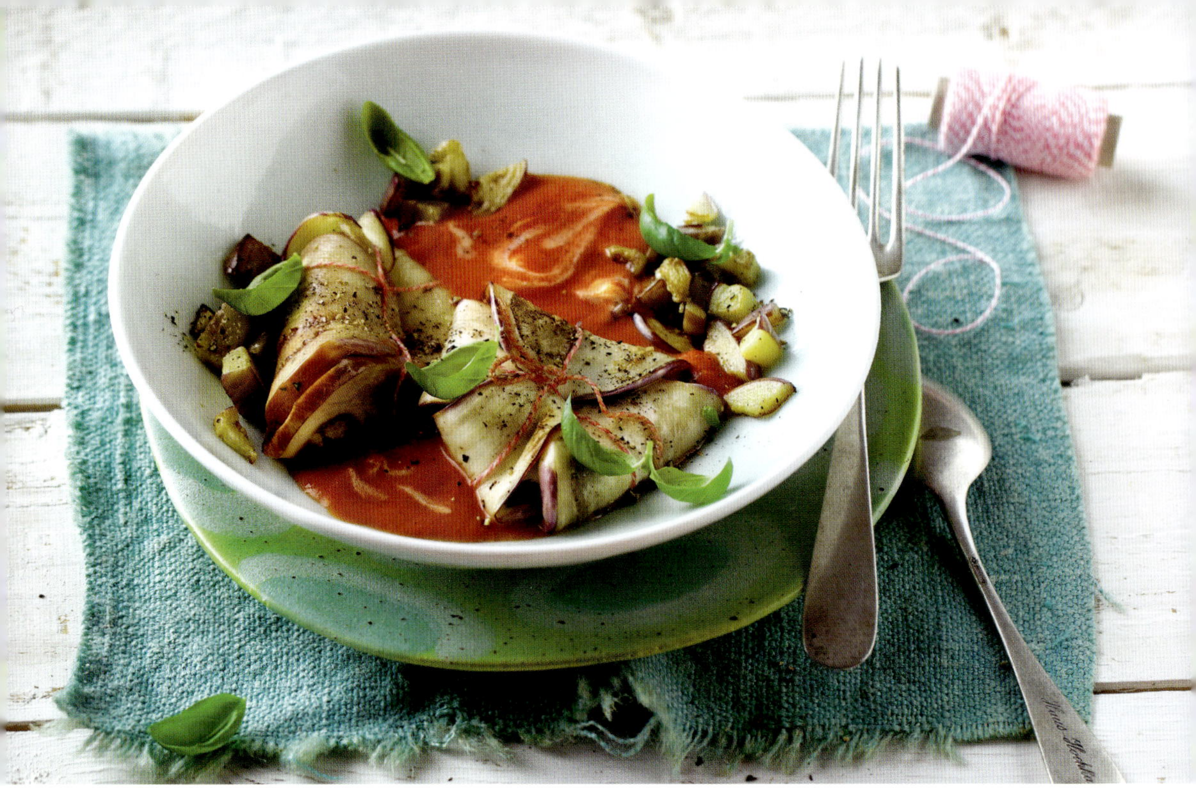

AUBERGINENPÄCKCHEN
AUF TOMATENRAHM

1 große Aubergine (ca. 500 g) | Salz
1 Kugel fettarmer Mozzarella (125 g)
½ Bund Basilikum
Pfeffer aus der Mühle
1 EL Öl
500 g Tomatenpüree | 50 g Schmand
½ TL gemahlene Fenchelsamen

Außerdem:
kleine Holzspieße

30 Min. Zubereitung | 20 Min. Ziehen

Pro Portion 340 kcal, 16 g EW, 23 g F, 15 g KH

1. Die geputzte Aubergine längs in 5 mm dicke Scheiben schneiden. Diese nebeneinander legen, leicht salzen und ca. 20 Min. ziehen lassen. Die Kantenstücke klein würfeln. Mozzarella in 8 Scheiben schneiden, je 2 mit Basilikumblättern dazwischen aufeinanderlegen.

2. Die Auberginen trocken tupfen und pfeffern. Je 2 Scheiben über Kreuz legen, ein Mozzarella-Päckchen in die Mitte setzen. Auberginen darüberklappen, mit Spießchen fixieren. Die Päckchen in einer Pfanne im Öl rundum ca. 5 Min. braten, warm halten. Die Auberginenwürfel in der Pfanne unter Rühren bei starker Hitze ca. 2 Min. braten, salzen und pfeffern.

3. Inzwischen das Tomatenpüree in einem kleinen Topf aufkochen, den Schmand einrühren und die Sauce mit Salz, Pfeffer und Fenchel abschmecken. Zu den Auberginenpäckchen und den Auberginenwürfeln anrichten.

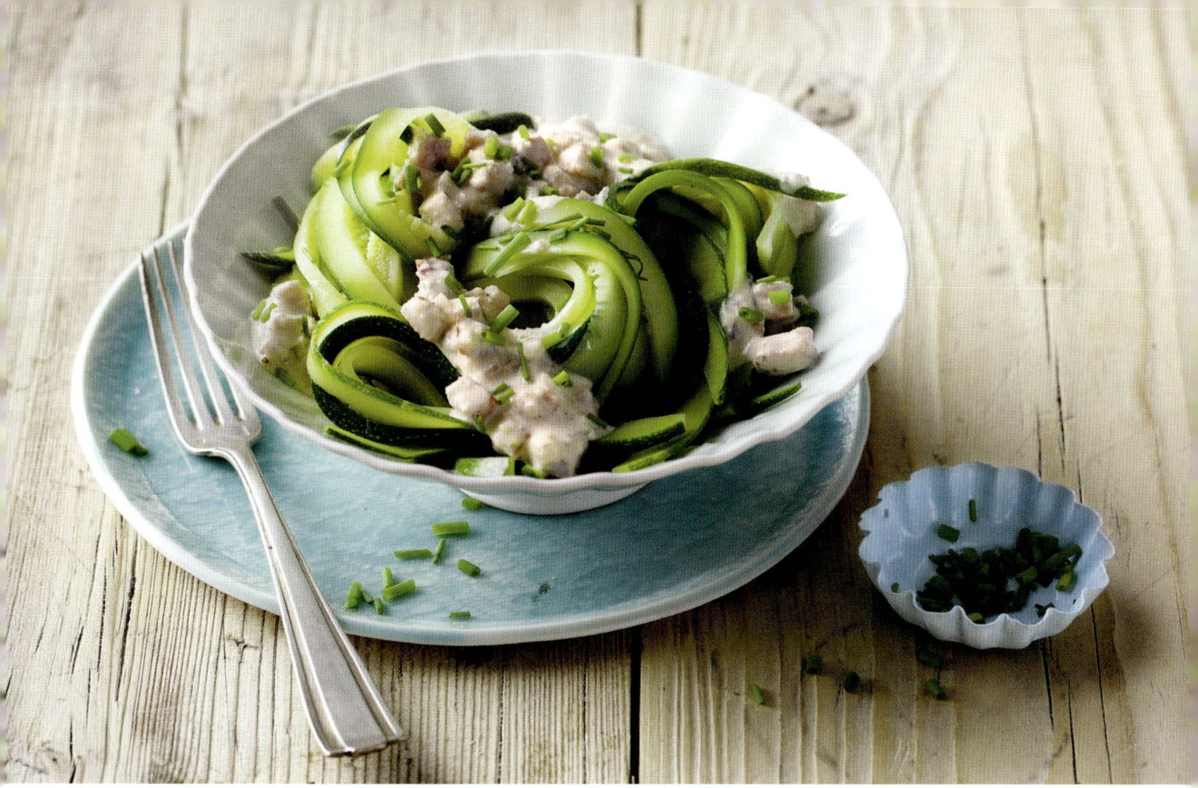

ZUCCHININUDELN
MIT SCHINKENSAUCE

600 g Zucchini
1 rote Zwiebel
150 g gekochter Schinken (am Stück)
30 g gemahlene Mandeln
150 ml Gemüsebrühe
100 g fettarmer Frischkäse (5 % Fett)
Pfeffer aus der Mühle
Salz
2 EL Schnittlauchröllchen

30 Min.

Pro Portion 320 kcal, 32 g EW, 15 g F, 12 g KH

1. In einem großen Topf etwa 3 l Wasser zum Kochen bringen. Die Zucchini putzen, waschen und längs in dünne Scheiben schneiden. Diese längs in schmale Streifen schneiden, die an Bandnudeln erinnern.

2. Die Zwiebel schälen und ebenso wie den Schinken fein würfeln. Beides in einen Topf geben und bei mittlerer Hitze (ohne Zugabe von Fett) leicht anbraten. Die Mandeln in den Topf streuen und hellgelb anbraten. Unter Rühren mit der Brühe ablöschen, dann den Frischkäse einrühren. Alles mit Pfeffer würzen und bei schwacher Hitze köcheln lassen.

3. Inzwischen das kochende Wasser salzen, die Zucchinistreifen darin 3 – 4 Min. kochen lassen. Anschließend in ein Sieb abgießen und gut abtropfen lassen. Die Schinkensauce abschmecken, mit den Zucchini anrichten. Das Gericht mit Schnittlauch bestreut servieren.

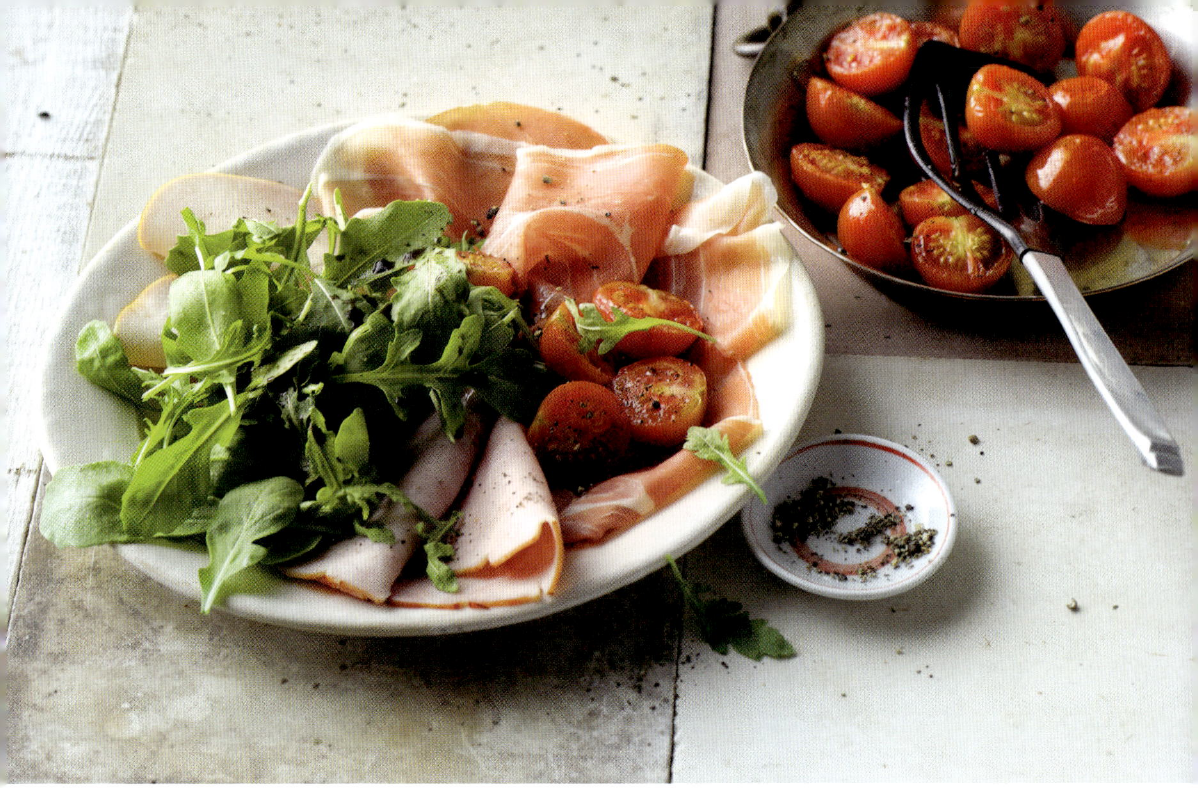

AUFSCHNITT-TELLER
MIT OFENTOMATEN

500 g nicht zu kleine Kirschtomaten
2 EL Olivenöl
Salz | Pfeffer aus der Mühle
1 Bund Rucola
100 g Parmaschinken (in dünnen Scheiben)
50 g Hähnchenbrustaufschnitt
(in dünnen Scheiben)
50 g Kasseleraufschnitt (in dünnen Scheiben)
2 EL Aceto balsamico

15 Min. Zubereitung | 25 Min. Backen

Pro Portion 260 kcal, 25 g EW, 13 g F, 10 g KH

1. Den Backofen auf 160° vorheizen. Die Tomaten waschen, halbieren und mit den Rundungen nach unten in eine flache Auflaufform legen. Mit dem Öl beträufeln, mit Salz und Pfeffer würzen und im Ofen (Mitte) ca. 25 Min. garen.

2. Inzwischen den Rucola putzen, waschen und trocken schütteln. Die groben Stiele entfernen und die Blätter etwas kleiner schneiden.

3. Die Schinken-, Hähnchenbrust- und Kasselerscheiben auf Tellern auslegen, den Rucola und die Tomaten dazugeben und mit Essig beträufelt servieren.

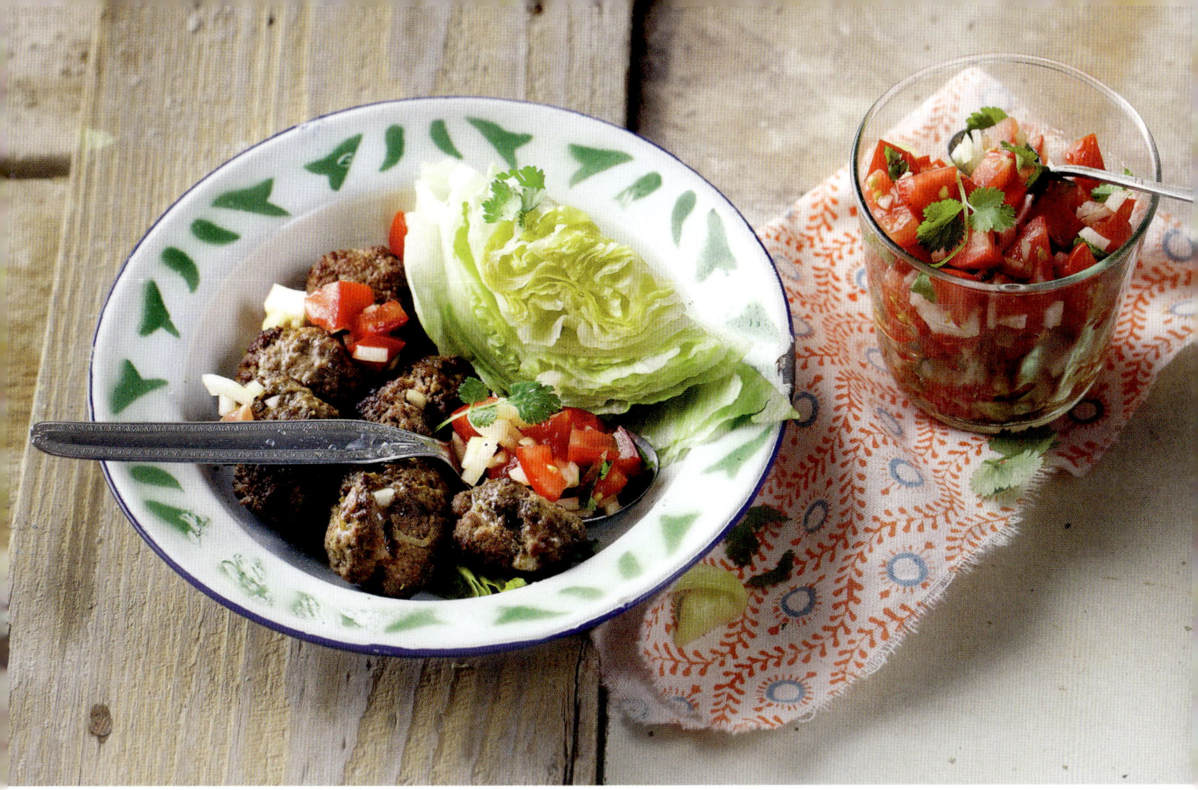

TEX-MEX-BÄLLCHEN
MIT SALSA

1 große Zwiebel | 400 g Tomaten
1 Handvoll Koriandergrün
2 EL Limettensaft
2 EL Olivenöl
Salz | Pfeffer aus der Mühle
1 Knoblauchzehe | 1 Schalotte
250 g mageres Rinderhackfleisch
4 Spritzer Tabasco
1 TL gemahlener Kreuzkümmel
¼ kleiner Eisbergsalat

40 Min.

Pro Portion 340 kcal, 28 g EW, 21 g F, 8 g KH

1. Zwiebel schälen und fein würfeln. Tomaten waschen und ohne Stielansätze klein würfeln. Das Koriandergrün waschen, trocken schütteln, die Blättchen fein hacken. Alle drei Zutaten mit Limettensaft und 1 EL Öl mischen, mit Salz und Pfeffer abschmecken.

2. Knoblauch und Schalotte schälen, sehr fein würfeln, mit dem Hackfleisch in eine Schüssel geben. Mit Salz, Pfeffer, Tabasco und Kreuzkümmel würzen, gut mischen. Mit angefeuchteten Händen aus der Masse 12 – 14 Bällchen formen. 1 EL Öl in einer Pfanne erhitzen, die Bällchen darin rundum erst bei starker Hitze anbraten, dann in ca. 10 Min. fertigbraten.

3. Währenddessen den Salat putzen, waschen und trocken schleudern. Das Salatviertel nochmals so durchschneiden, dass zwei schmale Spalten entstehen. Diese mit Hackbällchen und Tomaten-Salsa anrichten.

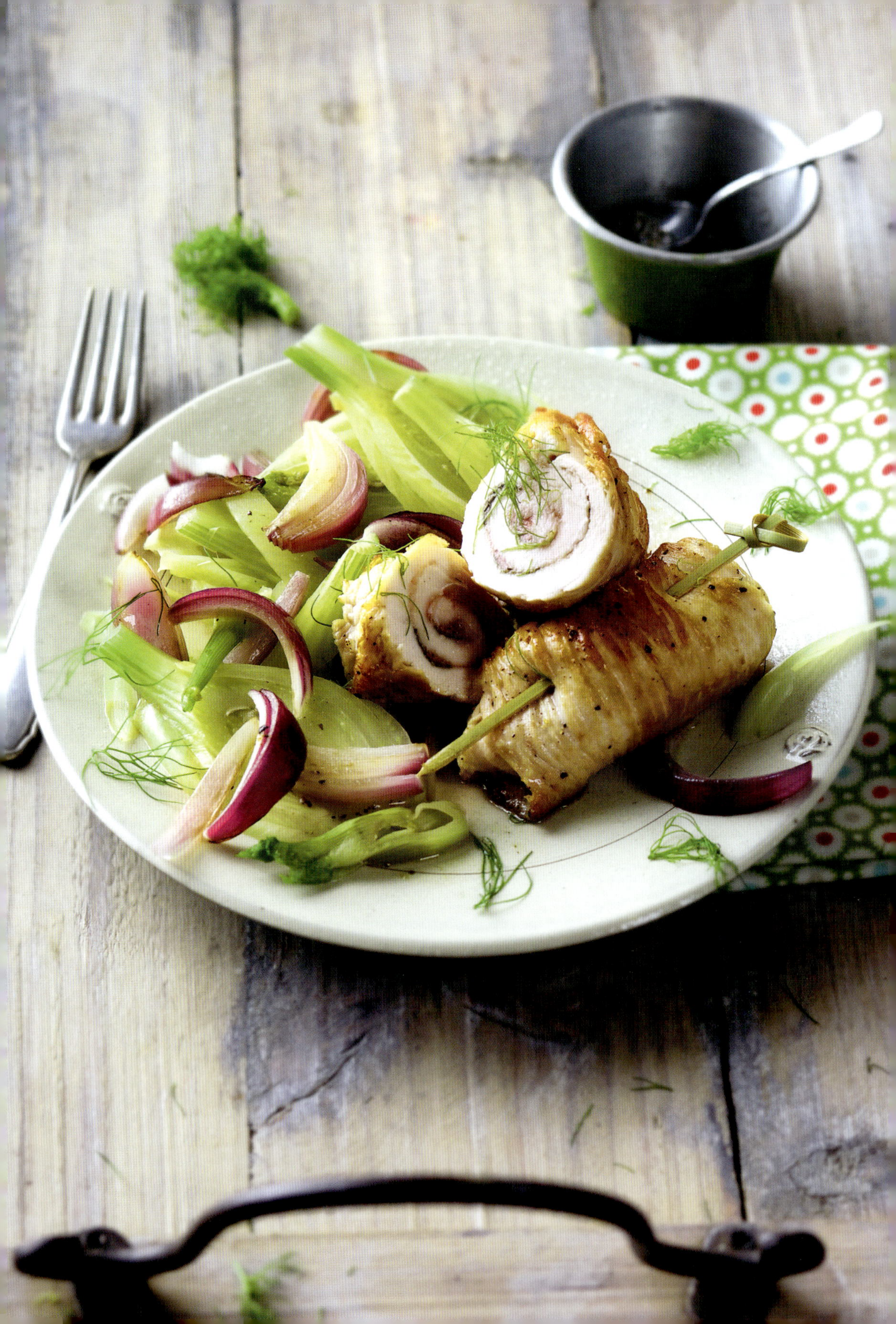

PUTEN-INVOLTINI
MIT FENCHELGEMÜSE

Für die Involtini:
4 kleine dünne Putenschnitzel (à ca. 80 g)
Salz | Pfeffer aus der Mühle
2 Scheiben Parmaschinken (ca. 30 g)
4 Salbeiblätter
1 EL Olivenöl

Für das Fenchelgemüse:
1 rote Zwiebel
2 Fenchelknollen
125 ml Geflügelbrühe
etwas abgeriebene Schale von 1 Bio-Orange

Außerdem:
4 kleine Holzspieße

2 Personen · 30 Min.

Pro Portion 310 kcal, 46 g EW, 11 g F, 7 g KH

1. Für die Involtini die Putenschnitzel abbrausen und trocken tupfen. Einzeln zwischen zwei Lagen Frischhaltefolie oder in einem Gefrierbeutel flach klopfen. Dann ausbreiten und mit Salz und Pfeffer würzen.

2. Den Parmaschinken in Streifen schneiden. Die Salbeiblätter waschen, trocken schütteln und ebenfalls in Streifen schneiden. Schinken und Salbei auf den Schnitzeln verteilen, diese aufrollen und mit den Holzspießen fixieren.

3. Für das Fenchelgemüse die Zwiebel schälen und in feine Spalten schneiden. Den Fenchel putzen, waschen, das Fenchelgrün hacken, die Knollen in Streifen schneiden.

4. Das Öl in einer Pfanne erhitzen und die Involtini darin rundum bei starker Hitze anbraten. Dann die Hitze herunterschalten und die Involtini noch ca. 10 Min. braten, dabei mehrmals wenden.

5. Inzwischen Zwiebel, Fenchel und Brühe in einem Topf zum Kochen bringen, mit Orangenschale würzen und ca. 5 Min. zugedeckt dünsten. Das Fenchelgemüse mit den Involtini servieren und das gehackte Fenchelgrün darüberstreuen.

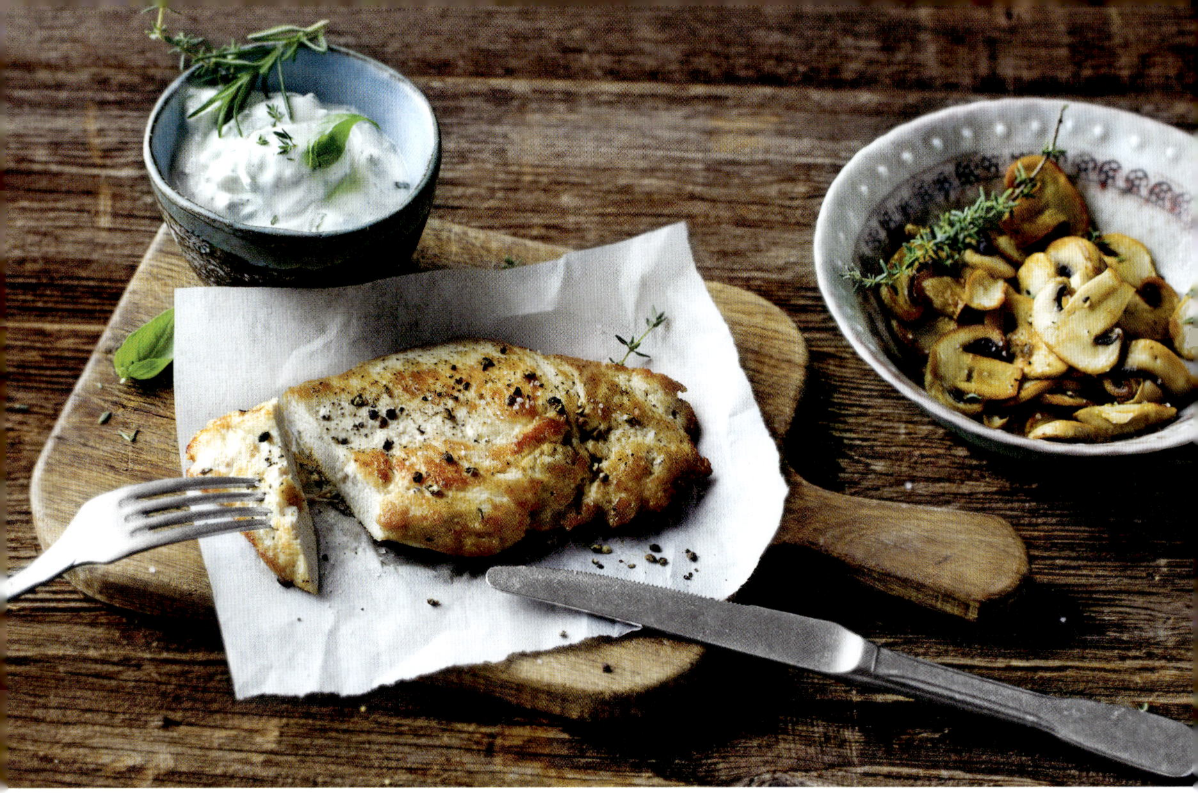

HÄHNCHENFILET
MIT RÖSTCHAMPIGNONS

250 g Magerquark
etwas Mineralwasser
Salz | Pfeffer aus der Mühle
½ Pck. italienische TK-Kräutermischung
250 g große feste Champignons
2 Hähnchenbrustfilets (à ca. 125 g)
1 EL Olivenöl
edelsüßes Paprikapulver

25 Min.

Pro Portion 280 kcal, 50 g EW, 6 g F, 5 g KH

1. Den Quark mit etwas Mineralwasser glatt rühren, mit Salz und Pfeffer sowie den Kräutern verrühren und abschmecken.

2. Champignons putzen und in ca. 5 mm dünne Scheiben schneiden. Eine breite beschichtete Pfanne stark erhitzen, die Hälfte der Pilzscheiben darin ausgebreitet von beiden Seiten sehr kurz rösten. Das austretende Wasser verdampfen lassen. Die Pilze auf einen Teller geben, salzen und pfeffern. Die übrigen Pilzscheiben ebenso rösten und würzen.

3. Die Hähnchenbrustfilets abbrausen und trocken tupfen. Einzeln zwischen zwei Lagen Frischhaltefolie flach klopfen. Das Öl in der Pfanne erhitzen, die Filets darin beidseitig scharf anbraten. Dann bei mittlerer Hitze ca. 8 Min. braten, dabei mit Salz, Pfeffer und Paprikapulver würzen. Die Hähnchenfilets mit den Pilzen und dem Kräuterquark servieren.

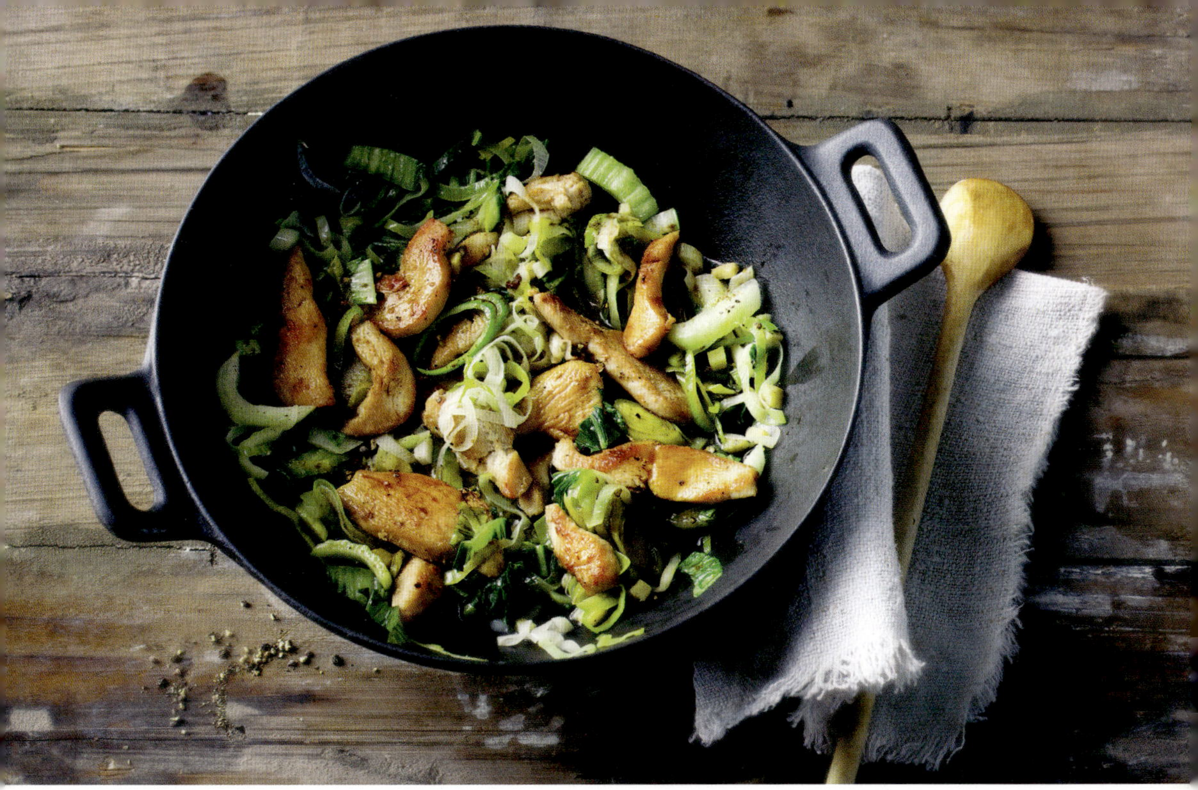

GRÜNE CHINAPFANNE
MIT HÄHNCHEN

20 g Ingwer
1 Knoblauchzehe
300 g Hähnchenbrustfilet
300 g Pak Choi
1 Stange Lauch
1 EL Sojaöl
100 ml Gemüsebrühe
2 TL Fünf-Gewürz-Pulver
2 – 3 EL Sojasauce
½ TL Szechuanpfeffer

25 Min.

Pro Portion 290 kcal, 46 g EW, 8 g F, 9 g KH

1. Ingwer und Knoblauch schälen, fein würfeln. Das Hähnchenbrustfilet abbrausen, trocken tupfen und in schmale Streifen schneiden. Pak Choi putzen, waschen und in schmale Streifen schneiden. Den Lauch putzen, gründlich waschen, schräg in schmale Ringe schneiden.

2. Die Hälfte des Öls im Wok oder in einer tiefen Pfanne erhitzen. Das Fleisch darin rundum scharf anbraten, herausnehmen.

3. Das restliche Öl erhitzen, Ingwer und Knoblauch darin unter Rühren anbraten. Pak Choi und Lauch dazugeben und leicht mit anbraten, dann alles mit der Brühe ablöschen. Mit Fünf-Gewürz-Pulver, Sojasauce und Szechuanpfeffer würzen, 2 – 3 Min. köcheln lassen.

4. Das Fleisch zum Gemüse geben und alles noch 1 – 2 Min. garen. Nach Belieben mit Sojasauce abschmecken, dann servieren.

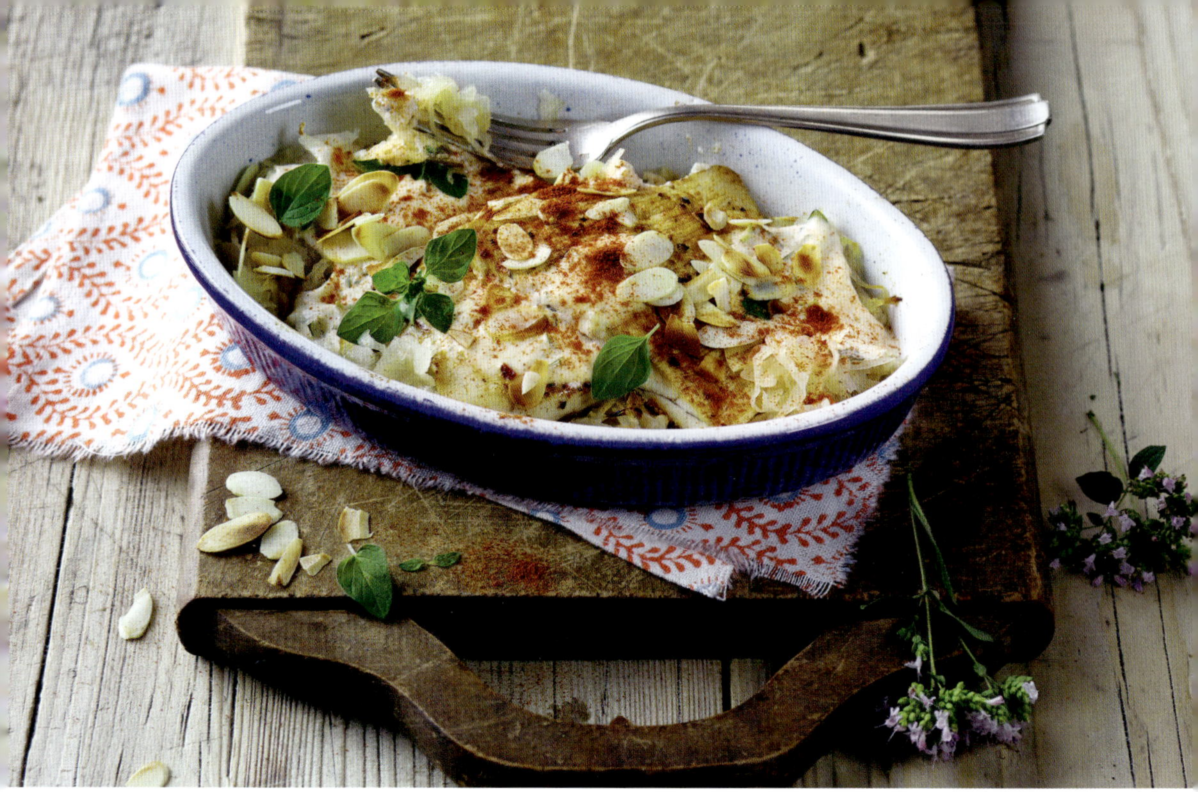

SCHNITZEL
UNGARISCHE ART

2 Putenschnitzel (à ca. 150 g)
Salz | Pfeffer aus der Mühle
edelsüßes Paprikapulver
1 EL Öl
ca. 350 g mildes Sauerkraut
4 Stiele Majoran
200 g Joghurt
2 EL Mandelblättchen

20 Min. Zubereitung | 20 Min. Backen

Pro Portion 360 kcal, 45 g EW, 16 g F, 6 g KH

1. Den Ofen auf 200° vorheizen. Die Putenschnitzel abbrausen, trocken tupfen und auf beiden Seiten mit Salz, Pfeffer und Paprikapulver würzen.

2. Das Öl in einer Pfanne erhitzen und die Schnitzel darin von jeder Seite ca. 30 Sek. scharf anbraten.

3. Das Sauerkraut abtropfen lassen und in eine Gratinform geben. Die angebratenen Putenschnitzel darauflegen.

4. Den Majoran waschen, trocken schütteln und die Blättchen abzupfen. Mit dem Joghurt verrühren und mit Salz, Pfeffer und Paprikapulver würzen. Den Kräuterjoghurt über Schnitzel und Sauerkraut verteilen und die Mandelblättchen darüberstreuen. Alles im Ofen (Mitte) ca. 20 Min. gratinieren.

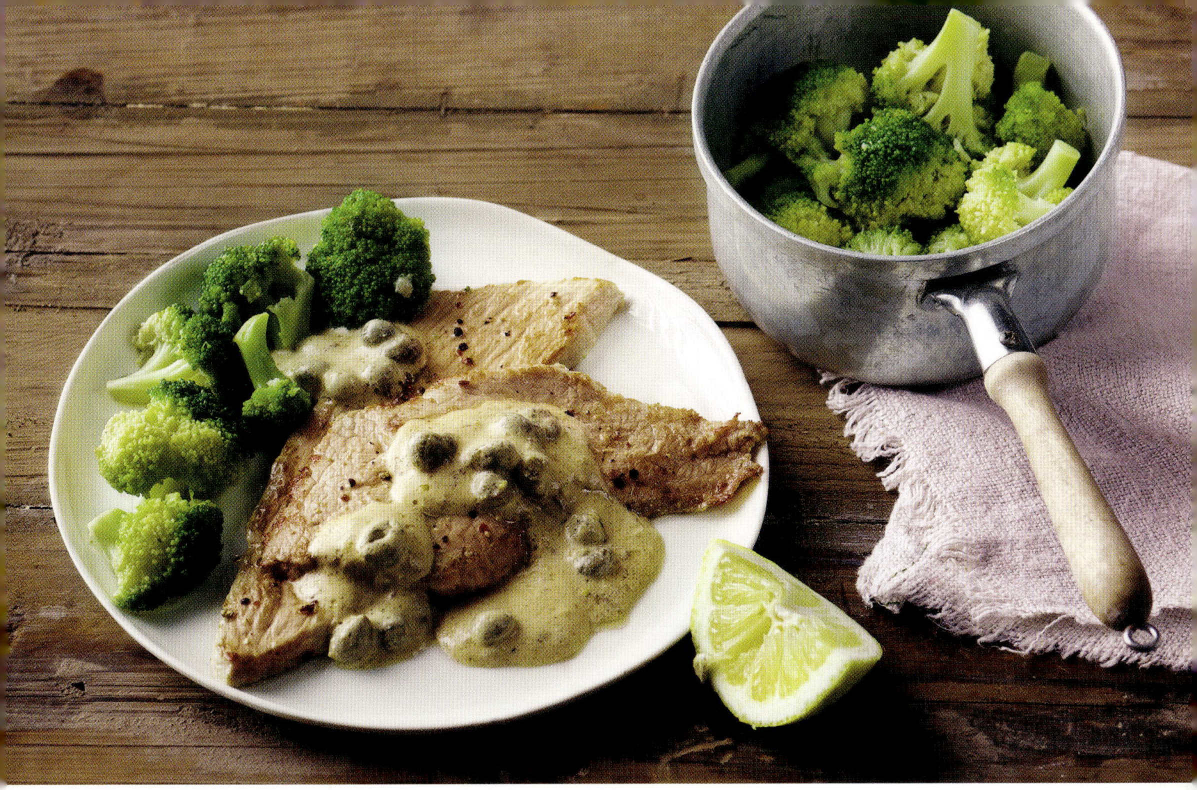

KALBSSCHNITZEL
MIT BROKKOLI

4 kleine Kalbsschnitzel (à ca. 80 g)
1 Bio-Zitrone
400 – 500 g Brokkoli
Salz
1 EL Olivenöl
Pfeffer aus der Mühle
100 ml Kalbsfond oder Gemüsebrühe
2 EL kleine Kapern
50 g fettarmer Frischkäse (5 % Fett)

30 Min.

Pro Portion 300 kcal, 44 g EW, 12 g F, 3 g KH

1. Die Kalbsschnitzel einzeln zwischen zwei Lagen Frischhaltefolie ca. 5 mm dünn klopfen. Die Zitrone heiß waschen, abtrocknen und die Schale fein abreiben. Den Saft auspressen.

2. Den Brokkoli putzen, waschen und in Röschen teilen. In einem Topf wenig Salzwasser aufkochen und den Brokkoli darin zugedeckt ca. 8 Min. dünsten.

3. Inzwischen das Öl in einer Pfanne erhitzen, die Schnitzel darin von jeder Seite ca. 30 Sek. braten, dabei salzen und pfeffern. Aus der Pfanne nehmen und zugedeckt warm stellen.

4. Zitronensaft und -schale, Fond oder Brühe und Kapern in die Pfanne geben und den Bratsatz unter Rühren lösen. Frischkäse mit einem Schneebesen einrühren. Die Sauce abschmecken, über die Schnitzel geben. Den Brokkoli abtropfen lassen und dazu servieren.

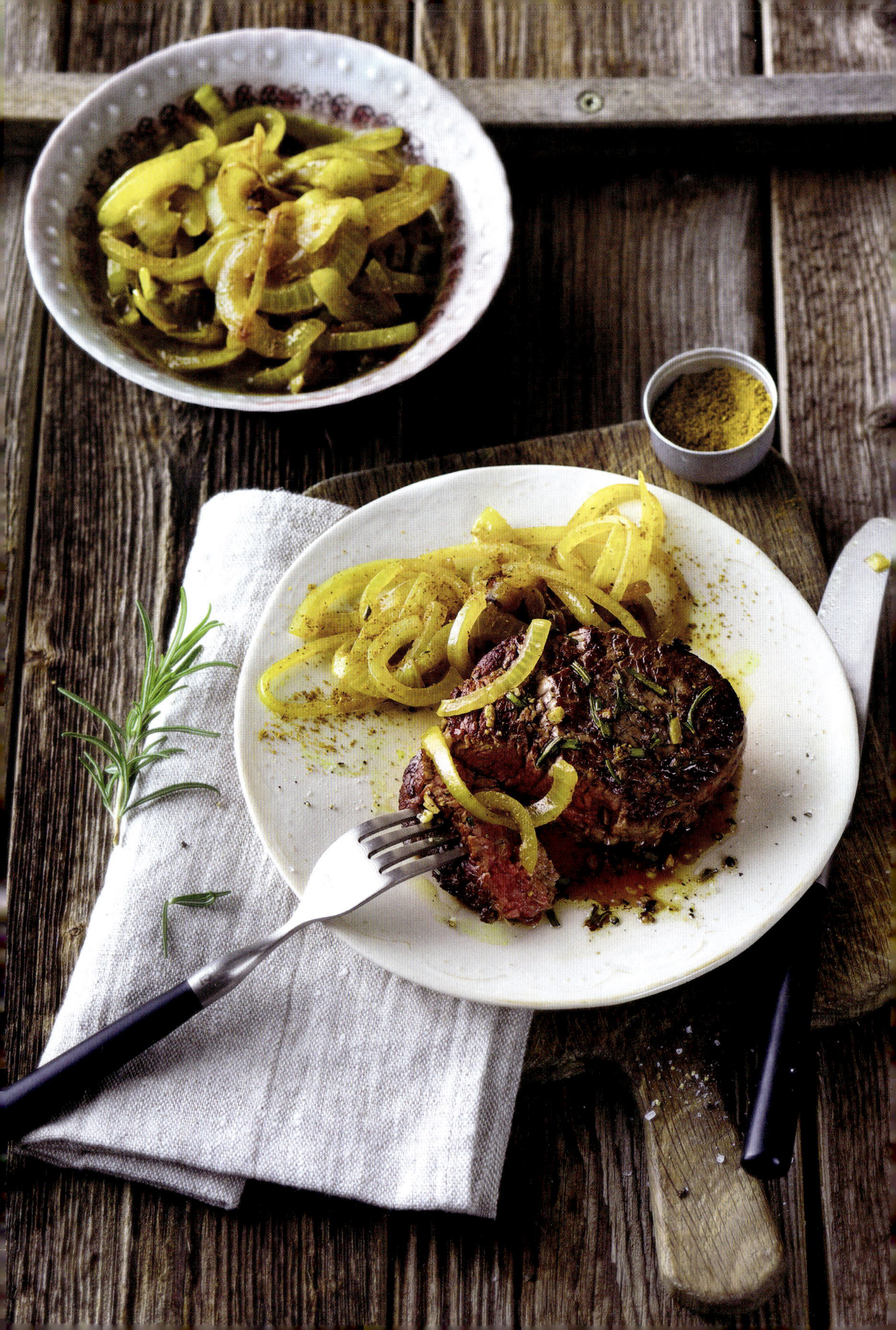

INGWERSTEAKS
MIT CURRYZWIEBELN

Für die Steaks:
30 g Ingwer
2 Stiele Rosmarin
2 Rinderfiletsteaks (à ca. 160 g)
1 EL Öl
Salz
Steakpfeffer oder Pfeffer aus der Mühle

Für die Zwiebeln:
2 Gemüsezwiebeln
1 EL Öl
1 – 2 EL scharfes Currypulver
125 ml Fleischbrühe
Salz | Pfeffer aus der Mühle

30 Min.

Pro Portion 370 kcal, 38 g EW, 18 g F, 13 g KH

1. Für die Steaks den Ingwer schälen und klein würfeln. Den Rosmarin waschen und trocken schütteln, die Nadeln abzupfen und fein hacken. Ingwer und Rosmarin mischen und beiseitestellen. Die Steaks mit Küchenpapier trocken tupfen.

2. Für die Zwiebeln die Gemüsezwiebeln schälen und halbieren. Die Hälften auf die Schnittflächen legen und in Scheiben schneiden. 1 EL Öl in einem Topf erhitzen und die Zwiebeln darin unter Rühren anbraten. Das Currypulver darüberstreuen und anschwitzen. Dann alles mit der Brühe ablöschen und offen ca. 5 Min. köcheln lassen.

3. Inzwischen 1 EL Öl in einer schweren Pfanne erhitzen und die Steaks darin von jeder Seite ca. 1 Min. scharf anbraten. Die Hitze herunterschalten und die Steaks mit der Ingwer-Rosmarin-Mischung, Salz und Steakpfeffer oder Pfeffer aus der Mühle würzen. Die Steaks von jeder Seite noch 2 – 3 Min. braten, bis sie innen rosa sind.

4. Die Curryzwiebeln mit Salz und Pfeffer abschmecken und auf Teller verteilen, die Steaks daraufsetzen. Den Bratsatz in der Pfanne mit sehr wenig Wasser unter Rühren ablösen, aufkochen und über die Steaks geben.

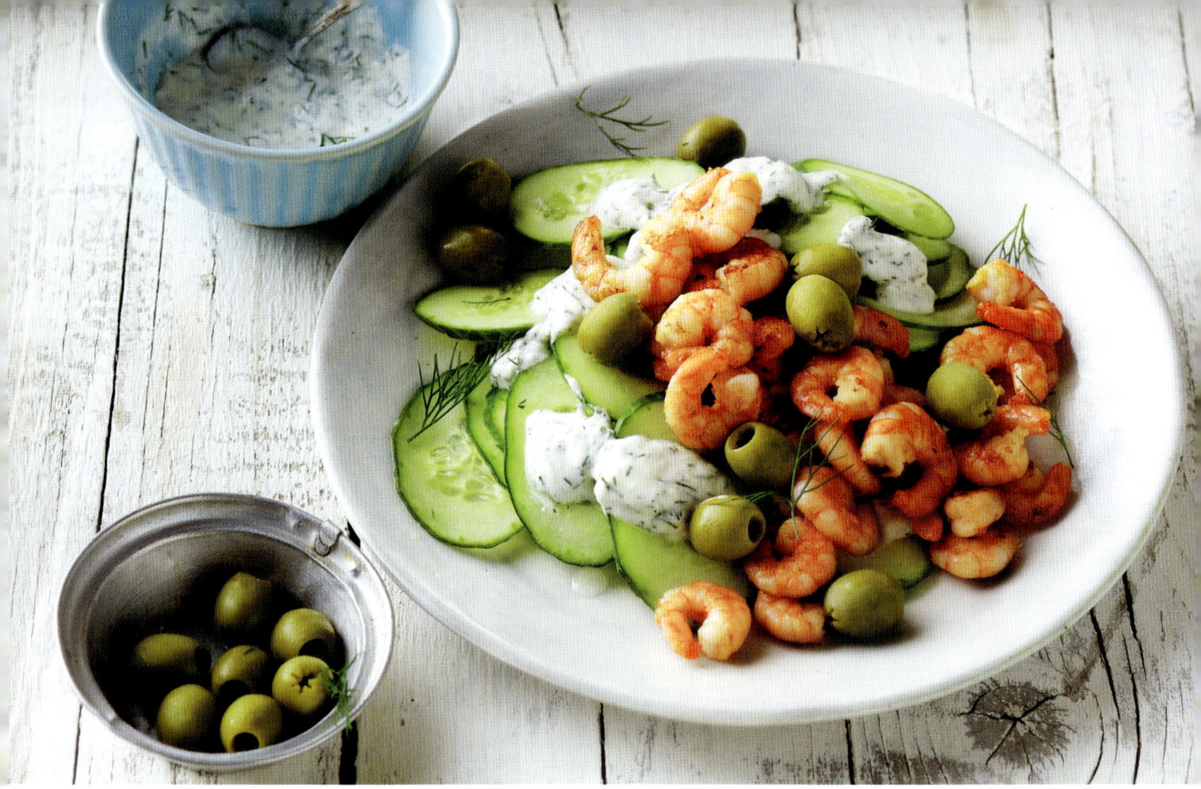

GURKEN-CARPACCIO
MIT CHILIGARNELEN

½ Bund Dill
250 g fettarmer Joghurt
Salz | Pfeffer aus der Mühle
1 Salatgurke
300 g geschälte, gekochte Garnelen (frisch oder TK)
1 EL Olivenöl
1 TL Chilipulver
100 g entsteinte grüne Oliven

20 Min.

Pro Portion 290 kcal, 30 g EW, 14 g F, 12 g KH

1. Den Dill waschen und trocken schütteln. Einige Spitzen abzupfen und beiseitestellen. Den restlichen Dill fein hacken, mit dem Joghurt verrühren und mit Salz und Pfeffer abschmecken.

2. Die Gurke waschen oder schälen und schräg in dünne Scheiben schneiden. Die Gurkenscheiben auf zwei Tellern verteilen, mit dem Joghurt beträufeln und mit den zurückbehaltenen Dillspitzen belegen.

3. Die Garnelen mit Küchenpapier trocken tupfen. Das Öl in einer Pfanne erhitzen und die Garnelen darin rundum bei starker Hitze 2–3 Min. braten. Mit Salz, Pfeffer und Chilipulver würzen und auf das Gurken-Carpaccio setzen. Die Oliven nach Belieben halbieren und zum Servieren darüberstreuen.

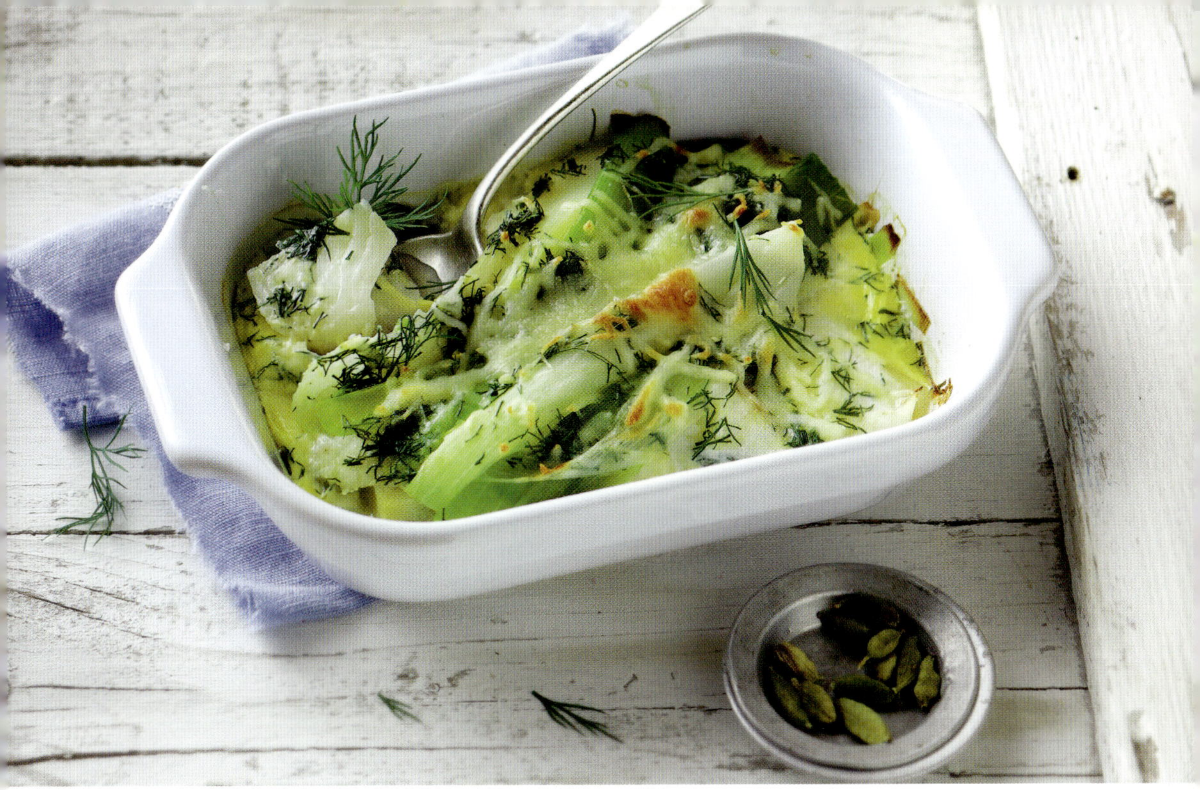

»LASAGNE«
MIT LAUCH UND SCHELLFISCH

Salz
2 dicke Stangen Lauch (ca. 600 g)
½ Bund Dill
2 Eier
125 ml Milch
300 g Schellfischfilet (oder anderes Fischfilet)
Pfeffer aus der Mühle
1 TL gemahlener Kardamom
30 g geriebener Pizzakäse

25 Min. Zubereitung | 25 Min. Backen

Pro Portion 370 kcal, 47 g EW, 14 g F, 12 g KH

1. Den Ofen auf 180° vorheizen. In einem großen Topf reichlich Salzwasser aufkochen. Lauchstangen putzen, gründlich waschen und jeweils quer halbieren. Die Stücke längs vierteln. Die Lauchstreifen im kochenden Salzwasser ca. 4 Min. garen, dann in ein breites Sieb abgießen und gut abtropfen lassen.

2. Dill waschen, trocken schütteln, die Spitzen abzupfen und fein hacken. Mit Eiern und der Milch verrühren, mit Salz und Pfeffer würzen. Das Fischfilet abbrausen und trocken tupfen. Schräg in ½ – 1 cm dicke Scheiben schneiden und mit Salz, Pfeffer und Kardamom würzen.

3. Die Hälfte der Lauchstreifen in eine Auflaufform legen, den Fisch darauf auslegen, mit dem restlichen Lauch bedecken. Die Eiermilch darübergießen und die »Lasagne« mit Käse bestreuen. Im Ofen (Mitte) ca. 25 Min. backen, bis die Eiermilch gestockt ist.

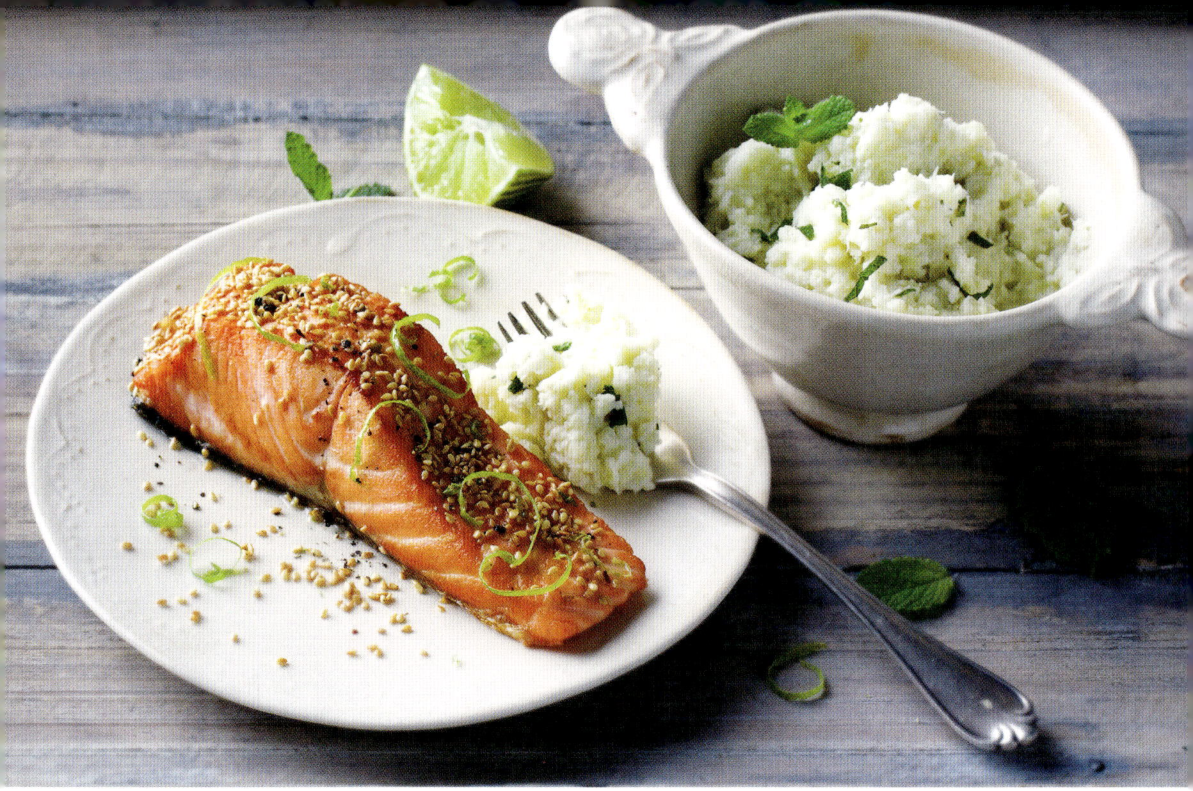

SESAMLACHS
MIT BLUMENKOHLPÜREE

1 kleiner Blumenkohl (ca. 600 g)
125 ml Milch
Salz
2 Lachsfilets (à ca. 125 g)
1 EL Öl
10 g Sesamsamen
Pfeffer aus der Mühle
½ Bio-Limette
4 Stiele Minze

30 Min.

Pro Portion 410 kcal, 35 g EW, 25 g F, 9 g KH

1. Den Blumenkohl putzen, waschen und grob in Röschen teilen. Mit der Milch und ½ TL Salz in einen Topf geben, aufkochen und zugedeckt in ca. 15 Min. weich dünsten.

2. Inzwischen die Lachsfilets abbrausen und trocken tupfen, in einer Pfanne im Öl beidseitig anbraten. Bei schwacher Hitze von jeder Seite noch 3 – 4 Min. braten, dabei mit Sesam, Salz und Pfeffer bestreuen.

3. Die Limette heiß waschen, abtrocknen und etwas Schale in feinen Spänen abziehen. Den Saft auspressen. Die Minze waschen, trocken schütteln und die Blättchen fein hacken.

4. Den Blumenkohl in der Milch mit einem Kartoffelstampfer zermusen. Minze unterrühren, das Püree mit Salz und Pfeffer abschmecken. Limettensaft und -schale über den Lachs geben und diesen mit dem Püree servieren.

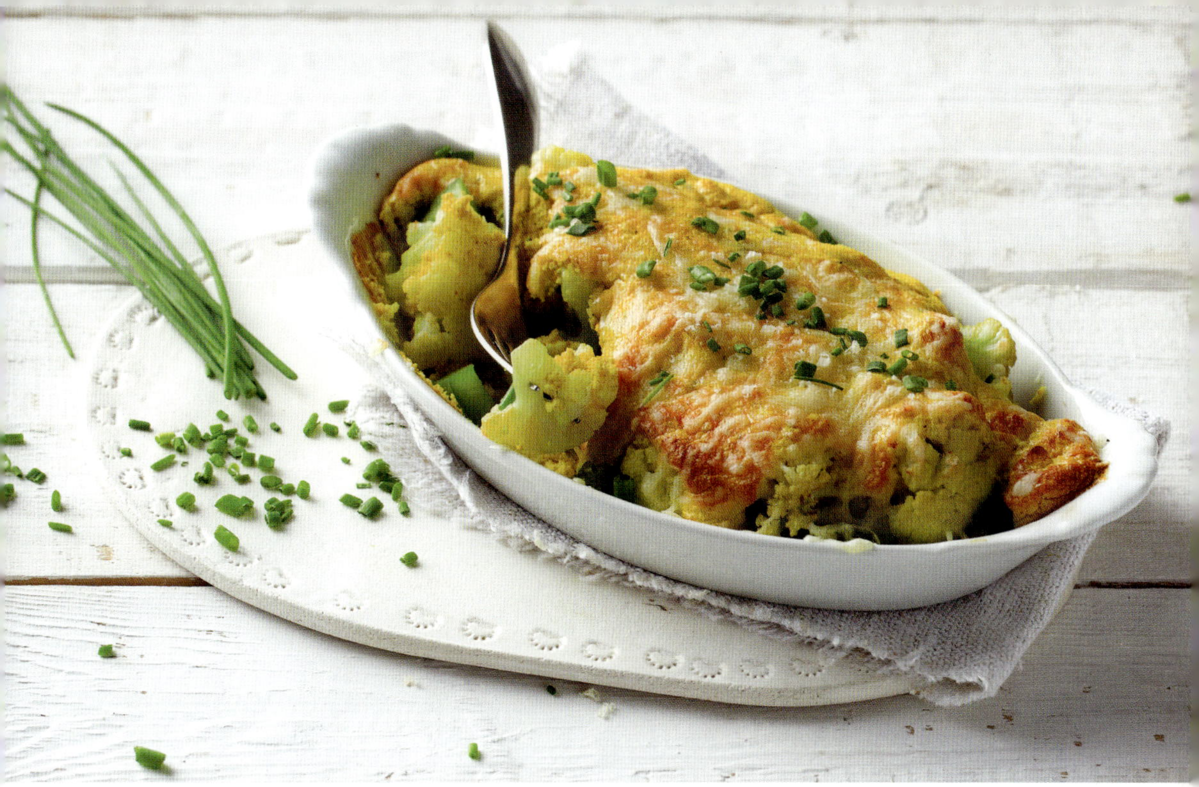

QUARKAUFLAUF
MIT BLUMENKOHL

1 kleine grüne Paprikaschote
400 g Blumenkohl
Salz
2 Eier
350 g Magerquark
2 EL gemahlene Mandeln (ca. 15 g)
1 – 2 EL Currypulver
Pfeffer aus der Mühle
2 EL Schnittlauchröllchen
40 g geriebener Emmentaler

30 Min. Zubereitung | 40 Min. Backen

Pro Portion 410 kcal, 45 g EW, 17 g F, 13 g KH

1. Den Ofen auf 175° vorheizen. Paprika längs halbieren, entkernen, waschen und klein würfeln. Den Blumenkohl putzen, waschen und in Röschen teilen. Den Blumenkohl zugedeckt in wenig kochendem Salzwasser ca. 5 Min. dünsten. Dann die Paprikawürfel dazugeben, alles aufkochen und noch ca. 3 Min. garen. In ein Sieb abgießen und gut abtropfen lassen, in eine breite Auflaufform füllen.

2. Die Eier trennen und das Eiweiß zu steifem Schnee schlagen. Eigelbe gründlich mit Quark und Mandeln verrühren. Mit Currypulver, Salz und Pfeffer würzen, den Schnittlauch unterrühren. Den Eischnee mit einem Teigschaber unter die Quarkmasse heben.

3. Die Quarkmasse über das Gemüse verteilen. Den Auflauf mit Emmentaler bestreuen und im Ofen (Mitte) ca. 40 Min. backen. Herausnehmen und servieren.

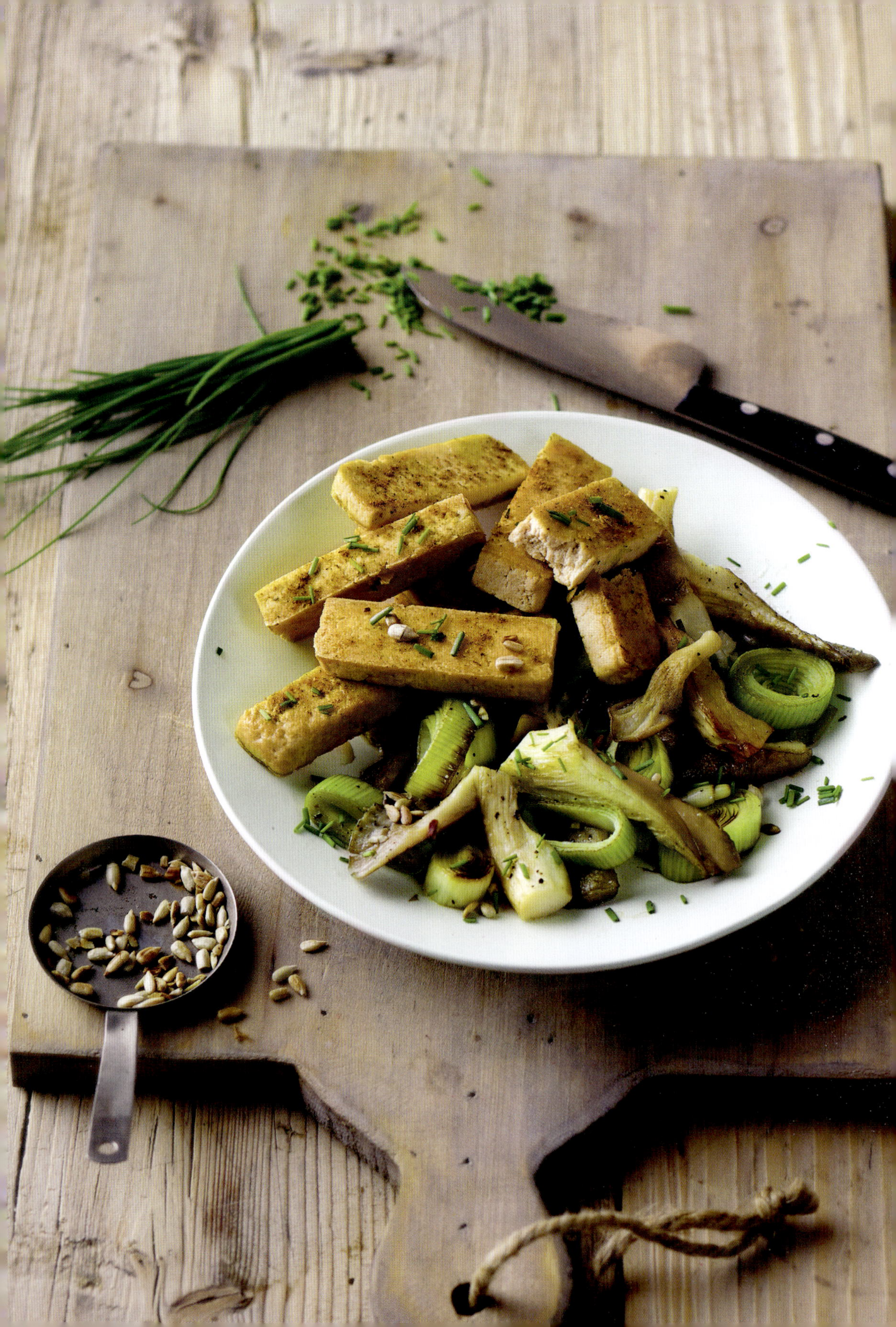

AUSTERNPILZGEMÜSE
MIT TOFU

250 g Austernpilze
1 Stange Lauch
400 g Tofu natur
2 EL Sonnenblumenkerne
2 EL Rapsöl
Salz | Pfeffer aus der Mühle
1 TL Currypulver
50 ml weißer Marsala (Likörwein) oder Gemüsebrühe
½ Bund Schnittlauch

30 Min.

Pro Portion 385 kcal, 24 g EW, 23 g F, 9 g KH

1. Die Austernpilze putzen, bei Bedarf mit einem feuchten Tuch abreiben und in breite Streifen schneiden. Den Lauch putzen, gründlich waschen und in breite Ringe schneiden. Den Tofu in breite Streifen schneiden.

2. Die Sonnenblumenkerne in einer beschichteten Pfanne ohne Fett goldbraun rösten, dann herausnehmen und beiseite stellen. 1 EL Öl in der Pfanne erhitzen und den Tofu darin rundum 3–4 Min. braten. Mit Salz, Pfeffer und Curry würzen und warm halten.

3. Das restliche Öl in einer zweiten Pfanne erhitzen und die Austernpilze darin unter Rühren kurz anbraten. Den Lauch dazugeben und 2–3 Min. leicht mit anbraten. Mit Marsala oder Brühe ablöschen, salzen und pfeffern und unter Rühren noch ca. 2 Min. garen.

4. Den Schnittlauch waschen, trocken schütteln und in Röllchen schneiden. Das Lauch Pilz Gemüse abschmecken, mit dem Tofu anrichten und mit Schnittlauch und Sonnenblumenkernen bestreut servieren.

SACHREGISTER

ÜBUNGEN

Hier finden Sie alle Übungen im Buch in alphabetischer Reihenfolge.

REZEPTE

Hier finden Sie die Rezepte in alphabetischer Reihenfolge, gekennzeichnet mit F=Frühstück, M=Mittag, A=Abend.

HINWEIS ZU DEN REZEPTEN

für 1 Person
für 2 Personen
ergibt 1 Einmachglas mit der angegebenen Füllmenge
ergibt 2 Einmachgläser mit der angegebenen Füllmenge
Zubereitungszeit

BÜCHER

Weitere Bücher zu Schlank im Schlaf aus dem GRÄFE UND UNZER VERLAG

- **Schlank im Schlaf – Das Kochbuch**
  Pape, Dr. D., Schwarz, Dr. R., Trunz-Carlisi, E., Gillessen, H., Cavelius, A, Ilies, A.
- **Schlank im Schlaf – Der 4-Wochen-Power-Plan**
  Pape, Dr. D., Schwarz, Dr. R., Trunz-Carlisi, E., Gillessen, H.
- **Schlank im Schlaf für Berufstätige**
  Pape, Dr. D., Schwarz, Dr. R., Trunz-Carlisi, E., Gillessen, H.
- **Schlank im Schlaf für Frauen**
  Pape, Dr. D., Cavelius, A., Ilies, A.
- **Schlank im Schlaf vegetarisch**
  Pape, Dr. D., Cavelius, A., Ilies, A.
- **Schlank im Schlaf – 20-Minuten-Küche**
  Pape, Dr. D. et al.
- **Schlank im Schlaf: der Fitness-Turbo (E-Book)**
  Gillessen, H., Trunz-Carlisi, E., Schwarz, Dr. R., Pape, Dr. med. D.

Weiterführende Bücher aus dem GRÄFE UND UNZER VERLAG

- **Abnehmen durch Achtsamkeit (mit CD)**
  Seeger, N.; Auer, J.
- **Achtsamkeitstraining (mit CD)**
  Eßwein, J. Th.
- **Achtsame Yogaübungen (mit CD)**
  Eßwein, J. Th.
- **Das Turbo-Stoffwechsel-Prinzip**
  Froböse, Prof. Dr. I.
- **Die große GU Nährwert-Kalorien-Tabelle**
  Elmadfa, Prof. Dr. I., Aign, W., Muskat, Prof. Dr. E., Fritzsche, D.
- **Die 4 Kräfte der Selbstheilung**
  Mosetter, Dr. K., Pape, Dr. D., Cavelius, A.
- **Yoga – Mehr Energie und Ruhe (mit CD)**
  Trökes, A.
- **Zucker – Der heimliche Killer**
  Mosetter, Dr. K., Probost, T., Simon, Dr. W. A., Cavelius, A.

KONTAKT

- **InsuLean GmbH & Co. KG**
  Ernährungsmedizin und Adipositas-Konzept
  Dr. med. Detlef Pape
  Zweigertstraße 37–41
  45130 Essen
  Tel. 02 01/7 49 55 77
  www.insulean.de

ADRESSEN

- **www.schlank-im-schlaf-shop.de**
  Schlank-im-Schlaf-Diätprodukte wie Eiweißbrot, Eiweißriegel, Eiweißshakes und mehr zum Bestellen
- **www.eiweiss-abendbrot.de**
  Adressen von Bäckereien, die Eiweißbrot backen
- **www.simone-bopp.de**
  Fitness und Gesundheit, Personal Training und Firmenfitness

DER SCHLANK-IM-SCHLAF-COACH

Lassen Sie sich von Dr. med. Pape persönlich begleiten!

Mit dem Schlank-im-Schlaf-Coach steht Ihnen der Erfolgsautor online mit Rat und Unterstützung zur Seite.
www.schlank-im-schlaf-coach.de

Das bietet der Online-Coach:
- Dr. Pape erklärt in kurzen **Videos** alle wichtigen Aspekte des Schlank-im-Schlaf-Prinzips und unterstützt Sie im Verlauf Ihrer Mitgliedschaft mit vielen motivierenden Tipps.
- Jeden Tag schlägt er leckere und aktuelle **Rezepte** für morgens, mittags und abends vor – natürlich nach dem Prinzip der Insulin-Trennkost.
- Zum Nachlesen steht Ihnen Dr. Papes umfangreiches **Magazin aus Tipps und Informationen** zur Verfügung.
- Individuelle Bilanzen und die grafische **Gewichtskurve** zeigen Ihnen jederzeit, wo Sie stehen.

Exklusiv für die Leser dieses Buchs: die 14-Tage-Gratis-Mitgliedschaft
Einfach unter **www.schlank-im-schlaf-coach.de** anmelden und den Gutscheincode **SISBAS14** eingeben.

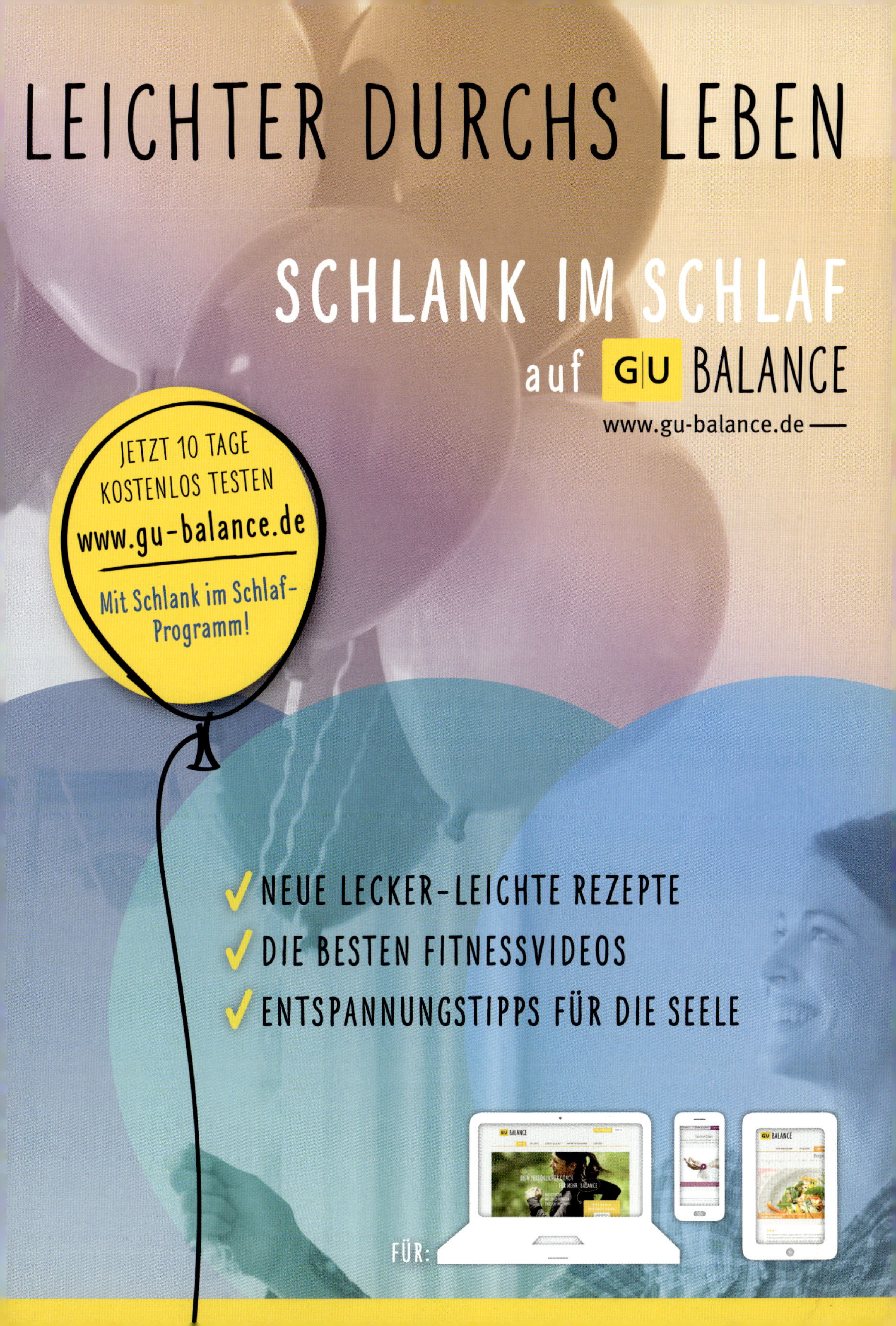
LEICHTER DURCHS LEBEN
SCHLANK IM SCHLAF
auf GU BALANCE
www.gu-balance.de
JETZT 10 TAGE KOSTENLOS TESTEN
www.gu-balance.de
Mit Schlank im Schlaf-Programm!
✓ NEUE LECKER-LEICHTE REZEPTE
✓ DIE BESTEN FITNESSVIDEOS
✓ ENTSPANNUNGSTIPPS FÜR DIE SEELE
FÜR:

IMPRESSUM

© 2014 GRÄFE UND UNZER VERLAG GmbH, München
Aktualisierte Neuausgabe von Schlank im Schlaf. Die revolutionäre Formel: So nutzen Sie Ihre Bio-Uhr zum Abnehmen, GRÄFE UND UNZER VERLAG GmbH 2006, ISBN 978-3-7742-8779-2

Projektleitung: Silvia Herzog
Lektorat: Claudia Lenz
Bildredaktion: Julia Fell
Layout & Umschlaggestaltung: independent Medien-Design GmbH, Horst Moser, München
Herstellung: Susanne Mühldorfer
Satz und Repro: Longo AG, Bozen
Druck und Bindung: Printer Trento s.r.l., Trento
ISBN: 978-3-8338-4128-6
1. Auflage 2014

Umwelthinweis:
Dieses Buch wurde auf PEFC-zertifiziertem Papier aus nachhaltiger Waldwirtschaft gedruckt.

Bildnachweis

Fotoproduktionen:
Übungen: Nicolas Olonetzky, München
Rezepte: Fotos mit Geschmack, München

Illustrationen: Markus Voll: S. 13 und Innenklappen; Karl-Heinz Döring: S. 9; Julia Hollweck: S. 32/33

Weitere Fotos
Bridgemanart: S. 18, 19 re.; Corbis: S. 15, 19 li., 25, 93; dpa picture-alliance: S. 45; F1 Online: S. 105; Getty: U4 Mitte (Hintergrund); GU: S. 104 (Eising); Laif: S. 50; Plainpicture: S. 11, 67, 92, U4 re.; Privat: Außenklappe hinten; Shutterstock: S. 41, 66, 86, 87 u.; Stocksy: S. 2, 3, 4/5, 34/35, 87 o.

Syndication:
www.jalag-syndication.de

Wichtiger Hinweis

Die Gedanken, Methoden und Anregungen in diesem Buch stellen die Meinung bzw. Erfahrung der Autoren dar. Sie wurden von den Autoren nach bestem Wissen erstellt und mit größtmöglicher Sorgfalt geprüft. Sie bieten jedoch keinen Ersatz für persönlichen kompetenten medizinischen Rat. Jede Leserin, jeder Leser ist für das eigene Tun und Lassen auch weiterhin selbst verantwortlich. Weder Autoren noch Verlag können für eventuelle Schäden, die aus den im Buch gegebenen praktischen Hinweisen resultieren, eine Haftung übernehmen.

Dank

Für die fachliche Mitarbeit an diesem Buch ein herzliches Dankeschön an **Anna Cavelius**, die alles Wissenswerte zu Schlank im Schlaf textlich aufbereitet hat.
Ein weiterer Dank gilt **Angelika Ilies**, die neue, unkomplizierte und leckere Rezepte für die Insulin-Trennkost entwickelte.
Bei **Simone Bopp** bedanken wir uns für die Zusammenstellung der typgerechten Bewegungsprogramme.
Danke auch dem langjährigen Expertenteam, bestehend aus Dr. Rudolf Schwarz, Elmar Trunz-Carlisi und Helmut Gillessen.

Die GU-Homepage finden Sie im Internet unter www.gu.de

www.facebook.com/gu.verlag

GRÄFE UND UNZER
Ein Unternehmen der
GANSKE VERLAGSGRUPPE

QUALITÄTS G|U GARANTIE

Liebe Leserin, lieber Leser,

haben wir Ihre Erwartungen erfüllt? Sind Sie mit diesem Buch zufrieden? Haben Sie weitere Fragen zu diesem Thema? Wir freuen uns auf Ihre Rückmeldung, auf Lob, Kritik und Anregungen, damit wir für Sie immer besser werden können.

GRÄFE UND UNZER Verlag
Leserservice
Postfach 86 03 13
81630 München
E-Mail:
leserservice@graefe-und-unzer.de

Telefon: 00800 / 72 37 33 33*
Telefax: 00800 / 50 12 05 44*
Mo–Do: 8.00–18.00 Uhr
Fr: 8.00–16.00 Uhr
(gebührenfrei in D, A, CH)*

Ihr GRÄFE UND UNZER Verlag
Der erste Ratgeberverlag – seit 1722.